图书在版编目...

甘肃梯田化...事项志 / 向兴祥主编. —北京...

ISBN 978-7-302-56775-2

I.①甘… II.①向… III.①梯化农田建设－... IV.①R735

中国版本图书馆 CIP 数据核字 (2020) 第 218038 号

责任编辑：刘 健
封面设计：傅 瑞
责任校对：王淑云
责任印制：宋林

出版发行：清华大学出版社
网 址：http://www.tup.com.cn, http://www.wqbook.com
地 址：北京清华大学学研大厦 A 座
邮 编：100...
社 总 机：010-62770175
邮 购：010-62786969, c-service@up.tsinghua.edu
投稿与读者服务：010-62776969, zhiliang@up.tsinghua.edu
质量反馈：010-62772015, zhiliang@up.tsinghua.edu.cn

印装者：北京博海升彩色印刷有限公司
经 销：全国新华书店
开 本：185mm×260mm
印 张：20
字 数：
版 次：2021 年 12 月第 1 版
印 次：
定 价：198.00 元

产品编号：083357-01

## 内 容 简 介

本书对食管癌、胃癌与结直肠癌的预测、预防、早诊、早治，各种生物标志物的预测、前沿组学预测与应用，早期与预后进行了系统的文献回顾与分析，测与基因预测，早期消化道肿瘤的情志预测、食物预防，物理预防、药物预测，早期消化道肿瘤的无创预诊断和癌创诊断，早期消化道肿瘤的癌创诊断的治疗，规范化治疗和预后。本书可供全国各级医院临床消化内科和肿瘤科医生参考。

版权所有，侵权必究。举报：010-62782989，beiqinquan@tup.tsinghua.edu.cn。

（CIP）数据

清华大学出版社，2021.11

# 编委会名单

主　　编　何兴祥
副 主 编　吴礼浩　谢文瑞　秦治初
编　　委　（按姓氏拼音排序）

蔡洁毅　广东药科大学附属第一医院
陈　羽　广东药科大学附属第一医院
邓治良　广东药科大学附属第一医院
何兴祥　广东药科大学附属第一医院
李　兰　广东药科大学附属第一医院
梁芬芬　广东药科大学附属第一医院
刘孟婷　广东药科大学附属第一医院
刘永佳　广东药科大学附属第一医院
罗丹萍　广东药科大学附属第一医院
秦治初　广东药科大学附属第一医院
吴礼浩　广东药科大学附属第一医院
吴丽权　广东药科大学附属第一医院
谢文瑞　广东药科大学附属第一医院
叶小研　广东药科大学附属第一医院
叶志宁　广东药科大学附属第一医院
袁　瑜　广东药科大学附属第一医院
张　冉　广东药科大学附属第一医院
钟慕晓　广东药科大学附属第一医院
郑亚媚　广东药科大学附属第一医院
周慧敏　广东药科大学附属第一医院

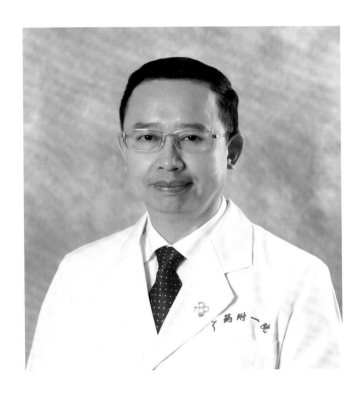

何兴祥

广东药科大学附属第一医院消化内科首席专家、教授、主任医师，博士研究生导师。担任中国老年学和老年医学学会老年病学分会消化病专家委员会副主任委员，中国医师协会内镜医师分会内镜诊疗质量管理与控制专业委员会常务委员，中国医师协会内镜医师分会委员，中国中西医结合学会消化内镜专业委员会内镜质控专家委员会委员。2012 年被国家人力资源和社会保障部、卫生部与国家中医药管理局联合授予"全国卫生系统先进工作者"称号。2014 年以第一完成人获得广东省人民政府科学技术奖二等奖（MIF 与胃肠肿瘤的基础与临床研究）。入选 2017 年度、2018 年度、2019 年度、2020 年度"岭南名医录"。

# 序 言
## PREFACE

消化道肿瘤一直是威胁人民生命健康、消耗大量医疗资源的严重疾病，其中以食管癌、胃癌、大肠癌尤为多见。消化道肿瘤的早诊、早治已被证实是解决这一问题的最好方法之一，如何做到早诊、早治是我们迫切需要解决的核心问题。

消化道肿瘤的早期预测、早期预防更被认为是未来医学需要重点研究的方向。通过早期预防实现"不发病、少发病"，通过早期预测实现"早发现、早诊断"，这才是真正提高消化道肿瘤生存率、降低死亡率、减轻消化道肿瘤医疗负担的有效方法。

本书对常见的消化道肿瘤（食管癌、胃癌与结直肠癌）的早期预测、早期预防、早期诊断、早期治疗及预后做了系统性的回顾和分析，"早"是本书的最大特色。本书深入浅出，既有基础研究最新前沿内容，又有内镜诊治等临床实用新技术，既有较强的理论性，又有较强的实用性。本书文笔流畅，图文并茂，内容新颖、全面，是医务工作者研究早期消化道肿瘤的一本很好的参考书，也是一本很好的指导消化内镜医师临床工作的实用书籍。

海军军医大学附属长海医院

2021 年 3 月 12 日

# 前　言
## FOREWORD

　　来自多中心大样本的临床研究证据，揭示了消化道肿瘤的危险因素，让消化道肿瘤的预防成为可能。应用无创的外周血、胃液或粪便的基因检测、蛋白组学检测、代谢组学检测可以筛选出消化道肿瘤的高危人群，实现了消化道肿瘤的早期预测。随着消化内镜诊断技术的飞速发展和精查内镜的应用，消化道肿瘤可以在早期得到临床诊断。消化内镜的微创治疗替代了传统的外科手术，早期消化道肿瘤的治疗可达到根治性微创治疗的目的。早期消化道肿瘤的诊断率与治疗率的提高，改善了消化道肿瘤的预后。

　　鉴于以上原因，我们组织相关专业人员编写了本书。本书分为三篇，分别介绍了早期食管癌、早期胃癌及早期结直肠癌的预测、预防、早诊、早治及预后，重点阐述消化道肿瘤的无创预测、早期诊断和早期微创治疗，对其预后也作了详细介绍。本书的最大特色是突出一个"早"字。任何疾病到了终末期，预后都不好，改善消化道肿瘤的预后当然也应该从"早"入手。本书内容新颖翔实，重点突出，编写时参考了大量国内外早期消化道肿瘤的最新文献，实用性及指导性强，可作为消化内镜医师及对消化道肿瘤感兴趣的非消化内镜医师的参考书。非消化内镜医师通过本书可以了解早期消化道肿瘤的预防措施、早期消化道肿瘤的无创预测手段；消化内镜医师通过本书可以了解目前最新的早期消化道肿瘤的内镜诊断与微创治疗技术。

　　衷心感谢首都医科大学附属北京友谊医院张澍田院长、首都医科大学附属北京天坛医院徐有青主任，两位专家认真审读了全书，并提出大量宝贵的修改意见。最后也感谢参与本书编写的广东药科大学附属第一医院的消化内科医师、消化内镜医师、中医师，大家齐心协力，历时一年多，完成本书的编写任务。由于水平有限，书中难免有不当之处，敬请专家和同行指证。

何兴祥

吴礼浩　谢文瑞　秦治初

2021 年 6 月

# 目　录
CONTENTS

## 第二篇　早期胃癌

## 第三篇　早期结直肠癌

## 第四篇　黏膜剥离术病理标本的规范化处理

# 第一篇
# 早期食管癌

# 第一章
## 早期食管癌的预测

## 第一节 绪 论

食管癌（esophageal carcinoma，EC）是一种常见的消化道肿瘤。2018 年全球食管癌发病率为 6.3/100 000，在恶性肿瘤中居第 7 位，死亡率为 5.5/100 000，在恶性肿瘤中居第六位。[1] 我国是食管癌高发国家，2018 年流行病学数据显示，我国食管癌发病率为 13.9/100 000，死亡率为 12.7/100 000，我国新发病例和死亡病例占全球总数的 53.7% 和 55.7%[2]。

显著的地域性分布是食管癌流行病学的突出特征，高、低发区发病率和死亡率相差可达 500 倍。河南省林州市（原河南省林县）和河北省磁县是我国食管癌发病最高的地区，发病率超过 100/10 万[3, 4]；山东省肥城市也是我国食管癌高发区，1970—1974 年食管癌死亡率为 63.19/10 万，仅次于河南省林州市[4]；2014—2017 年食管癌仍是肥城市居民的第一大死因（56.01/10 万）[5]。国内一项移民流行病学研究发现，河南省林州市居民移居到山西省长治市 100 年后，其自然人群食管癌检出率仍与河南省林州市原居住地居民相似，这提示除自然因素之外，遗传因素可能在食管癌发生中起着重要的作用。

在病理学上，食管癌可分为**食管鳞状细胞癌（esophageal squamous cell carcinoma，ESCC）**和**食管腺癌（esophageal adenocarcinoma，EAC）**。在北美地区，EAC 占食管癌的 80%；在我国，ESCC 占食管癌的 90%，EAC 仅占 10%。**巴雷特食管（Barrett esophagus，BE）**是 EAC 的癌前疾病。不论是由鳞状上皮还是柱状上皮发展而成的食管恶性肿瘤，大部分都呈一个多阶段过程，正常黏膜经过不同程度的上皮异型增生（dysplasia），最终发展为侵袭性癌；其中异型增生可分为三个级别，分别为**低级别（轻度）异型增生（low-grade dysplasia，LGD）**、**中级别（中度）异型增生（middle-grade dysplasia，MGD）**和**高级别（重度）异型增生（high-grade dysplasia，HGD）**，其中 LGD 和 MGD 又称为低级别上皮内瘤变（low-grade intraepithelial neoplasia，LGIN），HGD 和原位癌称为**高级别上皮内瘤变（high-grade intraepithelial neoplasia，HGIN）**。EC，在发生异型增生前，往往还有基底细胞的增生和（或）炎症。在河南省高发区进行的 30～78 个月随访研究发现，单纯炎症或增生患者的 EC 发病率为 4.03%，而异型增生患者的发病率高达 33.87%[6]。另一项长达 15 年的随访研究发现，正常食管黏膜、LGD、MGD、HGD 发展为 EC 的概率分别为 2.4%、5.0%、8.3%、10.3%，依次增高[6]。

中晚期食管癌治疗花费大且效果差，总体 5 年生存率为 15%～25%。发现早期食管癌及癌前病变，进行早期治疗是改善食管癌预后，提高患者生存率及生存质量，降低全球疾病负担的有效方法。目前早期食管癌和癌前病变的诊断主要建立在结合碘染色、亚甲蓝染色等化学染色和窄带成像（narrow-band image，NBI）、联动成像（linked-color image，LCI）等光学染色的内镜筛查及靶向活检的基础上[1]。但内镜检查为侵入性检查，部分患者存在检查禁忌，并且不同医生的检查质量不均一，这些因素限制了内镜筛查及靶向活检的开展。

探寻环境因素与遗传易感性在食管癌发病中的机制及二者的相互作用，发现食管癌的危险因素，筛选和建立用于早期诊断的生物学标记是当前肿瘤防治的热点。本章将早期食管癌的危险因素和生物标志物两方面探讨食管癌的预测因子。

## 第二节　早期食管癌的危险因素

### 一、年龄和性别

大量研究发现 EC 的男性发病率高于女性，性别比为（1.3～3）∶1，中老年易患，发病年龄多在 50 岁以上[7]。

针对太行山地区及江苏省多个食管癌高发区的研究均发现 EC 及其癌前病变的检出率男性高于女性，且随年龄增长呈显著上升趋势[8-13]，在山东省肥城市的流行病学研究中，以 5 岁为一年龄段的分组研究分析发现黏膜内癌检出率在 50～54 岁年龄组最高，中、重度异型增生的检出率在 55～59 岁年龄组达到最高[10]；对哈萨克族的研究也发现女性是 EC 的保护因素[11]。Krishnamoorthi 等[14]纳入的 9660 例 BE 患者平均随访 4.8 年的研究发现，EC 的年发病率为 2.23‰。男性是进展为 EC 的独立危险因素。

### 二、遗传因素

李琼宇[3]对河南省林州市及其毗邻的鹤壁、辉县等地为期 10 年的调查发现，EC 患者中有阳性家族史（连续三代内，食管癌患者≥2 人）的约占 1/3，一级亲属的遗传度为 51.41%，二级亲属的遗传度为 31.16%；太行山地区、山东省肥城市及江苏扬中、淮安等地的多项研究发现上消化道肿瘤家族史，尤其食管癌家族史是 EC 和癌前病变的危险因素[4, 8, 9, 14-16]。

### 三、饮食和营养因素

饮食因素对食管癌发生的影响，包括：①亚硝胺、黄曲霉毒素等致癌物的摄入；②过烫、过硬食物引起的理化刺激；③饮食中一些营养素（如叶酸）的保护作用。

食管癌高发区的饮食习惯略有差异，但普遍发现霉变、烟熏及腌制食品、咸鱼、油炸食品会增加 EC 发病的风险；不按时就餐、进食过快、生硬食物、过烫食物（如江苏泰兴流行饮用高温绿茶）也会增加 EC 的风险；研究提示，食用红肉、加工肉类以及缺乏纤维素和维生素 C 会增加 EC 患病风险，而大豆、鱼类、油类、芹菜、茄子、芸豆、青椒、脂肪、粗纤维素（如韭菜）具有保护作用[3, 4, 6, 12, 16-18]。

多个独立研究及一项 meta 分析均提示膳食叶酸摄入量及血清叶酸水平与 EC 的发生有关，这种情况不仅存在于汉族人群中，也存在于哈萨克族人群中[11, 17, 20]。叶酸代谢酶 MTR A2756G 基因多态性及叶酸相关基因的甲基化水平与 EC 的发病有关，并与病理分型、浸润程度及 TNM 分期相关。研究发现检测癌组织、癌旁组织中叶酸受体 α 的表达水平还有助于判断食管癌肿瘤病变范围，具有指导手术治疗的意义[21]。血清中维生素 $B_2$、维生素 $B_6$、维生素 $B_{12}$ 水平在 EC 癌前病变患者与正常对照组间无显著性差异[17]。

## 四、吸烟和饮酒

目前的研究结果一致提示吸烟是食管癌的危险因素[3, 4, 6, 15, 19]，即吸烟会增加EC 及其癌前病变的发生风险；饮酒对食管癌发病的影响，目前结果尚不一致。杨艳芳等[4]发现饮酒为异型增生的危险因素；张立玮[8]对太行山地区食管癌的研究发现饮酒史与食管癌检出率无关；杨孝荣[19]的研究表明，饮酒与吸烟共同暴露时，会显著增加男性患食管鳞癌的风险，且与患食管鳞癌风险呈正向的剂量反应关系。

## 五、上消化道疾病史

研究发现，既往消化系统疾病史，如胃十二指肠溃疡、食管炎病史是 EC 及其癌前病变的危险因素[16, 17]。

## 六、微生物感染

Li 等[22]将 187 例 ESCC 患者手术切除标本提取癌变组织的全基因组，用含有人类**乳头状瘤病毒（human papillomavirus，HPV）**基因的引物进行 PCR 检测，发现 168 例呈现 HPV 阳性，其中 76 例为 HPV16 阳性，76 例中的 74 例都存在基因的融合，提示HPV16 持续感染可能是 EC 的致病因子。

上消化道的微生态群可能参与**胃食管反流病（gastroesophageal reflux disease，GERD）**、BE、EAC 的病理生理过程，有研究表明导致胃内硝酸盐减少的弯曲菌属可能参与 BE 的发生、恶化以及进展为 EAC 的过程；研究表明，根除**幽门螺杆菌（*Helicobacter pylori*，简称 *H. pylori*）**可以改善食管反流症状和食管炎，而不同于过去人们理解的 *H. pylori* 感染对 GERD 有"保护"的作用。因此，可能要从细菌和宿主的交互作用的角度来理解 *H. pylori* 对 GERD 及 BE、EAC 的影响，*H. pylori* 感染与 EAC 的关系仍需进一步探讨[23]。

### 七、精神心理因素

有研究发现精神刺激、经常生闷气、性格内向是 EC 发生的危险因素[3]；EC 高发与人年均收入低有关[17]。

### 八、体重因素

Krishnamoorthi 等[14]的研究发现体重超重（BMI 25～29.9）是 BE 进展为 EC 的独立危险因子，而他汀类药物和质子泵抑制剂（PPI）是保护因子。BE 为 GERD 的继发事件，PPI 可以减轻食管炎症，进而减缓疾病的进展；他汀类药物的保护作用与体重超重的促疾病进展作用，则提示代谢综合征可能是引发 EC 的潜在因素。杨孝荣等[19]的研究发现，在体重过轻和体重正常的人群中，体重减轻会促进 ESCC 的发生，体重增加可降低 ESCC 的发生，超重和肥胖人群没有显著影响，这些仍需更大样本研究来验证并对潜在机制进行探讨。

## ┃第三节　早期食管癌的生物标志物预测

### 一、癌基因

#### 1. p53 基因

p53 基因是重要的抑癌基因，通过启动基因修复使细胞程序性凋亡，防止受损伤的细胞增殖。p53 突变主要是基因突变和杂合性缺失，p53 蛋白是由 p53 基因编码，参与正常细胞有丝分裂的关键蛋白质，正常细胞中含量较少，当细胞遭受紫外线辐射、DNA 损伤等情况时，p53 蛋白可以介导细胞发生周期性停滞和凋亡等，起到消灭异常细胞的作用。Kaye P. V. 等[24]应用 IHC 检测 p53 蛋白，发现其在食管腺癌癌前病变，尤其是低级别异型增生的诊断中可发挥辅助作用。Zhao 等[25]在研究中指出，p53 Arg72Pro 多态性与食管癌发生风险的增加有关（Pro/Arg＋Pro/Pro vs Arg/Arg，OR＝1.20，95% CI：1.06～1.36），尤其是在亚洲人群中。虽然 p53 蛋白尚未被批准用于临床检测，但有成为诊断食管癌癌前病变分子标志物的潜力。

#### 2. CYP450 基因

CYP450 是一种以铁原叶琳为辅基的 B 族细胞色素，与机体的耐药性和疾病的发生有密切联系，影响个体对肿瘤的易感性。CYP1A1 Ile/Val 多态性与食管癌的发生有关，Yun 等[26]的病例对照研究结果提示，CYP1A1 Ile/Val 多态性，与野生型 Ile/Ile 比较，杂合子基因型 Ile/Val 和组合变异基因型 Ile/Val＋Val/Val 增加了食管癌的发生风险（OR＝2.05，95% CI：1.19～3.54；OR＝1.86，95% CI：1.11～3.12）。

### 3. PTEN 基因

PTEN 位于 10 号染色体，包含多个重要的结构域，其中 C2 结构域参与了膜定位功能，在肿瘤的发生、发展以及临床预后等过程中发挥重要作用，且 C2 结构域也具有抑制肿瘤的作用。Sun Z. 等[27]的研究发现食管癌患者肿瘤细胞核中 PTEN 基因高表达患者的生存率比低表达者生存率高，食管癌患者细胞核中 PTEN 基因的表达情况是食管癌肿瘤细胞侵袭能力、肿瘤迁移的重要指标。

### 4. NOTCH1 基因

NOTCH1 基因是食管癌细胞中突变频率最高的原癌基因，位于 9 号染色体（9q34.3），NOTCH1 基因编码的蛋白属于 I 型跨膜蛋白家族成员，具备核转录过程中的调控作用。NOTCH1 通路作用机制是通过上皮细胞间质转化（EMT）过程参与食管癌的病理变化过程。在食管癌中，NOTCH1 突变频率为 8%～21%。Song B. 等研究发现 NOTCH1 基因突变与食管癌细胞的分化程度、肿瘤进展速度以及淋巴结转移等密切相关，携带该基因突变的患者临床治疗效果较差[28]。

### 5. PIK3CA 基因

PIK3CA 基因其位于第 3 号染色体（3q26 区），其编码的蛋白质 p110α 是磷脂酰肌醇 3 激酶的催化性亚基，PIK3CA 突变类型主要是错义突变，集中在 9 外显子、20 外显子。在食管癌肿瘤细胞中，突变率为 2.2%～21.0%，Hou J. 等研究发现，与 PIK3CA 第 9 外显子和（或）第 20 号外显子突变患者相比，野生型患者具有更好的临床治疗效果和无瘤生存期[29]。

### 6. XRCC1 基因

XRCC1 基因位于 19 号染色体（19q13.2～13.3），在结构上有 17 个外显子组成，编码的蛋白质在 DNA 发生损伤时与之结合，并联合 DNA 聚合酶 beta、PNK 以及 DNAL 连接酶Ⅲ等酶修复组件，修复受损 DNA。Wei B. 等研究发现，部分食管癌患者 XRCC1 基因高表达，并且这部分患者预后较差，XRCC1 高表达是影响患者临床生存期的独立危险因素[30]。

### 7. CCND1 基因

细胞周期蛋白家族参与细胞周期进程，尤其是 CCND1 主要的调节蛋白，其通过与细胞周期蛋白依赖性激酶 4 和细胞周期蛋白依赖性激酶 6 结合，在促进 $G_1$ 期向 S 期过渡中发挥关键作用。Wen L. 等研究发现，CCND1 G870A 多态性是食管癌发生、发展过程中的一个危险因素（A vs G，OR＝1.23，95% CI：1.02～1.48，P＝0.029）[31]。

### 8. MTHFR 基因

MTHFR 催化叶酸生物转化形成甲基供体的关键酶，MTHFR 基因有两个常见的单核苷酸多态，即 677C/T 和 1298A/C，这两个突变均导致 MTHFR 活性明显降低。Mazzuca F. 等[32]的研究发现，MTHFR C677T 基因多态性与食管癌的发生有关，携带 TT 等位基因的个体有更高的发病风险（OR＝2.35，95% CI：1.24～4.46，P＝0.036）。

## 二、蛋白标记

在食管癌发生过程中，除癌基因与抑癌基因外，一些细胞功能蛋白和血清酶类及免疫相关蛋白也存在表达增加，也可作为早期食管癌诊断和预后的预测因子。

### （一）D- 二聚体

多数恶性肿瘤患者存在凝血及纤溶系统的异常。周保林[33]等研究发现诊断食管癌 D- 二聚体灵敏度为 38.24%，4 种常用肿瘤标志物（CYFRA21-1、CEA、CA19-9 和 CA72-4）诊断食管癌的灵敏度分别为 56.62%、21.32%、16.91% 和 14.71%；4 种肿瘤标志物联合检测时的灵敏度 66.91%，而 D- 二聚体联合 4 种标志物灵敏度为 78.68%，提示 D- 二聚体与常用肿瘤标志物联合检测可提高食管癌的检出率，可以为食管癌的临床筛查提供一定的依据。

### （二）肿瘤抗原的自身抗体

癌基因及抑癌基因突变后，异常表达的蛋白为肿瘤抗原，其一般浓度较低，而针对肿瘤抗原的自身抗体，其检测具有更高的敏感性。皇甫明美[34]检测了食管癌患者血清中 EZH2、Bmi-1、P16、IMP-1 和 Survivin 自身抗体表达的变化，其中，P16 和 Survivin 自身抗体表达显著升高，但不如肺癌明显，分析受试人群 ROC 曲线发现，在特异度 90% 情况下，P16 和 Survivin 食管癌检出的敏感度分别为 26% 和 15%，可以作为食管癌辅助诊断的参考指标。

### （三）肿瘤分化指标

Zhang 等[35]的研究发现，在 73 例食管小细胞癌患者的石蜡包埋标本中，**突触素（synaptophysin，Syn）**、**甲状腺转录因子 -1（thyroid transcriptional factor-1，TTF-1）**、**神经特异性烯醇化酶（neuron specific enolase，NSE）**、**嗜铬粒蛋白 A（chromogranin A，CagA）** 的阳性率分别为 68.5%、49.3%、90.4% 和 43.8%；表达阳性的患者预后优于全部阴性的患者。

### （四）免疫相关蛋白 Tim-3

免疫监视功能的失调在肿瘤发生和发展过程中发挥重要作用。Tim-3 首先被发现在 Th1 细胞表面表达，能够抑制免疫应答，参与诱导免疫耐受，是调节 T 细胞免疫应答的关键分子，在慢性病毒感染和肿瘤中，其持续表达导致 T 细胞功能耗竭[36]。研究发现在食管癌患者肿瘤组织中，T 细胞表达水平较高，Tim-3 和 T 细胞功能呈耗竭状态，在食管癌微环境中，T 细胞表面 Tim-3 的表达与淋巴结转移、临床分期密切相关，Tim-3 有可能成为一个潜在的食管癌治疗靶点。

## 三、表观遗传学标记

表观遗传学标记（DNA 甲基化、组蛋白修饰、基因组印迹、非编码 RNA 等）的改变是肿瘤发生的重要原因。

### （一）DNA 甲基化

#### 1. DNA 甲基化的定义

DNA 甲基化是指 DNA 在甲基转移酶的作用下，以 S- 腺苷甲硫氨酸为甲基供体，将甲基与基因 CpG 二核苷酸中的胞嘧啶结合，形成 5′- 甲基胞嘧啶。癌变组织往往表现为全基因组序列的低甲基化及启动子区域的高甲基化。无论是组织 DNA 还是外周血 DNA 都可以用于甲基化检测[37]，甲基化特异性 PCR（MSP）技术敏感度高，可以将 1 个甲基化的 DNA 拷贝从混有 1000 个非甲基化的 DNA 拷贝中检测出来，已成为 DNA 甲基化检测的常用方法[38]。

#### 2. 抑癌基因甲基化

p16[39]、ENG[40]、HIN[41]、SOX17[42] 和 TAC1[43] 等抑癌基因启动子甲基化改变往往发生在早期 ESCC，甚至在异型增生等食管癌癌前病变中出现，并且甲基化程度随着疾病的进展而升高，提示这些抑癌基因的启动子甲基化检测结果可以用于食管鳞癌的早期诊断。

CDH1 和 ITGA4 基因启动子高甲基化与食管鳞癌的临床分期有重要关系，这两个基因的高甲基化状态分别与 Ⅰ 期和 Ⅱ 期食管鳞癌患者术后较高的复发风险以及较低的无病生存率高度相关。

有研究表明 PLCD1 在食管癌中发挥抑癌基因的作用，它通过 p-Cofilin/PKCa 通路抑制食管癌细胞的伪足形成，从而抑制食管癌细胞的迁移，PLCD1 启动子区高甲基化后在食管癌中低表达[44]。

甄玉洁[11] 等对哈萨克族 EC 患者的研究发现抑癌基因 MGMT、P16、FHIT、RASSF1A 甲基化状态与食管癌的发生密切相关，并且 CBS 和 RASSF1A 基因甲基化是影响 ESCC 预后的独立危险因素。

Fornah Lovel[45] 对江苏省淮安地区 110 例食管癌患者的研究发现，抑癌基因 MGMT 甲基化可能会增加 EC 的发病风险，血液 MGMT 甲基化可作为早期无创检测 EC 的候选生物标志物。在 ESCC 中，细胞黏附相关蛋白 CDH17 的 CpG 岛甲基化状态增强，CDH17 表达水平降低。

联合检测多基因甲基化将来可能用于食管鳞癌的早期诊断、鉴别诊断和预后评估。另外，表观遗传学所导致的基因表达改变，可以通过一定的方法使之恢复正常表达，为肿瘤的防治提供了一条新的思路。

### （二）长链非编码 RNA

长链非编码 RNA（long non-coding RNA，lncRNA）是一类长度为 200～100 000 个碱基的核苷酸（nucleotide，nt），但不编码蛋白质的 RNA 分子。人类基因组中约 98% 的基因转录成了非编码 RNA（non-coding RNA，ncRNA），目前已知的 ncRNA 有 76% 被转录成 lncRNA 并且具有组织特异性[46, 47]。lncRNA 虽然不编码蛋白质，在转录沉默、转录激活、染色体修饰、核内运输等方面均具有重要功能，lncRNA 参与调控肿瘤细胞的各种生物学行为，包括肿瘤生长、侵袭、转移等。目前，有大量与食管癌相关的 lncRNA 被鉴定出来，它们广泛存在于血清、血浆、尿液和脑脊液等体液中，与食管癌的发生和发展有密切关系[48]。

1996 年，Hibi 等[49] 报道在食管肿瘤中发现 lncRNA H19，但未提及是在 ESCC 组织标本，还是 EAC 组织标本中发现。在正常情况下，H19 等位基因如果来自父系，呈甲基化状态，如果来自母系，则呈去甲基或低甲基化状态，保证 H19 基因可转录为 2300 碱基的 RNA 分子。H19 和 IGF2 均位于 11 号染色体，二者的表达水平呈反向趋势，lncRNA H19 表达抑制 IGF2 表达，lncRNA H19 表达降低，则 IGF2 表达增加。

lncRNA AFAP1-AS1 含有 6810 个碱基，指位于编码肌动蛋白相关蛋白 1 的位点（actin filament-associated protein 1，AFAP1）的反义或非编码 DNA 链，AFAP1 与原癌基因 SRC 相互作用，调控肌动蛋白的完整性。研究发现 lncRNA AFAP1-AS1 在巴雷特食管组织及 3 个 EAC 细胞株中的表达显著升高，用 siRNA 沉默 EAC 细胞株的 lncRNA AFAP1-AS1，可以显著减弱其迁移及侵犯能力，提示 AFAP1-AS1 起类似癌基因的作用，促进 EAC 的发生[50]。Luo 等[51] 对 65 例 ESCC 患者组织标本的研究也发现 AFAP1-AS1 表达升高。

Huang 等[52] 对 132 例食管癌组织标本的研究发现 lnc MALAT1（metastasis-associated lung adenocarcinoma transcript 1，转移相关肺腺癌转录因子 1）的表达水平较正常组织显著升高，且和淋巴侵犯、远处转移和细胞分化水平相关，是不良预后的预测因子。

何庆军等[53] 研究发现位于染色体 1q23 上的 lnc01133 在 ESCC 总的相对表达量明显低于正常组织，它可能作为肿瘤抑制因子，在早期食管癌的进展中发挥重要作用，并且发现 lnc01133 在 ESCC 患者中的预后判断的意义受患者饮酒行为的影响。

王彪等[54] 研究发现位于染色体 7p15.2 上的 lncRNA HOXA11-AS 在 ESCC 组织和三种人源 ESCC 细胞系中均明显高表达，且其高表达水平与 ESCC 肿瘤分期和淋巴结转移显著相关。

尚牧禾等[55] 研究发现 lncRNA-ROR，在 ESCC 组织中与癌旁组织的表达水平显著增高，在食管癌细胞株中表达显著高于正常食管细胞，其作用机制可能为作为 miRNA 分子海绵竞争性结合 miR-145、miR-204 等 miRNA 并抑制其功能，以此减少 FSCN1、MDM2 等癌基因 mRNA 的降解；通过 ROR/miR-145/FSCN1 通路增强食管鳞癌细胞的迁移和侵袭能力，并可通过 ROR/miR-204/MDM2 通路抑制 P53 通路，进而促使细胞由 $G_1$ 期进入 S 期。

Ma 等[56] 研究 TCGA 数据库发现在 73 个功能性 lncRNA 里，lnc DLEU2 与 EAC 的总生存时间（overall survival，OS）相关，与邻近的正常组织相比，DLEU2 与其内含子 miR-15a 和 miR-16-1 在 EAC 组织内高表达，但单因素及多因素分析表明，lnc DLEU2 而非 miR-15a 或 miR-16-1 是 EAC 患者 OS 的预测因子（HR：1.970，95% CI：1.266～3.067，$p=0.003$），进一步研究发现 DLEU2 的外显子 9 与 DLEU2 共表达，是 EAC 患者 OS 不佳的预测因子。

蛋白编码基因（protein coding gene，PCGs）与 lncRNA 在肿瘤的发生中均发挥重要作用。Guo 等[57]研究发现 PCGs 与 lncRNA 结合可以更准确地预测食管癌的 OS；发现 3 种 PCGs（ANGPTL7、OBP2A、SLC27A5）和 2 种 lncRNAs（RP11-702B10.1、RP11-523H24.3）的准确率最高（训练组 AUC 为 0.85，测试组 AUC 为 0.63），PCG-lncRNA 联合指标可作为 TNM 分期的预后辅助预测因子。

一项 meta 分析检测了 7 组来自正常食管、BE、EAC 和 ESCC 组织的 RNA 表达数据。这项研究评估了差异表达的 PCGs 及其与非编码 lncRNAs53 的关系。本研究发现配对的 lncRNA 和 PCGs 的数量差异很大。BE 与正常食管的特异配对数量为 2690 对，EAC 与 BE 的特异配对数量为 29 对，EAC 与正常食管特异配对 2000 对，ESCC 与正常食管特异配对 19 815 对。但需要注意，该结论是基于不同研究小组的几个不同的实验数据。EAC/BE 和 ESCC/正常食管之间的 lncRNA 和 PCGs 对数量存在很大差异，提示 EAC 和 ESCC 是不同的疾病类型，涉及的 lncRNA 表达和功能也不同[58]。

Tong 等[59]检测 10 种以前发现的与 ESCC 相关的 lncRNA（HOTAIR、AFAP1-AS1、POU3F3、HNF1A-AS1、91H、PlncRNA1、SPRY4-IT1、ENST00000435885.1、XLOC_013104 和 ENST00000547963.1）在血浆（或血清）中的水平，发现 ESCC 相关的 lncRNA 在肿瘤患者的血清中可测及且浓度稳定。这些 lncRNA 大部分来源于肿瘤细胞，ESCC 患者血浆 POU3F3、HNF1A-AS1 和 SPRY4-IT1 水平较正常对照组显著增高。根据受试者工作特性曲线（receiver operating characteristic curve，ROC），在这 3 种 lncRNA 中，血浆 POU3F3 的诊断效力最佳：AUC 为 0.842，敏感性 72.8%，特异性 89.4%；POU3F3 和 SCCA 联合检测，AUC 为 0.926，诊断的敏感性和特异性分别为 85.7% 和 81.4%，有利于早期诊断。

另一项研究也发现循环 lncRNA 可作为早期 ESCC 的生物标志物。这项研究采用了 lncRNA 芯片筛选、多级验证和风险分析的方法，通过 205 例 ESCC 患者、82 例食管异型增生患者和 210 例健康对照患者的队列研究，证实升高的，lnc00152、CFLAR-AS1 和 POU3F3 可作为潜在的生物标志物和早期进展的预测指标，AUC 分别为 0.698、0.651 和 0.584。3 种 lncRNA 联合，AUC 为 0.765，再联合 CEA 可达到 0.955[60]。

**转录组（transcriptome）**研究是借助 RNA 测序技术，寻找肿瘤生物标志物的方法。在 Maag J. L. 等[61]的研究中，收集了 51 例内镜活检组织标本：正常食管鳞状上皮（normal squamous esophagus，NE）17 例，无异型增生的 BE（non-dysplastic BE，NDBE）14 例，合并低级别异型增生的 BE 8 例，EAC 12 例；进行 RNA 测序（RNA sequencing，RNA-seq），并再收集 15 例患者（NE 5 例、NDBE 5 例、EAC 5 例）进行免疫组化检测，以确定蛋白质表达情况；发现了新的 EAC 驱动基因，主要涉及关键细胞周期和 DNA 基因修复，如 BRCA1 和 PRKDC，发现了 4 个可鉴别 EAC 与 BE 的新基因标签（CTSL、COL17A1、KLF4、E2F3）；发现了 685 个表达发生变化的 lncRNA 及在 BE 进展为 EAC 过程中下调的重复原件"Alu"；发现在 BE 进展为 EAC 过程中存在合并和不合并 P53 途径的通路突变。

Yang 等[62]通过对匹配的正常组织、BE 组织和 EAC 组织进行 RNA-seq 分析，研究了正常食管组织向 EAC 进展过程中表达的 lncRNA，最终鉴定出 6216 个在 EAC 中表达的 lncRNA。与正常食管组织相比，EAC 中有 61 个 lncRNA 表达上调，平均上调幅度超过 8 倍。他进一步研究了 lnc HNF1A-AS1，它位于反义 DNA 链上，有 2455 个碱基，是肝核因子 1-α 基因（HNF1A）的共轭基因。HNF1A-AS1 在 4 个 EAC 细胞系中过表达；siRNA 介导的 HNF1A-AS1 下调降低了 EAC 细胞的增殖，降低了与锚定无关的生长。这些实验还表明，敲除 HNF1A-AS1 的 siRNA 后，EAC 细胞系的细胞迁移和侵袭能力降低。令人惊讶的是，与正常食管组织相比，EAC 中的 HNF1A mRNA 及蛋白显著上调，但 HNF1A-AS1 并不直接调控 HNF1A mRNA/蛋白。lncRNA H19 是 HNF1A-AS1 基因敲除后调控最明显的基因；这些 lncRNA 之间的相关性在原发性 EAC 中得到了证实。因此，lncRNA HNF1A-AS1 可能作为 EAC 侵袭性的标志。

Xiong 等[63]通过 57 个基因芯片及 RNA-seq 数据库发现 lncRNA NEAT1 在消化系统不同类型肿瘤内表达不一致，它在胰腺癌组织表达上调，在肝癌和食管癌细胞表达下调，提示其在不同器官可能发挥不同的作用，可能作为诊断的生物标记和治疗的靶点。

## （三）微小 RNA

1993 年，Lee 等在秀丽隐杆线虫中发现了一类新的小分子 ncRNA（19～23 个碱基）。2001 年，这种小分子 RNA 在人体内得到证实存在，称为 microRNA。可简写为 miRNA。哺乳动物大约有 2000 个 miRNA，每个 miRNA 有多个信使 RNA（messenger RNA，mRNA）靶点，通过对靶基因转录后水平的负调控，几乎参与体内所有的基本信号转导途径。miRNA 表达水平的改变与食管癌的发生、发展、诊断、化疗耐药性、放疗敏感性和预后判断有着密不可分的关系。

杨成梁等[64]的研究发现 miR-135 通过调控 Smo 基因增加食管鳞癌上 EMT 和诱导放疗抵抗的产生。

刘梦歆等[65]通过食管癌细胞 RNA 的 Solexa 高通量测序和 miRDeep2 软件预测，发现了新的候选 miRNA。他通过荧光定量 PCR 实验发现，与癌旁组织相比，novel-miR-4885、novel-miR-7121、novel-miR-21009 在 EC 组织中显著高表达，logistic 回归分析发现这 3 个 miRNA 表达升高显著增加了食管癌的发病风险，是食管癌的危险因素。

陈剑峰等[66]发现 EC 组织中 miR-203 表达水平明显低于癌旁正常组织，miR-21 表达水平明显高于癌旁正常组织，二者表达的水平呈负相关，且各与食管癌临床分期、肿瘤分化程度、淋巴结转移及患者的生存率密切相关，而与食管癌患者年龄、性别、肿瘤部位无明显相关性。

Lin 等[67]发现与邻近正常组织相比，EAC、ESCC 均有明显的 miR-421 表达上调，并且 miR-421 的表达上调与 EAC 更短的 OS 有关，对 ESCC 无相关的预测作用。

Yang 等[68]的一项 Meta 分析发现 miRNA-15a 作为抑癌因子，其下调与膀胱癌、头颈癌、肝癌、肺癌等多种肿瘤较低的 OS 相关，但在 EC 表现为相反结果（HR=0.53，95%CI 0.34～0.85；$p=0.0072$）。

Hong 等[69]通过 TCGA（Cancer Genome Atlas）数据库研究发现 miR-550a 高表达

的 EC 患者生存期较短，miR-550a 的异常表达通过调节肌肉系统与肿瘤的复发有关。

Liu 等[70]的研究发现外排体转导的 miR-93-5p 通过靶向 PTEN 的细胞内通信促进 ESCC 细胞的增殖。实时定量聚合酶链反应（RT-PCR）检查结果显示 miR-93-5p 的表达显著增加食管癌的风险且和不良预后相关，细胞转染共培养，荧光素酶报告试验和 western-blot 试验发现外排体导入的 miR-93-5p 可促进食管癌细胞的增殖，影响 PTEN 和下游蛋白 P21 和 cyclin D1 的表达。

Liu 等[71]发现与邻近组织相比，miR-373 在 ESCC 癌组织中表达上调；在 ESCC 患者的血清中，其表达水平也高于正常志愿者。食管鳞癌细胞系 miR-373 的过表达可以促进细胞增殖，增加 $G_1$ 期细胞的比例，增强癌细胞迁移和侵犯能力；另一方面，抑制 miR-373d 的表达可以减少增殖，减少 $G_1$ 期细胞比例，抑制迁移及侵犯，诱导细胞凋亡。他们的研究还发现 miR-373 的直接靶点为 TIMP3，后者可以抑制食管鳞癌细胞的侵犯和转移，miR-373 和 TIMP3 表达水平及功能均呈负相关。miR-373d 可作为食管诊断的生物标志物和治疗的靶点。

在 Bus 等[72]的研究中，研究人员收集 6 例对照组、8 例 BE 和 8 例 EAC 患者的血浆，采用定量 PCR 的方法进行表达谱分析；选择 6 个 miRNAs，采用 RT-PCR 的方法在 115 例正常对照、BE 和 EAC 患者的血浆标本进行验证，发现 EAC 患者有 3 个 miRNA 表达增加，BE 患者有 4 个 miRNA 表达增加；验证试验发现 EAC 患者 miRNA-382-5p 表达显著增加，而 miRNA-133a-3p 显著减少，BE 患者 miRNA-194-5p 和 miRNA-451a 较对照组显著增加，而 miRNA-136-5p 显著下降；联合 3 个及以上 miRNA，诊断性能更佳。BE/ 正常对照，AUC 为 0.832；EAC/ 正常对照，AUC 为 0.846；BE/EAC，AUC 为 0.797。

miRNA 簇在不同的器官广泛表达，大量研究表明 miRNA 簇比单一 miRNA 在肿瘤的发生中作用更大。miRNA 簇可能是比单一 miRNA 更稳定、可靠的诊断和治疗生物标志物。Gao 等[73]对 miR-144/451 簇的研究发现肿瘤组织的 hsa-miR-451a、hsa-miR-144-3p、hsa-miR-144-5p 表达水平比癌旁组织显著降低。miR-144/451 簇成员的表达水平除 hsa-miR-144-3p 和 hsa-miR-4732-3p 外，彼此相关。尤其 hsa-miR-144-5p 的表达与 hsa-miR-4732-5p 和 hsa-miR-451a 高度相关，共表达率分别为 0.729 和 0.608；hsa-miR-144-3p 和 hsa-miR-144-5p 的低表达是食管癌进展的确定危险因子，构成 miR-144/451 簇的 miRNAs 可能共同参与细胞周期的调节。

### （四）环状 RNA

环状 RNA（circle RNA，circRNA）通常被认为是 ncRNA，但越来越多的证据证实了某些特定 circRNA 具有编码蛋白质的能力。与传统的线性 RNA 不同，circRNA 的特征是共价闭环结构，既没有 5′ 帽也没有 3′ 尾，并且不会被 RNA 外切酶消化。近年来，越来越多的研究表明，circRNA 在细胞、组织和发育阶段的表达可能存在较大差异，其功能可能包括：作为竞争性内源性 ncRNA 或 miRNA 海绵，与 RNA 结合蛋白相互作用，调控亲本基因的表达或者编码蛋白。已有乳腺癌、胃癌和结直肠癌中 circRNA 调控异常的报道，提示 circRNA 有可能成为新的肿瘤生物标志物。

Wang 等[74]研究发现 circRNAs 0043898 在 EC 标本中表达下调；细胞系研究证实 circRNAs0043898 过表达可以阻止肿瘤细胞增生、迁移和侵犯，并可诱导肿瘤细胞的凋亡；活体动物实验亦提示 circRNAs0043898 具有肿瘤抑制作用，Histone H3 和 BMI1 可能是 circRNAs0043898 的作用靶点。总之，circRNAs0043898 具有抑制肿瘤的作用，可作为诊断的指标和治疗的靶点。

Song 等[75]研究发现，在 48 例 ESCC 患者肿瘤组织中，hsa_circ_0000337 表达出现改变，细胞系研究发现 hsa_circ_0000337 在 ESCC 细胞系 TE-1 较食管鳞状上皮细胞系表达增加，敲除 hsa_circ_0000337 可以显著减弱 TE-1 和 KYSE-150 两种 ESCC 细胞系的增殖、迁移和侵犯能力；生物信息预测和双荧光素酶报告试验证明 hsa_circ_0000337 可结合 miR-670-5p（21 种基因受 miR-670-5p 调节），在肿瘤的发生中发挥作用。

Shi 等[76]研究发现 circ-PRKCI 在 5 例 ESCC 组织和配对的邻近正常组织有相对表达，RNA 免疫共沉淀和荧光素酶试验证实 miR-3680-3p、AKT3 或 circ-PRKCI 有相互直接作用，circ-PRKCI 在 SECC 表达显著上调，进一步刺激细胞的迁移和增殖；机制方面：circ-PRKCI 作为 miR-3680-3p 的分子海绵可上调 AKT 的表达，即 circ-PRKCI/miR-3680-3p/AKT3 在 ESCC 的发生中发挥重要作用。

## 四、基因表达谱分析

随着二代 DNA 测序技术和 RNA 测序（RNA-seq）技术的发展，生物信息分析方法已成为近年来兴起的寻找肿瘤可能的致病基因的新方法，通过构建组织芯片，进行数据库分析，找出得差异表达基因（differentially expressed genes，DEGs），挑选出差异表达最显著的基因，进一步进行关联及功能分析，确定它们在疾病发生中可能的作用，通过表达谱分析寻找食管癌新的生物标志物，及潜在的基因治疗靶点。

杨孝荣等[19]研究发现江苏省泰兴市的 ESCC 碱基替换类型以 C>T 的转换为主（接近 50%），其次为 T>C 的转换和 C>A 的颠换。他发现了 5 个局部超突变基因座，用 MutSigCV 算法鉴定出 6 个可能与食管鳞癌相关的显著突变驱动基因，即 TP53、PABPC1、FBXW4、ZNF814、CDKN2A 和 ANKRD20A1。另外，他还发现 54 个肿瘤频发体细胞突变，主要位于 ZNF717、ZNF814、FRG1、CLASRP、CTBP2、EVPL、GXYLT1、IFITM3、NBPF16、OR4C5、POU6F2、SLC9B1P1、TEKT4、TPSAB1 等 43 个基因上。他初步构建了当地食管鳞癌的外显子区域基因组突变图谱。

Chen 等[77]用生物信息分析的方法寻找食管鳞癌的差异表达基因（differentially expressed genes，DEGs），收集了 17 个 ESCC 组织标本和 13 个邻近正常组织标本，从基因表达综合（Gene Expression Omnibus，GEO）数据库下载构建表达芯片，总共发现了 22 277 个 DEGs，采用 Morpheus 在线工具制作热图，筛选出前 100 个上调基因和前 100 个下调基因以进行进一步分析，包括：GO（基因本体，gene ontology）分类、KEGG

（Kyoto Encyclopedia of Genes and Genomes）通路分析、蛋白 - 蛋白交互网络和 Spearman 关联分析。他们发现的前 10 位枢纽蛋白为细胞周期依赖激酶 4（cyclin-dependent kinase 4，CDK4）、不受苯并咪唑抑制的出芽 1（budding uninhibited by benzimidazole 1）、细胞周期蛋白 B2（Cyclin B2）、热休克蛋白（hot shock protein，HSP）90AA1、光激酶 A（aurora kinase A）、H2A 组蛋白家族 Z、复制因子 C 亚单元 4（replication factor C subunit 4）和微染色体维持复合物组分（minichromosome maintenance complex component）2，-4 和 -7，并发现 SLURP-1，通过 RT-PCR 方法发现 ESCC 标本中 SLURP-1 的表达明显低于正常癌旁组织。这些结果表明，以上所述的枢纽蛋白和枢纽基因 SLURP-1 可能是潜在的治疗靶点，而基因功能障碍可能参与了 ESCC 的肿瘤发生。

Wang 等[78]也使用了生物信息学方法。他们收集了 5 例 ESCC 患者的肿瘤上皮和邻近正常上皮，从 GEO 数据库下载数据集，构建组织芯片，通过线性模型微阵列 R 数据包识别 DEGs，用 WGCNA（weighted correlation network analysis）构建共表达网络，识别 487 个上调和 468 个下调的 DEGs，进一步进行 GO 分析，最终发现泛素结合酶 E2C（ubiquitinconjugating enzyme E2C，UBE2C）、细胞分化周期 20（cell division cycle 20，CDC20）、微染色体维持复合物组分 6（minichromosome maintenance complex component 6，MCM6）、转铁蛋白受体（transferrin receptor，TFRC）、TEA 结构域转录因子 4（TEA domain transcription factor 4，TEAD4）、蛋白磷酸化酶 1 调节亚单位 3C（protein phosphatase 1 regulatory subunit 3C）、MAL 和 T 细胞分化蛋白这些 DEGs 可能在 ESCC 的发生中发挥作用。

原发性小细胞食管癌（primary small cell esophageal carcinoma，SCEC）是食管鳞状上皮来源的较为罕见、进展凶险的恶性肿瘤，其临床表现、病理及形态学与小细胞肺癌（small cell lung cancer，SCLC）类似。Liu 等[79]采用表达谱分析拷贝数相关的基因表达突变（copy number variations-associated gene expression aberration，CNV-FC），发现 SCEC 患者的 WNT 基因通路表达显著上调，而 PTEN 和 notch 基因通路显著下调，PTP4A3 过表达，它们可作为分子标记及治疗靶点。

何思源等[80]在肿瘤基因图谱（the cancer genome atlas，TCGA）数据库中检索了 81 例食管鳞癌患者的转录组数据和临床资料，共鉴定出 2788 个 DEGs，其中 1168 个基因在肿瘤组织中的表达水平上调，1620 个基因在肿瘤组织中的表达水平下调。上调的基因富集到细胞周期、DNA 复制和错配修复等通路，下调的基因富集到代谢相关通路。核糖体蛋白基因与肿瘤所在的食管部位有关，TNFRSF10B 高表达组和 TNFRSF10B 低表达组患者的 3 年生存率分别为 82.5% 和 15.1%，DDX18 高表达组和 DDX18 低表达组患者的 3 年生存率分别为 82.4% 和 15.2%，TNFRSF10B 和 DDX18 的低表达与患者的预后差有关，它们是食管鳞癌患者预后的潜在生物标志物。

## 五、基因多态性

张立玮[8]探讨了 IL-8 基因多态性与食管癌、贲门癌发病风险之间的关系。他发现携带 IL-8-251AA 基因型的个体贲门癌发病风险显著增加，食管癌患者发病风险与 IL-8-251 位点单核苷酸多态无相关性；吸烟是食管癌发生的危险因素，尚未发现 IL-8 各基因型与吸烟状况存在交互作用。

陈梦如[15] 在食管癌高发区江苏省扬中市的病例对照研究中，采用 PCR-RFLP 的分子生物学技术分析 XPD Lys751Gin、XRCC1Arg399Gln、P5372 密码子 Arg/Pro 和 MDM2 SNP309 T/G 的基因多态在 ESCC 发生中的作用及其与环境因素之间基于相乘模型的交互效应，发现 DNA 损伤修复基因 XPDLys751Gln 与扬中市男性居民 ESCC 遗传易感性有关；XRCC1 Arg399Gln 与扬中市女性居民食管癌遗传易感性有关。P5372 外显子 Arg/Pro 和 MDM2 SNP 309 T/G 的基因多态与 ESCC 遗传易感性有关。MDM2 的蛋白表达与肿瘤分期有关，Ⅱ期患者的表达率最高。

杨艳芳等[4] 研究发现 MTHFR677 位点 C/T 和 T/T 基因型与 ESCC 发生无关，与食管黏膜异型增生和基底细胞增生有关，在其发生中起保护作用；这两种基因型可降低吸烟者或饮酒者发生异型增生的危险性；未见 CYP2E1 基因多态性和 hOGG1 基因多态性与食管癌衍变不同阶段病变有关联；外周血中 SCCA2 mRNA 表达与 ESCC 衍变阶段有关，hTERT 和 EYA4 mRNA 表达与 ESCC 衍变阶段无关，结果提示外周血 SCCA2 mRNA 表达水平的变化有望用于食管癌癌前病变的动态监测。

在**乙醛脱氢酶 2（aldehyde dehydrogenase 2，ALDH2）**基因多态性与 ESCC 癌前不同疾病的关联研究中，周英智[6] 发现 ALDH2 G/G 型与癌前异型增生、基底细胞增生有关联；血清促血管生成素 2（angiopoietin 2，Ang2）水平与食管黏膜上皮癌前病变程度有一定关联，可能对高危个体长期监测有一定意义。

Fang 等[81] 研究探讨了白细胞端粒酶长度相关酶 **ACYP2 多态性**与 ESCC 之间的关系。基因组研究证明白细胞端粒酶长度与 ACYP2 相关，ACYP2 多态性影响中国汉族人群 EC 的发病风险。rs11125529 C 等位基因 ESCC 风险比 rs11125529 C 等位基因的高；rs11896604 和 rs17045754 位点也增加 ESCC 的风险；单核苷酸多态性（SNPs）rs1682111、rs843752、rs10439478、rs843645、rs11125529、rs843711、rs1189660allele 及 "TTCTATG" 重复序列也是 EC 风险增加的标志。

## 六、代谢组学

1999 年，Nicholson 教授首次提出代谢组学概念[82]。肿瘤组织的代谢状况与正常组织明显不同。机体的代谢产物主要存在于各种体液（包括血液、尿液、唾液、精液和脑脊液等）中，采集此类样本并用质谱（mass spectrometry，MS）、核磁共振谱（nuclear magnetic resonance spectrometry，NMR）等高通量检测及化学分析技术分析，尽早发现异常的代谢标志物，为恶性肿瘤的早期诊断和治疗做贡献。

2012 年，Davis 等[83] 研究发现，对比 EAC 患者、BE 患者和正常对照组的尿液标本，呈现明确的离散信号，可以把 BE、EAC 和正常对照组清晰地区分开；EAC 患者的代谢谱与其癌前病变 BE 也呈离散型；在肿瘤特异性检测中，EAC 的代谢谱与胰腺癌的代谢谱也清晰可分；这些研究提示尿液代谢组学可以用于 EAC 及 BE 的初步筛查。

张海平等[84]利用液相色谱 - 质谱联用技术（LC-MS）对哈萨克族食管鳞癌患者，与正常哈萨克族人群的血清和组织样本进行代谢组学分析。血清代谢组学研究筛选出焦谷氨酸、乳酸、丙酮醛、谷氨酸、天冬氨酸、胆碱和牛磺酸 7 个代谢物作为早期食管癌的相关生物标志物；组织代谢组学研究筛选出谷氨酸、油酸、溶血性磷脂酰胆碱、尿嘧啶、次黄嘌呤核苷、胆碱、谷氨酰胺、犬尿氨酸、丝氨酸 9 个代谢物为食管癌相关的生物标志物；结合以前的尿液代谢组学研究结果发现谷氨酰胺代谢增强是早期食管鳞癌显著的代谢特征之一；免疫组化方法进一步证实谷氨酰胺酶 1（GLS1，谷氨酰胺代谢的关键酶）和溶质载体家族 1 成员 5（SLC1A5，谷氨酰胺进入细胞的转运体）在食管癌组织的表达增加，可为未来早期食管鳞癌的筛查和个体化靶向治疗提供新的思路和方向。

2013 年，Zhang 等[85]对 25 例 ESCC 患者和 25 例正常人的血浆样本进行代谢组学分析，发现 ESCC 患者的乙酰乙酸盐、羟基丁酸、谷氨酰胺、谷氨酸、乳酸盐水平较正常明显升高；而 ESCC 患者的低 / 极低密度脂蛋白、不饱和脂肪酸、蛋氨酸、葡萄糖较正常人显著降低。

2014 年，Ma 等[86]针对不同分期的食管癌患者，即 51 例哈萨克族 ESCC 患者（食管癌患者包括中低分化癌 24 例、淋巴结转移 17 例，其中临床分期大于 Ⅰb2 期的 36 例）与 60 例健康对照组的血浆进行代谢组学分析。在食管癌患者中，绝大多数氨基酸代谢水平呈下降趋势，谷氨酸、天冬氨酸、丝氨酸、牛磺酸、酪氨酸、亮氨酸、异亮氨酸、缬氨酸等的代谢水平与食管癌的分期密切相关。

2013 年，Yang 等[87]用高分辨率旋转（high-resolution magic-angle spinning，HRMAS）NMR 分析未受侵犯的肿瘤邻近组织、分化良好及中分化的食管癌肿瘤组织，发现与未侵犯邻近组织相比，中分化食管鳞癌的总胆碱、丙氨酸、谷氨酸增加而肌酸、肌醇和牛磺酸减少；肿瘤分化程度不同，代谢谱也存在差异；不同组织的整体甘氨酸 / 肌醇比不同，以此可以区分未侵犯组织、高分化及中分化食管癌组织。

2010 年，杨永霞等[88]对健康人（10 例）和 EC 患者（20 例）血清样本进行核磁共振氢谱（$^1$H nuclear magnetic resonance，$^1$H NMR）分析，发现 EC 患者血清中脂类、乳酸和丙酮酸的含量升高，葡萄糖、三甲胺和胆碱 / 磷酸胆碱的含量降低。

2012 年，于连珍等[89]基于 LC-MS 等技术研究发现 EC 患者糖酵解代谢活跃，三羧酸循环代谢受阻。EC 患者组织中大部分氨基酸、游离脂肪酸水平高于癌旁组织，而在血清中低于对照组，这些在血清中有规律变化的化合物是食管癌潜在的生物标志物。

Abbassi-Ghadi 等[90]2013 年对已有的食管癌、胃癌代谢组学研究进行总结，其中关于组织标本的研究有 11 个，关于血清标本的研究有 8 个，关于尿液的研究有 1 个，关于胃内容物的研究有 1 个，他发现糖酵解、三羧酸循环、厌氧呼吸和蛋白质、脂类代谢的几种代谢产物存在显著差异。乳酸盐和富马酸盐是与细胞呼吸有关的食管癌、胃癌最常见的生物标志物。缬氨酸、谷氨酰胺和谷氨酸是最常见的氨基酸生物标志物；脂质代谢产物包括饱和、不饱和的游离脂肪酸，酮、醛和三酰甘油也被确认为食管 - 胃癌的生物标志物。

Mir 等[91]在 2015 年发表的研究论文中，采用液相色谱 - 质谱（LS-MS）联用的方法，发现 ESCC 患者存在磷脂酰胆碱代谢紊乱，它可作为 ESCC 的生物标志物。

2015 年，Sanchez-Espiridion 等[92]检测了 30 例病理确诊的 EAC 患者和 30 例健康对照组的血清标本，发现 64 个代谢产物存在显著差异；差异最大的氨基酸类代谢物为 L- 脯氨酸（LP）；酮体类为 3- 羟基丁酸酯（BHBA）；碳水化合物类代谢产物为 D- 甘露糖（DM）；这些差异在 321 例 EAC 和 331 例对照组的验证实验中得到证实：EAC 患者的 LP 浓度显著低于对照组；EAC 患者的 BHBA、DM 浓度显著高于对照组；三者的危险程度均呈浓度依赖关系，且与吸烟和体重指数呈加成关系。

2016 年，Wang 等[93]对 97 例 ESCC 患者和 105 例健康对照组的血清进行代谢组学分析，发现 16 个确定代谢物的代谢途径受到干扰，较具特征的是脂肪酸生物合成、甘油磷脂代谢、癌症胆碱代谢和亚油酸代谢失调。这些代谢失常在早期 ESCC 诊断中效力良好，0 期、Ⅰ、Ⅱ期 ESCC 的 AUC 值均为 0.881。6 种代谢产物有助于 ESCC 分期的确立，其中十二烷酸、溶菌酶（18∶1）、溶菌酶（14∶0）三种生物标志物升高，提示 ESCC 病情有明显的进展趋势。

Buas 等[94]在 2017 年发表的研究论文中，用 LC-MS 方法分析了 322 个 GERD、BE、HGD、EAC 患者的 57 种代谢产物，发现 BE 与 GERD，GHD、EAC 与 BE，有多种代谢物存在显著差异；几个顶级候选代谢物，包括尿酸盐、同型半胱氨酸和 3- 硝基酪氨酸，与炎症过程有关，可能参与 BE、EAC 的致病过程；GERD 与 BE 个体之间，以及 BE 与 HGD、EAC 个体之间，也存在血清代谢物差别。

2017 年，李江硕等[95]采用高效液相色谱 - 高分辨串联质谱技术（LC-HRMS）分别对 142 例 ESCC 患者和 150 例健康志愿者的血浆进行非靶向代谢组学研究，鉴定出 45 个差异代谢物，即潜在生物标志物。对潜在标志物进行生物学意义分析，发现食管鳞癌患者体内甘油磷脂代谢、脂肪酸 β- 氧化、酪氨酸和苯丙氨酸代谢等多条代谢通路发生紊乱。其中，由酪氨酸、苯丙氨酸、油酸、棕榈酸等 17 个差异代谢物组成的标志物组具有良好的诊断能力，ROC 曲线下面积达 0.996，有望用于临床诊断。

Yang 等[96]在 2019 年发表的研究论文中，用核磁共振氢谱（¹H nuclear magnetic resonance spectroscopy，¹H-NMR）鉴定出 6 个早期的血清代谢产物——α- 葡萄糖、胆碱、谷氨酸盐、谷氨酸、缬氨酸和二氢胸腺嘧啶，它们可作为 ESCC 潜在的诊断生物标志物。

Liang 等[97]在 2019 年发表的研究论文中，收集了 41 例 EC 患者标本、40 例健康对照组的尿液标本，以及 20 例肿瘤组织标本和正常的癌旁组织标本，他发现组织和尿液标本的代谢产物变化存在重叠，包括葡萄糖、甘氨酸、肌酐和牛磺酸水平降低，同时伴随谷氨酸和柠檬酸水平升高，且大多数尿液代谢产物（除谷氨酸、柠檬酸和葡萄糖外）的变化与 EC 组织中的代谢产物变化相关（除甘氨酸和乙酸盐外）；由乙酰乙酸、顺乌头酸、马尿酸、乙醇胺、甘氨酸、肌酐和牛磺酸组成的尿代谢物标志物较单一产物诊断 EC 的效力更强（敏感性、特异性、AUC 分别为 92.68%、92.50% 和 0.971）。

总体说来，食管癌的代谢组学特点符合一般恶性肿瘤的特点，在氨基酸代谢中，表现为蛋白质合成增加，同时谷氨酰胺因大量消耗而浓度明显降低。在糖代谢方面，即使在氧气充足的条件下，恶性肿瘤糖酵解同样活跃，因而食管癌患者血浆中乳酸大量堆积，当机体不能将乳酸完全还原成葡萄糖时，乙酰辅酶 A 堆积，柠檬酸盐增加；假如血浆中没有乙酰辅酶 A 累积，那么糖代谢可能被生酮作用代替。在脂肪代谢方面，肿瘤细胞生长快，增殖迅速，为了满足细胞增殖的能量及细胞膜构建需求，磷脂酰胆碱代谢出现紊乱。代谢组学标本容易获取，多为无创性的，且能反映肿瘤生物学行为，作为肿瘤的生物标志物具有良好的应用前景，目前代谢组学研究结果均一性欠佳，且不能体现器官及组织的特异性，仍须更多的试验研究，以取得较一致的结果。

## 七、蛋白组学

采用质谱分析等高通量平台技术，寻找并鉴定肿瘤组织与正常组织的差异表达蛋白及其功能，这是目前肿瘤蛋白组学的主要内容。

张立玮[8]用 SELDI-TOF-MS（表面增强激光解吸电离飞行时间质谱）技术检测食管癌癌、贲门癌及癌前病变患者的血清蛋白质谱变化，结合支持向量机算法，共建立了 15 个蛋白指纹图谱模型，其中 10 个模型的灵敏性和特异性都高；进一步对比分析发现，重复出现的 5 个质荷比峰（$m/z$ 值为 4291、4975、5644、5664、8775）对食管病变有相似的分类作用。

李晓静等[98]用同位素标记相对和绝对定量法（isobaric tags for relative and absolute quantification，iTRAQ）联合基质辅助激光解吸离子化串联飞行时间质谱（MALDI-TOF/TOF MS）分析，发现 52 种蛋白质的表达随生存期延长而上调，载脂蛋白 D（ApoD）是其中之一，免疫组织化学研究结果显示 ApoD 在正常食管鳞状上皮中表达最高，在生存期≥5 年组中表达其次，在生存期≤3 年组中表达最低。ApoD 表达水平与食管癌患者的生存期呈正相关，它可能成为预测食管癌患者预后情况的一种生物标志物。

赵云岗等[99]采用 iTRAQ 和串联质谱技术鉴定 244 个 ESCC 相关的差异表达蛋白质，通过生物信息检索及蛋白质与蛋白质相互作用网络（protein-protein interaction network，PPIN），分析确定了 4 个蛋白质：FN1、ITGB1、TAGLN、YWHAZ，它们可能是参与食管癌变的关键蛋白质，Western-blot 实验证实 FN1、ITGB1、TAGLN 和 YWHAZ 4 个关键蛋白质在 ESCC 中存在显著的表达差异。

外体（exosome）是指直径为 30～150 nm 的由细胞分泌的盘状囊泡，其中包含了多种复杂的 RNA 以及蛋白质。它不仅参与细胞间的通信和迁移，而且与肿瘤细胞的生长也有密切的关系。在肿瘤中，细胞会通过分泌外体来改变周围环境，而且肿瘤细胞还会通过将特异性抗原附着在其表面形成扩散作用。张浩亮等[100]通过蛋白组学技术分离 46 例 ESCC 患者与 46 例健康对照组的血浆外排体蛋白质，用 PPIN 和生物信息方法筛选出 8 种有效的差异蛋白——免疫球蛋白的 α2 链 C 区、α-2-HS- 糖蛋白（AHSG）、CD9 抗原、富含亮氨酸的 α2 糖蛋白、触珠蛋白、CD63 抗原和 S100A9 蛋白、血清白蛋白；其中，AHSG 和 S100A9 表达水平升高，有可能成为诊断早期 ESCC 的生物标志物。

赵佳等[101]收集了 53 例 ESCC 患者和 53 例健康对照组的血浆标本，借助双向荧光差异凝胶电泳（2D-DIGE）、MALDI-TOF/TOF 质谱分析等蛋白质组学技术进行分析，发现与正常对照组相比，ESCC 患者血浆表达上调的蛋白为 α1- 抗胰凝乳蛋白酶、AHSG、富含亮氨酸的 α2 糖蛋白（LRG）、锌 -α2- 糖蛋白、补体因子 Ⅰ、补体 C4B；表达下调的蛋白为人血清白蛋白、免疫球蛋白的 α2 链 C 区、α-1 抗胰蛋白酶、纤维蛋白原 γ 链、触珠蛋白、血红蛋白 α 亚基。差异蛋白的 GO 功能聚类大致分为以下 4 类：炎症反应、免疫反应、转运蛋白和凝血等生理功能相关的蛋白质。利用 String 数据库做蛋白相互作用预测，发现除 IGHA2、SERPINA3 和 C4B 外，其他 9 种蛋白质有可能存在直接或者间接的相互作用；Western blot 实验结果表明，ESCC 患者血浆中的 AHSG 和 LRG 浓度显著升高。

张艳等[102]采用激光捕获显微切割技术获取哈萨克族、汉族食管鳞癌细胞和癌旁远端食管正常上皮细胞，鉴定出 43 个差异蛋白质，在哈萨克族和汉族的 ESCC 组织表达均上调的蛋白质中，筛选出 4 个表达上调的蛋白质（Bmi-1、PAI-1、Cofilin-1、Transgelin），并通过 western-blot 和免疫组化实验验证，与临床病历特征结合分析，推测这 4 个蛋白质可能与 ESCC 的分化程度、浸润、淋巴转移有关。

王雪芬等[103]用 iTRAQ 方法检测得到 431 个食管癌与癌旁组织差异蛋白，共同上调蛋白和共同下调蛋白数量分别为 72 和 57；体外培养细胞株发现 Wnt 经典信号通路的 Wnt2 在食管鳞状细胞癌株中高表达；GSK3$\beta$ 在正常食管上皮细胞株中表达高于食管鳞状细胞癌株；推测在 Wnt 经典信号通路中，Wnt2 与 GSK3$\beta$ 均参与了 ESCC 的发生与发展过程。

Yazdian-Robati 等[104]比较了 ESCC 患者肿瘤组织和癌旁正常组织的蛋白质差异表达情况，筛选出 4 个差异表达蛋白质——ANX A1、PRDX2、转凝蛋白和肌动蛋白 2（ACTA2），并认为 ACTA2 可能是 ESCC 患者的潜在生物标志物。

生物功能的实现需要依靠蛋白质，蛋白质序列及作用数据库的建立将蛋白组学带入新时代。差异表达蛋白质筛查与功能鉴定，使确定肿瘤发生过程中蛋白质数量、质量的改变以及病理阶段的关键蛋白筛查成为可能。

## ▌第四节 小 结

食管癌发病率高，早期诊断率低是目前食管癌流行病学的基本特征。ESCC 和 EAC 为两种完全不同的疾病类型，其中 ESCC 是我国最主要的食管癌类型，与遗传、性别、年龄、饮食习惯、营养因素、吸烟等因素有关，EAC 与胃食管反流、肥胖及吸烟有关；避免不良的生活方式，接受规范的内镜筛查和定向活检是减少食管癌发病率、早期发现、早期治疗，减少食管癌病死率，提高人们生活质量的关键。

食管癌传统的肿瘤标志物包括癌胚抗原（CEA）、糖蛋白 50（CA50）、糖蛋白 242（CA242）、糖蛋白 199（CA199）、组织多肽糖原（TPA）、细胞角质蛋白（Cyfra21-1）和神经特异性烯醇化酶（NSE）及甲胎蛋白（AFP）等。这些标志物诊断缺乏特异性，对预后没有明显的预测意义。因此，我们需要更好的肿瘤分子标记。随着人类基因组计划的完成及 RNA 测序、质谱分析、核磁共振谱等技术的成熟，出现了很多诊断效力更强的生物标志物，可能是一段 DNA、蛋白质、小分子代谢产物，也有可能是转录调节因子或中间产物，它们不仅是食管癌的早期诊断与预后的预测分子，还可作为分子治疗的靶点，但它们大都处于实验室阶段，需要更大样本的临床试验验证。

# 参 考 文 献

［1］ 国家消化内镜专业质控中心, 国家消化系统疾病临床医学研究中心 (上海), 国家消化道早癌防治中心联盟, 等. 中国早期食管癌及癌前病变筛查专家共识意见 (2019 年, 新乡) [J]. 中华消化内镜杂志, 2019, 36 (11): 793-801.

［2］ FREDDIE, BRAY, JACQUES, et al. Global cancer statistics 2018: GLOBOCAN estimates of incidence and mortality worldwide for 36 cancers in 185 countries. [J]. CA: a cancer journal for clinicians, 2018, 68 (6): 394-424.

［3］ 李琼宇. 河南食管癌高发区食管癌家系收集和遗传流行病学分析 [D]. 郑州: 郑州大学, 2007.

［4］ 杨艳芳. 肥城市食管鳞癌衍变阶段的危险因素及生物标志物研究 [D]. 济南: 山东大学, 2008.

［5］ 侯钱英. 肥城市 2014—2017 年居民死因分析 [D]. 济南: 山东大学, 2018.

［6］ 周英智. 肥城市食管鳞癌不同衍变阶段的影响因素研究 [D]. 济南: 山东大学, 2007.

［7］ 葛均波, 徐永健, 王辰. 内科学 [M]. 9 版. 北京: 人民卫生出版社, 2018.

［8］ 张立玮. 高发区人群食管、贲门癌早诊早治研究 [D]. 石家庄: 河北医科大学, 2007.

［9］ 邹文娣. 高发区食管贲门癌内镜筛查及癌前病变自然史队列研究 [D]. 石家庄: 河北医科大学, 2011.

［10］ 王洋. 山东省肥城农村食管癌筛查及居民认知现况和早诊早治意愿调查研究 [D]. 大连: 大连医科大学, 2009.

［11］ 甄玉洁. 叶酸代谢相关基因甲基化与哈萨克族食管癌及预后关系的研究 [D]. 乌鲁木齐: 新疆医科大学, 2017.

［12］ 洛黛 (ADAMA KOROMA). 中国江苏淮安食管癌高发区食管癌前病变相关影响因素的流行病学调查研究 [D]. 南京: 东南大学, 2018

［13］ 刘亚洲, 娄培安, 董宗美, 等. 2014—2016 年徐州市城市癌症早诊早治筛查分析 [J]. 江苏预防医学, 2018, 29 (4): 382-385, 388.

［14］ KRISHNAMOORTHI R, BORAH B, HEIEN H, et al. Rates and predictors of progression to esophageal carcinoma in a large population-based Barrett's esophagus cohort [J]. Gastrointest Endosc, 2016, 84 (1): 40-46.

［15］ 陈梦如. 扬中市食管癌分子流行病学研究及早诊早治实施评价 [D]. 上海: 复旦大学, 2008.

［16］ 潘媛, 张丽娟, 潘恩春, 等. 淮安市居民早期食管癌危险因素的病例对照研究 [J]. 江苏预防医学, 2017, 28 (5): 515-517.

［17］ 鲍刘莉. 饮食因素及血清中几种 B 族维生素含量与食管癌前病变关系的研究 [D]. 扬州: 扬州大学, 2013.

［18］ 庄璐, 马丹, 李兆申. 食管癌危险因素研究进展 [J]. 胃肠病学和肝病学杂志, 2015 (9): 1141-1145.

［19］ 杨孝荣. 高发地区食管鳞癌的病因与体细胞突变图谱研究 [D]. 济南: 山东大学, 2018.

［20］ 尹钰, 帕力达·托了汗, 陈艳. 叶酸水平与食管癌关系的 Meta 分析 [J]. 新疆医科大学学报, 2015, 38 (6): 748-753.

［21］ 刘璇芝. 食管癌叶酸受体 α 表达水平的研究 [D]. 汕头: 汕头大学, 2008.

［22］ LI S, SHEN H, LI J, et al. Prevalence of the integration status for human papillomavirus 16 in esophageal carcinoma samples [J]. Turk J Gastroenterol, 2018, 29 (2): 157-163.

［23］ KOUNTOURAS J, POLYZOS S A, ZEGLINAS C, et al. Helicobacter pylori-related metabolic syndrome as predictor of progression to esophageal carcinoma in a subpopulation-based Barrett's esophagus cohort [J]. Gastrointest Endosc, 2017, 85 (2): 462-463.

［24］ KAYE P V, HAIDER S A, ILYAS M, et al. Barrett's dysplasia and the Vienna classification: reproducibility, prediction of progression and impact of consensus reporting and p53 immunohistochemistry [J]. Histopathology, 2009, 54 (6): 699-712.

［25］ ZHAO Y, WANG F, SHAN S, et al. Genetic polymorphism of p53, but not GSTP1, is association with susceptibility to esophageal cancer risk-a meta-analysis [J]. Int J Med Sci, 2010, 7 (5): 300-308.

［26］ YUN Y X, WANG Y P, WANG P, et al. CYP1A1 genetic polymorphisms and risk for esophageal cancer: a case-control study in central China [J]. Asian Pac J Cancer Prev, 2014, 14 (11): 6507-6512.

［27］ SUN Z, JI N, BI M M, et al. Negative expression of PTEN identifies high risk for lymphatic-related metastasis in human esophageal squamous cell carcinoma [J]. Oncol Rep, 2015, 33 (6): 3024-3032.

［28］ SONG B, CUI H Y, LI Y P, et al. Mutually exclusive mutations in NOTCH1 and PIK3CA associated with clinical prognosis and chemotherapy responses of esophageal squamous cell carcinoma in China [J]. Oncotarget, 2016, 7 (3): 3599-3613.

［29］ HOU J, JIANG D X, ZHANG J, et al. Frequency, characterization, and prognostic analysis of PIK3CA gene mutations in Chinese esophageal squamous cell carcinoma [J]. Hum Pathol, 2014, 45 (2): 352-358.

［30］ WEI B, HAN Q, XU L J, et al. Effects of JWA, XRCC1 and BRCA1 mRNA expression on molecular staging for personalized therapy in patients with advanced esophageal squamous cell carcinoma [J]. BMC Cancer, 2015 (15): 331-336.

［31］ WEN L, HU Y Y, YANG G L, et al. CCND1 G870A polymorphism contributes to the risk of esophageal cancer: an updated systematic review and cumulative meta-analysis [J]. Biomed Rep, 2014, 2 (4): 549-554.

［32］ MAZZUCA F, BORRO M, BOTTICELLI A, et al. Effect of MTHFR polymorphisms on astrointestinal cancer risk in Italy [J]. World J Oncol, 2015, 6 (4): 394-397.

［33］ 周保林. 食管癌患者血清 D- 二聚体与肿瘤标志物联合检测的临床意义 [D]. 郑州: 郑州大学, 2018.

［34］ 皇甫明美. EZH2、Bmi-1、P16、IMP-1 和 Survivin 自身抗体在多种肿瘤中表达变化的研究 [D]. 长春: 吉林大学, 2016.

［35］ ZHANG Y, LI C, CHEN M. Prognostic value of immunohistochemical factors in esophageal small cell carcinoma (ESCC): analysis of clinicopathologic features of 73 patients [J]. J Thorac Dis, 2018, 10 (7): 4023-4031.

［36］ 郑雨佳, 杨惠云, 吴倩, 等. Tim-3 在食管癌患者 T 细胞表面的表达及其临床意义 [J]. 中国肿瘤生物治疗杂志, 2019, 26 (3): 312-316.

［37］ 吴亮, 李闻, 郭明洲. 抑癌基因启动子区甲基化在食管鳞状细胞癌诊断、治疗和预后中的应用价值 [J]. 胃肠病学和肝病学杂志, 2014, 23 (4): 361-364.

［38］ COTTRELL S E. Molecular diagnostic applications of DNA methylation technology [J]. Clin Biochem, 2004, 37 (7): 595-604.

［39］ 王凡, 谢新纪, 朴颖实, 等. 食管鳞癌和反流性食管炎中 p16 和 hmlh1 基因甲基化的探讨 [J]. 中华病理学杂志, 2011, 40 (8): 537-541.

［40］ JIN Z, ZHAO Z, CHENG Y, et al. Endoglin promoter hypermethylation identifies a field defect in human primary esophageal cancer [J]. Cancer, 2013, 119 (20): 3604-3609.

［41］ GUO M, REN J, BROCK M V, et al. Promoter methylation of hin-1 in the progression to esophageal squamous cancer [J]. Epigenetics, 2008, 3 (6): 336-341.

［42］ JIA Y, YANG Y, ZHAN Q, et al. Inhibition of sox17 by microRNA 141 and methylation activates the wnt signaling pathway in esophageal cancer [J]. J Mol Diagn. 2012, 14 (6): 577-585.

［43］ JIN Z, OLARU A, YANG J, et al. Hypermethylation of tachykinin-1 is a potential biomarker in human esophageal cancer [J]. Clin Cancer Res, 2007, 13 (21): 6293-6300.

［44］ 张敏. 抑癌基因 PLCD1 在食管癌中的甲基化状态、功能研究及对患者术后生活质量、生存率的影响 [D]. 重庆: 重庆医科大学, 2018.

［45］ FORNAH LOVEL（拉弗）. 食管癌 MGMT 甲基化及其与环境因素的交互作用研究 [D]. 南京: 东南大学, 2018.

［46］ SHI X, SUN M, LIU H, et al. Long non-coding RNAs: a new frontier in the study of human diseases [J]. Cancer letters, 2013, 339 (2): 159-166.

［47］ SCHMITT A M, CHANG H Y. Long noncoding RNAs in cancer pathways [J]. Cancer cell, 2016, 29 (4): 452-463.

［48］ EVANS J R, FENG F Y, CHINNAIYAN A M. The bright side of dark matter: lncRNAs in cancer [J]. J Clin Invest, 2016, 126 (8): 2775-2782.

［49］ HIBI K, NAKAMURA H, HIRAI A, et al. Loss of H19 imprinting in esophageal cancer [J]. Cancer Res, 1996, 56: 480-482.

［50］ WU W, BHAGAT T D, YANG X, et al. Hypomethylation of noncoding DNA regions and overexpression of the long noncoding RNA, AFAP1-AS1, in Barrett's esophagus and esophageal adenocarcinoma [J]. Gastroenterology, 2013, 144 (5): 956-966.

［51］ LUO H L, HUANG M D, GUO J N, et al. AFAP1-AS1 is upregulated and promotes esophageal squamous cell carcinoma cell proliferation and inhibits cell apoptosis [J]. Cancer Med, 2016, 5: 2879-2885.

［52］ HUANG C, YU Z, YANG H, et al. Increased MALAT1 expression predicts poor prognosis in esophageal cancer patients [J]. Biomed Pharmacother. 2016, 83: 8-13.

［53］ 何庆军. LINC01133 联合酒精在食管鳞状细胞癌预后中的价值及临床意义 [D]. 广州: 广州医科大学, 2018.

［54］ 王彪. 长链非编码 RNA HOXA11-AS 在食管鳞状细胞癌中的表达及意义 [D]. 泸州: 西南医科大学, 2018.

［55］ 尚牧禾. LncRNA-ROR 作为竞争性内源 RNA 与人食管鳞状细胞癌关系的研究 [D]. 南京: 东南大学, 2018.

［56］ MA W, ZHANG C Q, DANG C X, et al. Upregulated long-non-coding RNA DLEU2 exon 9 expression was an independent indicator of unfavorable overall survival in patients with esophageal adenocarcinoma [J]. Biomed Pharmacother, 2019, 113: 108655.

［57］ GUO J C, LI C Q, WANG Q Y, et al. Protein-coding genes combined with long non-coding RNAs predict prognosis in esophageal squamous cell carcinoma patients as a novel clinical multi-dimensional signature [J]. Mol Biosyst, 2016, 12 (11): 3467-3477.

［58］ LI S, XU Y, SUN Z, et al. Identification of a lncRNA involved functional module for esophageal cancer subtypes [J]. Mol Biosyst, 2016, 12: 3312-3323.

［59］ TONG Y S, WANG X W, ZHOU X L, et al. Identification of the long non-coding RNA POU3F3 in plasma as a novel biomarker for diagnosis of esophageal squamous cell carcinoma [J]. Mol Cancer, 2015, 14: 3.

［60］ HU H B, JIE H Y, ZHENG X X. Three circulating lncRNA predict early progress of esophageal squamous cell carcinoma [J]. Cell Physiol Biochem, 2016, 40: 117-125.

［61］ MAAG J L V, FISHER O M, LEVERT-MIGNON A, et al. Novel aberrations uncovered in Barrett's esophagus and esophageal adenocarcinoma using whole transcriptome sequencing [J]. Mol Cancer Res, 2017, 15 (11): 1558-1569.

［62］ YANG X, SONG J H, CHENG Y, et al. Long non-coding RNA HNF1A-AS1 regulates proliferation and migration in oesophageal adenocarcinoma cells [J]. Gut, 2014, 63: 881-890.

［63］ XIONG D D, FENG Z B, CEN W L, et al. The clinical value of lncRNA NEAT1 in digestive system malignancies: a comprehensive investigation based on 57 microarray and RNA-seq datasets [J]. Oncotarget, 2017, 8 (11): 17665-17683.

［64］ 杨成梁. miR-135 调控 Smo 基因影响食管鳞癌上皮间质转化和放疗敏感性作用及机制研究 [D]. 郑州: 郑州大学, 2018.

［65］ 刘梦歆. 食管癌相关新 miRNA 的鉴定与功能的初步研究 [D]. 南京: 东南大学, 2018.

［66］ 陈剑峰, 沈宗坤. 食管癌中 miR-203 和 miR-21 的表达水平及临床意义 [J]. 检验医学与临床, 2018, 15 (12): 1770-1773.

［67］ LIN X F, ZHANG C Q, DONG B R. MiR-421 expression independently predicts unfavorable overall survival in patients with esophageal adenocarcinoma [J]. Eur Rev Med Pharmacol Sci, 2019, 23 (9): 3790-3798.

［68］ YANG F R, LI H J, LI T T, et al. Prognostic value of microRNA-15a in human cancers: a meta-analysis and bioinformatics [J]. Biomed Res Int, 2019, 2019: 2063823.

［69］ HONG H, LIU T, WU H, et al. MicroRNA-550a is associated with muscle system conferring poorer survival for esophageal cancer [J]. Biosci Rep, 2019, 39 (5) BSR20181173.

［70］ LIU M X, LIAO J, XIE M, et al. miR-93-5p transferred by exosomes promotes the proliferation of esophageal cancer cells via intercellular communication by targeting PTEN [J]. Biomed Environ Sci, 2018, 31 (3): 171-185.

［71］ LIU W, LI M, CHEN X, et al. MicroRNA-373 promotes migration and invasion in human esophageal squamous cell carcinoma by inhibiting TIMP3 expression [J]. Am J Cancer Res, 2015, 6 (1): 1-14.

［72］ BUS P, KESTENS C, TEN KATE F J, et al. Profiling of circulating microRNAs in patients with Barrett's esophagus and esophageal adenocarcinoma [J]. J Gastroenterol, 2016, 51: 560-570.

［73］ GAO Z, LIU R, LIAO J. Possible tumor suppressive role of the miR-144/451 cluster in esophageal carcinoma as determined by principal component regression analysis [J]. Mol Med Rep, 2016, 14 (4): 3805-3813.

［74］ WANG W, MA J, LU J, et al. Circ0043898 acts as a tumor inhibitor and performs regulatory effect on the inhibition of esophageal carcinoma [J]. Cancer Biol Ther, 2018, 19 (12): 1117-1127.

［75］ SONG H, XU D, SHI P, et al. Upregulated circRNA hsa_circ_0000337 promotes cell proliferation, migration, and invasion of esophageal squamous cell carcinoma [J]. Cancer Manag Res, 2019, 11: 1997-2006.

［76］ SHI N, SHAN B, GU B, et al. Circular RNA circ-PRKCI functions as a competitive endogenous RNA to regulate AKT3 expression by sponging miR-3680-3p in esophageal squamous cell carcinoma [J]. J Cell Biochem, 2019, 120 (6): 10021-10030.

［77］ CHEN X, CAI S, LI B, et al. Identification of key genes and pathways for esophageal squamous cell carcinoma by bioinformatics analysis [J]. Exp Ther Med, 2018, 16 (2): 1121-1130.

［78］ WANG X, LI G, LUO Q, et al. Identification of crucial genes associated with esophageal squamous cell carcinoma by gene expression profile analysis [J]. Oncol Lett, 2018, 15 (6): 8983-8990.

［79］ LIU D, XU X, WEN J, et al. Integrated genome-wide analysis of gene expression and DNA copy number variations highlights stem cell-related pathways in small cell esophageal carcinoma [J]. Stem Cells Int, 2018, 2018: 3481783.

［80］何思源, 王小兵, 焦宇辰. 基于肿瘤基因图谱计划挖掘食管鳞癌数据 [J]. 中华肿瘤杂志, 2018, 40 (7): 517-522.

［81］FANG Q, HUI L, MIN Z, et al. Leukocyte telomere length-related genetic variants in ACYP2 contribute to the risk of esophageal carcinoma in Chinese Han population [J]. Oncotarget, 2017, 8 (15): 25564-25570.

［82］NICHOLSON J K, LIDON J C, HOLMES E. Metabonomics: understanding the metabolic response of living systems to pathophysiological stimuli via multivariate statistical analysis of biological NMR spectroscopic data [J]. Xenbiotica, 1999, 29 (11): 1181-1189.

［83］DAVIS V W, SCHILLER D E, EURICH D, et al. Urinary metabolomic signature of esophageal cancer and Barrett's esophagus [J]. World J Surg Oncol, 2012, 10: 271.

［84］ZHANG H, WANG L, HOU Z, et al. Metabolomic profiling reveals potential biomarkers in esophageal cancer progression using liquid chromatography-mass spectrometry platform [J]. Biochemical and biophysical research communications, 2017, 491 (1): 119-125.

［85］ZHANG X, XU L, SHEN J, et al. Metabolic signatures of esophageal cancer: NMR-based metabolomics and UHPLC-based focused metabolomics of blood serum [J]. Biochim Biophys Acta, 2013, 1832: 1207-1216.

［86］MA H, HASIM A, MAMTIMIN B, et al. Plasma free amino acid profiling of esophageal cancer using high-performance liquid chromatography spectroscopy [J]. World J Gastroenterol, 2014, 20: 8653-8659.

［87］YANG Y, WANG L, WANG S, et al. Study of metabonomic profiles of human esophageal carcinoma by use of high-resolution magic-angle spinning $^1$H NMR spectroscopy and multivariate data analysis [J]. Anal Bioanal Chem, 2013, 405 (10): 3381-3389.

［88］杨永霞, 梁敏锋, 陈阿丽, 等. 应用核磁共振代谢组学方法分析食管癌患者血清代谢物 [J]. 江苏医药, 2010, 36 (16): 1867-1868.

［89］于莲珍. 消化道肿瘤 (胃癌、食管癌) 的代谢特征和代谢标志物的研究 [D]. 南京: 南京医科大学, 2012.

［90］ABBASSI-GHADI N, KUMAR S, HUANG J, et al. Metabolomic profiling of esophago-gastric cancer: a systematic review [J]. Eur J Cancer, 2013, 49 (17): 3625-3637.

［91］MIR S A, RAJAGOPALAN P, JAIN A P, et al. LC-MS-based serum metabolomic analysis reveals dysregulation of phosphatidylcholines in esophageal squamous cell carcinoma [J]. J Proteomics, 2015, 127 (Pt A): 96-102.

［92］SANCHEZ-ESPIRIDION B, LIANG D, AJANI J A, et al. Identification of serum markers of esophageal adenocarcinoma by global and targeted metabolic profiling [J]. Clin Gastroenterol Hepatol, 2015, 13 (10): 1730-1737.

［93］WANG J, ZHANG T, SHEN X, et al. Serum metabolomics for early diagnosis of esophageal squamous cell carcinoma by UHPLC-QTOF/MS [J]. Metabolomics, 2016, 12 (7): 116.

［94］BUAS M F, GU H, DJUKOVIC D, et al. Candidate serum metabolite biomarkers for differentiating gastroesophageal reflux disease, Barrett's esophagus, and high-grade dysplasia/esophageal adenocarcinoma [J]. Metabolomics, 2017, 13 (3): 12.

［95］ 李江硕. 基于 LC-MS 技术的食管癌血浆代谢组学研究 [C]. 中国化学会. 第 21 届全国色谱学术报告会及仪器展览会会议论文集. 北京: 中国化学会, 2017: 2.

［96］ YANG Z, LIU Y, MA L, et al. Exploring potential biomarkers of early stage esophageal squamous cell carcinoma in pre-and post-operative serum metabolomic fingerprint spectrum using $^1$H-NMR method [J]. Am J Transl Res, 2019, 11 (2): 819-831.

［97］ LIANG J H, LIN Y, OUYANG T, et al. Nuclear magnetic resonance-based metabolomics and metabolic pathway networks from patient-matched esophageal carcinoma, adjacent noncancerous tissues and urine [J]. World J Gastroenterol, 2019, 25 (25): 3218-3230.

［98］ 李晓静, 孙妞妞, 李秀敏. 不同生存期食管鳞癌患者载脂蛋白 D 表达水平的研究 [J]. 中国肿瘤临床, 2018, 45 (20): 1044-1048.

［99］ 赵云岗, 张天, 谷娟, 等. iTRAQ 联用串联质谱鉴定食管鳞状细胞癌差异表达蛋白质及蛋白质相互作用网络 [J]. 中国生物化学与分子生物学学报, 2016, 32 (1): 85-92.

［100］ 张浩亮. 食管鳞状细胞癌血浆外泌体肿瘤标志物的蛋白质组学筛选及验证 [D]. 郑州: 郑州大学, 2018.

［101］ 赵佳. 食管鳞状细胞癌血浆肿瘤标志物的蛋白质组学筛选及验证 [D]. 郑州: 郑州大学, 2016.

［102］ 张艳. 食管鳞状细胞癌差异蛋白的筛选及其临床意义研究 [D]. 乌鲁木齐: 新疆医科大学, 2015.

［103］ 王雪芬. Wnt/$\beta$-catenin 信号通路相关蛋白在食管癌细胞株的表达及研究 [D]. 乌鲁木齐: 新疆医科大学, 2017.

［104］ YAZDIAN-ROBATI R, AHMADI H, RIAHI M M, et al. Comparative proteome analysis of human esophageal cancer and adjacent normal tissues [J]. Iran J Basic Med Sci, 2017, 20 (3): 265-271.

（秦治初　蔡洁毅　谢文瑞）

# 第二章
## 早期食管癌的预防

　　食管癌（esophageal cancer，EC）是起源于食管黏膜上皮的恶性肿瘤，是临床常见的恶性肿瘤之一，越来越被人们重视，在全球范围内，食管癌的发病率在恶性肿瘤中居第7位，死亡率居第6位。我国是食管癌最高发的国家，每年食管癌新发病例超过22万例，死亡约20万例。我国食管癌患者一旦确诊，超过90%的食管癌患者已进展至中晚期，生活质量低，总体5年生存率不足20%[1]，预后很差，所以预防食管癌的发生非常关键。

　　我国食管癌的流行病学特征是高发病率、高死亡率、显著的地域分布差异和明显家族聚集现象。我国食管癌以食管鳞状细胞癌（ESCC）为主，占食管癌90%以上，其次为食管腺癌（EAC）。EAC和ESCC是食管癌的两种主要病理类型，两者的预防措施因其致癌作用机制的不同而有所差异。EAC与食管黏膜的酸暴露所致的肠上皮化生有关，而ESCC与致癌物质的慢性刺激所致的基底细胞增生和发育不良有关。同时，两者也有一些共同的致癌机制如抑癌基因p53的过表达或突变等。因此，多方位的预防对消除食管癌家庭和社会负担尤显重要。

## 第一节　早期食管癌的情志预防

　　食管癌的形成与精神因素有关。《素问·通评虚实论篇》说："膈塞闭绝，上下不通，则暴忧之病也。"古代医书所描述的噎膈一证跟现代医学所述的食管癌症状相似。古人认为"噎膈一证，必以忧愁、思虑、积劳、积郁或酒色过度损伤而成"。情志因素即现代医学中的精神心理因素。随着现代医学的发展，情志因素致癌理论亦得到充分肯定。中国台湾省的一项基于人口学的回顾性分析显示[2]，食管癌患者易产生焦虑和抑郁障碍。且有研究显示[3]，患者的食管癌复发与焦虑程度有一定的正相关性。因此，情志预防对食管癌预防有重要的意义。

　　长期不良精神心理状态（忧郁、压抑、好生闷气等）可削弱机体的免疫功能，而免疫功能降低会使机体对癌的易感性增加。社会调查研究显示[4]，经历过重大的思想打击、精神挫折的人，患病率显著升高，如心脑血管疾病、抑郁症、焦虑症、癌症等疾病的发生均与思想打击、精神创伤等情绪刺激有密切联系。由此可见，不良的情绪刺激对机体有危害。《黄帝内经》记载的"恬淡虚无，真气从之，精神内守，病安从来"提示清静养神能够使机体保持正常的生理功能，降低疾病的发生率[5]。保持心神宁静可以预防疾病是有科学依据的。在日常生活中，对生活应抱有乐观的态度，学会调整自己的情绪，科学地疏导心理压力，保持健康的心理状态，这些是降低食管癌风险的有益措施。

## 第二节 早期食管癌的食物预防

早期食管癌的食物预防因素主要包括烟酒嗜好、嚼槟榔因素以及饮食因素。

### 一、吸烟、饮酒、嚼槟榔

吸烟是 EAC 的一大危险因素，与从不吸烟者相比，吸烟者 EAC 的风险增加一倍（OR=1.96）[6]。吸烟可加速 EAC 发展进程，其原因可能是烟草为一种致癌物质，它会导致巴雷特上皮细胞的 DNA 损伤或食管组织 DNA 的超甲基化[7]；另外，吸烟使食管括约肌松弛，增加胃酸反流。国际巴雷特和食管腺癌联盟的一项分析[6]显示，戒烟10 年以上者的 EAC 风险较未戒烟者降低了 30%，且已经吸烟者的 EAC 风险水平不能恢复到从未吸烟者的水平。可见，避免吸烟的一级预防非常重要，尤其是小孩。

目前研究尚无充分的证据支持饮酒是 EAC 的发病因素。但在一项荟萃分析[8]中，饮酒（OR=2.7）、吸烟（OR=2.6）、嚼槟榔（OR=7.2）都可以增加 ESCC 的风险，并与 ESCC 呈剂量依赖关系。乙醛是乙醇的代谢产物，是 ESCC 的主要致癌物质，乙醛可以通过乙醛脱氢酶转化为无毒乙酸酯。因此，酒精代谢酶的活性，包括 ALDH2（rs671，Glu504Lys）和 ADH1B（rs1229984，His48Arg）基因多态性，可能决定乙醛的累积水平。吸烟、饮酒以及影响乙醛消除的 ALDH2 和 ADH1B 基因的遗传易感性，促进 ESCC 发病年龄的提前[9]。日本的一项研究[10]表明，饮酒可能会增加 ESCC 的风险，尤其是在重度吸烟且饮酒脸红的人群中（HR=3.41）。在嗜酒后再吸烟者的唾液中，乙醛残留的浓度是不吸烟者的 7 倍[11]。

槟榔可以抑制 p53 抑癌基因，损害 DNA 修复，激活基质金属蛋白酶，从而加速 ESCC 肿瘤细胞的迁移[12]。并且，同时暴露于吸烟和饮酒者处于 ESCC 高风险（OR=108.0）中，额外嚼槟榔可使风险增高（OR=195.6）。可见，吸烟、饮酒、嚼槟榔对 ESCC 发生有叠加的风险[13]。而戒烟、戒酒、减少进食含槟榔食物可减少 EC 发生的风险，尤其是 ESCC。

### 二、饮食因素

食管癌高发地区河南省林州市的人群危险因素调查研究发现[14]，经常食用新鲜水果、肉蛋奶类、豆类食品、葱、蒜是食管癌的保护因素。国外也有相关研究，其中瑞典的一项全国性研究[15]发现，摄入水果/蔬菜最多的人（平均每天 4.8 份）与最低的四分之一（平均每天 1.5 份）相比，EAC 的风险降低了 50%，ESCC 降低了 40%，提示蔬菜和水果的摄入对食管癌有预防作用，其中纤维素、叶酸、维生素 A/C，β 胡萝卜素和硒可能是潜在的保护机制[16]。2017 年一项 Meta 分析[17]显示，每天膳食摄入增加

100 μg 叶酸可使食管癌的患病风险减少 12%。叶酸是 DNA 合成重要的调节器，可使 DNA 修复和甲基化，减少肿瘤的风险。叶酸可以从天然食物来源获得，包括柑橘类水果、绿叶蔬菜、十字花科蔬菜、豆类和谷类食品。部分研究显示，高脂肪、亚硝酸盐、盐以及肉类加工过程加入的多环芳族化合物均是食管癌的致癌物质。我国东南部沿海的潮汕地区[18]，尤其是南澳县高发区，食管癌发病率和死亡率居高不下，与其有食用盐腌海鲜、盐腌蔬菜（如咸菜、萝卜干）、鱼露以及长期饮食过烫食物（如粥、茶饮）等饮食习惯相关，这些食物含有霉变物质、苯并芘和亚硝胺，是已被公认的致癌物质。荷兰的一项关于食物和肿瘤风险的队列研究[19]，随访了 16.3 年，研究结果表明，红肉和加工肉制品的摄入与男性 ESCC 的风险增加有关，但与其他食管癌风险却没有关系。红肉和加工肉制品的消耗可能会引起 p16 基因启动子的超甲基化，从而增加 ESCC 的风险。可见，膳食中增加蔬菜和水果摄入量，减少红肉、加工肉制品、高脂肪、亚硝酸盐的摄入量，对预防食管癌的发生非常重要。另外，喝热饮也与 ESCC 的风险增加有关[20]，其机制可能是慢性热损伤引起 p53 抑癌基因的突变，从而破坏上皮屏障功能，增加 ESCC 的风险。

## 第三节 早期食管癌的物理预防

早期食管癌的物理预防主要包括癌前病变的内镜监测及治疗、特殊情况的胃镜筛查。

### 一、巴雷特食管的内镜监测及治疗

巴雷特食管是 EAC 的癌前病变，我国巴雷特食管的癌变率和西方国家相近，为 0.61% 左右。食管癌患者的预后与诊断时的肿瘤分期密切相关，所以对早期 EAC 的筛查是治愈 EAC 和提高其生存率的关键所在，对巴雷特食管的筛查是预防 EAC 的关键。2017 年中国巴雷特食管及其早期腺癌筛查与诊治共识[21]建议巴雷特食管患者定期接受内镜随访监测，以便早期发现异型增生和癌变，以便实施早期内镜治疗。对于已证实有癌变的巴雷特食管患者，原则上应进行手术治疗；对于早期食管腺癌、高级别异型增生（高级别上皮内瘤变），建议行超声胃镜检查以评估病变浸润深度及淋巴结转移情况，并予以内镜下根治切除治疗；对于伴有低级别异型增生（低级别上皮内瘤变）的巴特雷食管患者，建议行内镜下切除或消融治疗；对于伴有低级别异型增生（低级别上皮内瘤变）的巴雷特食管患者，如不进行治疗，建议定期进行内镜随访，每 6～12 个月随访 1 次，若进展为重度异型增生，应行内镜治疗，若异型增生无进展，可每年复查 1 次；对不伴异型增生的巴雷特食管，因其癌变的概率低，不提倡内镜治疗，应每 2 年复查 1 次，如果 2 次复查后未检出异型增生和早期食管癌，可将复查间隔放宽为 3 年。

国外一项队列研究显示[22]，29 536 名巴雷特食管患者在平均 5 年的随访中，424 名患者进展为 EAC，其中 209 例（49.3%）EAC 患者进行内镜监测并被及时诊断，而 215 例为非内镜监测检查。内镜监测的这些患者更有可能在早期阶段被诊断，存活时间更长，有较低的与癌症相关的死亡率，有更多机会行食管切除术。研究显示，监测内镜检查与降低癌症相关死亡风险（HR＝0.47）有关，这很可能与 EAC 在诊断时处于早期阶段有关。可见，巴雷特食管内镜监测对 EAC 癌症相关的死亡有显著的改善，在早期诊断、生存时间延长、内镜下切除方面都有获益[22]。另外，有研究显示[23]，与传统的内镜监测相比，用特制海绵胶囊（cytosponge）刮取食管细胞，用于食管癌病理检测，其结果准确性高、操作方便、接受性好、价格优惠有望成为未来筛查食管癌的检查方法。

## 二、ESCC 癌前病变的内镜监测与治疗

ESCC 的癌前病变主要指食管鳞状上皮细胞的异型增生，即上皮内瘤变。近年来对早期 ESCC 及其癌前病变行内镜下微创治疗已成为趋势，早期 ESCC 微创治疗的存活率可达 95%[24]，因此开展 ESCC 的筛查及早诊早治是提高 ESCC 治疗效果的有效途径。

《2015 年中国早期食管鳞状细胞癌及癌前病变筛查与诊治共识》[25] 推荐通过问卷初筛确立高风险人群，再进一步行消化内镜等筛查，进而发现 ESCC 癌前病变和早期 ESCC 患者。高风险人群主要是指长期居住于食管鳞癌高发区、有长期饮酒或吸烟史、有食管鳞癌家族史或本人有头颈部癌症病史、有不良的饮食习惯者（如进食快、热烫饮食、高盐饮食、进食腌菜）。胃镜检查被推荐作为 ESCC 及其癌前病变精检筛查的常规手段，有条件者予以色素内镜检查及电子染色内镜检查，尤其对于高风险人群。对于可疑早期 ESCC 患者，推荐用超声胃镜评估肿瘤浸润的深度及周围淋巴结转移的情况，指导临床治疗方案的选择；对于食管高级别上皮内瘤变、M1 期癌、M2 期癌以及术前评估无可疑淋巴结转移的 M3 期癌患者，首选内镜黏膜下剥离术（endoscopic submucosal dissection，ESD）治疗；对于可一次性完全切除的食管 HGIN、M1 期癌、M2 期癌以及术前评估无可疑淋巴结转移的 M3 期癌患者，可使用内镜黏膜切除术（endoscopic mucosal resection，EMR）治疗。早期 ESCC 的 ESD 完整切除率可达 87%～95%。在日本一项对小于 20 mm 的病变的回顾性研究[26] 中，ESD 完整切除率高于 EMR（100% vs 71%～78%），且局部复发率显著降低。

目前，ESD 或 EMR 被广泛应用于浅表 ESCC 的微创性治疗，而局部复发常发生在术后 1 年内，内镜监测非常重要，因此，推荐在治疗后的第 1 年每 3 个月复查 1 次，后续每年复查 1 次，尤其注意 ESCC 异时性肿瘤的复发和第二处原发性肿瘤的发生如发生率高的头颈部癌症、胃癌等。

## 三、特殊情况的内镜筛查

EAC 以男性居多，可能与男性的反流性食管炎、肥胖发病率高有关。在 ESCC 中，男性的发病率是女性的 2～4 倍，可能与男性接触致癌物多有关[27]，如吸烟、饮酒。男性食管癌的发病风险高，因此有针对性地预防和发现食管癌非常重要，因此，美国

医师学会的临床指导委员会[28]以及《中国巴雷特食管及其早期腺癌筛查与诊治共识（2017年，万宁）》建议对50岁以上有长期反流症状或夜间酸反流、食管裂孔疝、腹型肥胖、吸烟等危险因素的男性进行胃镜筛查。

## 第四节 早期食管癌的药物预防

对轻、中度异型增生患者，可以用药物防治方法阻断癌前病变。研究发现，非甾体类抗炎药能降低部分食管腺癌和鳞癌发病风险，而使用性激素替代治疗、使用质子泵抑制剂和他汀类药物减少食管腺癌发生风险的疗效不确切。

### 一、非甾体类抗炎药

有研究显示，使用非甾体类抗炎药（non steroidal anti-inflammatory drugs，NSAIDs）与EAC的风险呈负相关。一项基于6个以人群为基础的观察性研究的综合分析[29]显示，NSAIDs的使用可使EAC的风险减少32%。另一项对8个随机临床试验的综合分析[30]（EAC不是主要的研究点，包括25 570名患者）显示，在每日服用阿司匹林的患者中，与非使用者相比，EAC的20年死亡风险大大降低（危险比HR＝0.36）。然而，使用NSAIDs来预防EAC的发展，需要仔细考虑患者个体的EAC绝对风险以及这些药物的负面影响。

### 二、性激素替代治疗

女性EAC发病相对低与女性雌激素的保护作用有关。有统计研究[31]显示，口服避孕药、激素替代治疗可减少EAC的风险，但其有效性仍需大型研究证实。目前有研究支持雌激素有保护食管癌的作用。一项对5个观察性研究的荟萃分析[32]发现，绝经后女性使用更年期荷尔蒙疗法较未使用者的EAC的风险降低（OR＝0.75），且使用口服避孕药的EAC风险也降低（OR＝0.76）。与此同时，一项瑞典队列研究[33]证实了更年期激素疗法与EAC的风险呈负相关，且风险降低情况在小于60岁者中更显著。生殖因素与EAC关系的研究受女性EAC发病率低的限制。有趣的是，一项基于3个以人群为基础的病例对照研究[34]的综合分析显示，随着母乳喂养时间的延长，EAC的风险降低（超过12个月，OR＝0.42）。

### 三、质子泵抑制剂和他汀类药物

一项针对5个队列研究和2个病例对照研究的荟萃分析[35]显示，巴雷特食管患者使用PPI可使EAC的风险降低70%；但在此基础上额外增加2个病例对照研究的最新的荟萃分析[36]发现，使用 PPI 和 EAC 的风险相关性无统计学意义。最近对 12 项研究的系统性综述和荟萃分析[37]表明，抗反流手术可能比使用 PPI 药物在 GERD 患者中更有效。可见，PPI 药物治疗方法预防 EAC 的作用仍需在大规模的研究和长期的随访中评估。目前，一些研究表明他汀类药物的使用可降低 EAC 的风险，另一些病例对照研究则认为他汀类药物的使用并无减低 EAC 的风险，因此，他汀类药物对 EAC 的预防作用需要在大型的随机对照试验中得到证实。

　　总而言之，尽管一些药物似乎可以降低 EAC 的风险，但没有足够的证据证明它们在 EAC 预防中的作用。如果这些药物的保护作用在大型对照试验的长期随访中得到证实，它们可作为化学预防药物适当用于 EAC 高风险的患者，如老年男性、肥胖者和 GERD 患者。

　　对于早期食管癌，多方位的预防尤其重要。科学地疏导心理压力、保持健康的心理状态有助于减少机体对癌的易感性。识别食管癌的诱发因素，并尽最大努力消除。比如减少腌制品或加工肉类的摄入，改变不良的饮食习惯，减少热饮摄入，避免嚼槟榔，增加膳食纤维和蔬菜的摄入，开展大规模的戒烟、戒酒运动等。同时，监测高发区人群和易感人群，如老年男性、肥胖者、GERD 患者，积极治疗反流性食管炎、贲门失弛缓症、巴雷特食管等与食管癌相关的疾病，研究并开展食管癌的化学预防，实验性应用如 COX-2 抑制药、雌激素替代治疗、PPI 等，以减少食管癌的发病。通过对早期食管癌的预防和筛查，有望减少食道癌的发生，减轻家庭和社会的负担。

# 参 考 文 献

［1］　李兆申, 王贵齐. 中国早期食管癌筛查及内镜诊治专家共识意见 (2014 年, 北京) [J]. 胃肠病学, 2015 (4): 220-240.

［2］　LY H, FC K, YP W, et al. Anxiety and depressive disorders among patients with esophageal cancer in Taiwan: a nationwide population-based study [J]. Support Care Cancer, 2015, 23 (3): 733-740.

［3］　SJ F, SM L, VAN WERVEN J R, et al. Psychological factors and preferences for communicating prognosis in esophageal cancer patients [J]. Psycho-oncology, 2009, 18 (11): 1199-1207.

［4］　蔡琳, 钟明洁, 朱熊兆, 等. 抑郁性障碍患者的症状表现与认知情绪调节方式的关系 [J]. 中国临床心理学杂志, 2012, 20 (2): 176-178.

［5］　杨艳妮.《黄帝内经》防治情志病理论探析 [J]. 中医学报, 2017, 32 (2): 246-249.

［6］　COOK M B, KAMANGAR F, WHITEMAN D C, et al. Cigarette smoking and adenocarcinomas of the esophagus and esophagogastric junction: a pooled analysis from the international BEACON consortium [J]. J Natl Cancer Inst, 2010, 102 (17): 1344-1353.

［7］　KAZ A M, WONG C J, VARADAN V, et al. Global DNA methylation patterns in Barrett's esophagus, dysplastic Barrett's, and esophageal adenocarcinoma are associated with BMI, gender, and tobacco use [J]. Clin Epigenetics, 2016 (8): 111.

［8］　CHUNG C S, LEE Y C, WANG C P, et al. Secondary prevention of esophageal squamous cell carcinoma in areas where smoking, alcohol, and betel quid chewing are prevalent [J]. J Formos Med Assoc, 2010, 109 (6): 408-421.

[ 9 ]   LEE C H, WU D C, WU I C, et al. Genetic modulation of ADH1B and ALDH2 polymorphisms with regard to alcohol and tobacco consumption for younger aged esophageal squamous cell carcinoma diagnosis [J]. Int J Cancer, 2009, 125 (5): 1134-1142.

[ 10 ]   ISHIGURO S, SASAZUKI S, INOUE M, et al. Effect of alcohol consumption, cigarette smoking and flushing response on esophageal cancer risk: a population-based cohort study (JPHC study) [J]. Cancer Lett, 2009, 275 (2): 240-246.

[ 11 ]   SALASPURO V, SALASPURO M. Synergistic effect of alcohol drinking and smoking on in vivo acetaldehyde concentration in saliva [J]. Int J Cancer, 2004, 111 (4): 480-483.

[ 12 ]   GOAN Y G, CHANG H C, HSU H K, et al. Risk of p53 gene mutation in esophageal squamous cell carcinoma and habit of betel quid chewing in Taiwanese [J]. Cancer Sci, 2005, 96 (11): 758-765.

[ 13 ]   WU I C, LU C Y, KUO F C, et al. Interaction between cigarette, alcohol and betel nut use on esophageal cancer risk in Taiwan [J]. Eur J Clin Invest, 2006, 36 (4): 236-241.

[ 14 ]   韩书婧, 魏文强, 张澍田, 等. 食管癌高发地区人群危险因素的调查研究 [J]. 中国全科医学, 2012, 15 (32): 3745-3748.

[ 15 ]   TERRY P, LAGERGREN J, HANSEN H, et al. Fruit and vegetable consumption in the prevention of oesophageal and cardia cancers [J]. Eur J Cancer Prev, 2001, 10 (4): 365-369.

[ 16 ]   KUBO A, CORLEY D A, JENSEN C D, et al. Dietary factors and the risks of oesophageal adenocarcinoma and Barrett's esophagus [J]. Nutr Res Rev, 2010, 23 (2): 230-246.

[ 17 ]   ZHAO Y, GUO C, HU H, et al. Folate intake, serum folate levels and esophageal cancer risk: an overall and dose-response meta-analysis [J]. Oncotarget, 2017, 8 (6): 10458-10469.

[ 18 ]   林璜, AU WW, 欧利民. 食管癌流行现状及潮汕食管癌病因学研究 [J]. 中国实用医药, 2015, 10 (32): 277-279.

[ 19 ]   KESZEI A P, SCHOUTEN L J, GOLDBOHM R A, et al. Red and processed meat consumption and the risk of esophageal and gastric cancer subtypes in the netherlands cohort study [J]. Ann Oncol, 2012, 23 (9): 2319-2326.

[ 20 ]   ISLAMI F, BOFFETTA P, REN J S, et al. High-temperature beverages and foods and esophageal cancer risk—a systematic review [J]. Int J Cancer, 2009, 125 (3): 491-524.

[ 21 ]   李鹏, 王拥军, 陈光勇, 等. 中国巴雷特食管及其早期腺癌筛查与诊治共识 (2017 万宁) [J]. 中国实用内科杂志, 2017 (9): 798-809.

[ 22 ]   EL-SERAG H B, NAIK A D, DUAN Z, et al. Surveillance endoscopy is associated with improved outcomes of oesophageal adenocarcinoma detected in patients with Barrett's oesophagus [J]. Gut, 2016, 65 (8): 1252-1260.

[ 23 ]   BENAGLIA T, SHARPIES L D, FITZGERALD R C, et al. Health benefits and cost effectiveness of endoscopic and nonendoscopic cytosponge screening for Barrett's esophagus [J]. Gastroenterology, 2013, 144 (1): 62-73.

［24］ PROBST A, AUST D, MARKL B, et al. Early esophageal cancer in Europe: endoscopic treatment by endoscopic submucosal dissection [J]. Endoscopy, 2015, 47 (2): 113-121.

［25］ 李鹏, 陈光勇, 王拥军, 等. 中国早期食管鳞状细胞癌及癌前病变筛查与诊治共识 (2015 年·北京) [J]. 中华消化内镜杂志, 2016, 33 (1): 3-18.

［26］ ISHIHARA R, IISHI H, UEDO N, et al. Comparison of EMR and endoscopic submucosal dissection for en bloc resection of early esophageal cancers in Japan [J]. Gastrointest Endosc, 2008, 68 (6): 1066-1072.

［27］ PANDEYA N, OLSEN C M, WHITEMAN D C. Sex differences in the proportion of esophageal squamous cell carcinoma cases attributable to tobacco smoking and alcohol consumption [J]. Cancer Epidemiol, 2013, 37 (5): 579-584.

［28］ SHAHEEN N J, WEINBERG D S, DENBERG T D, et al. Upper endoscopy for gastroesophageal reflux disease: best practice advice from the clinical guidelines committee of the American College of Physicians [J]. Ann Intern Med, 2012, 157 (11): 808-816.

［29］ LIAO L M, VAUGHAN T L, CORLEY D A, et al. Nonsteroidal anti-inflammatory drug use reduces risk of adenocarcinomas of the esophagus and esophagogastric junction in a pooled analysis [J]. Gastroenterology, 2012, 142 (3): 442-452.

［30］ ROTHWELL P M, FOWKES F G, BELCH J F, et al. Effect of daily aspirin on long-term risk of death due to cancer: analysis of individual patient data from randomised trials [J]. Lancet, 2011, 377 (9759): 31-41.

［31］ United Nations, Department of Economic and Social Affairs, Population Division. World Contraceptive Use 2015. (New York: United Nations). Available at http://www.un.org/en/development/ desa/population/publications/dataset/contraception/wcu2015.shtml.

［32］ LAGERGREN K, LAGERGREN J, BRUSSELAERS N. Hormone replacement therapy and oral contraceptives and risk of esophageal adenocarcinoma: a systematic review and meta-analysis [J]. Int J Cancer, 2014, 135 (9): 2183-2190.

［33］ BRUSSELAERS N, MARET-OUDA J, KONINGS P, et al. Menopausal hormone therapy and the risk of esophageal and gastric cancer [J]. Int J Cancer, 2017, 140 (7): 1693-1699.

［34］ CRONIN-FENTON D P, MURRAY L J, WHITEMAN D C, et al. Reproductive and sex hormonal factors and esophageal and gastric junction adenocarcinoma: a pooled analysis [J]. Eur J Cancer, 2010, 46 (11): 2067-2076.

［35］ SINGH S, GARG S K, SINGH P P, et al. Acid-suppressive medications and risk of esophageal adenocarcinoma in patients with Barrett's esophagus: a systematic review and meta-analysis [J]. Gut, 2014, 63 (8): 1229-1237.

［36］ HU Q, SUN T T, HONG J, et al. Proton pump inhibitors do not reduce the risk of esophageal adenocarcinoma in patients with Barrett's esophagus: a systematic review and meta-analysis [J]. PLoS One, 2017, 12 (1): e0169691.

［37］ MARET-OUDA J, KONINGS P, LAGERGREN J, et al. Antireflux surgery and risk of esophageal adenocarcinoma: a systematic review and meta-analysis [J]. Ann Surg, 2016, 263 (2): 251-257.

（吴丽权　谢文瑞　叶志宁）

# 第三章
# 早期食管癌的诊断

## 第一节　早期食管癌的临床表现

食管癌好发于 40 岁以上群体，且男性多于女性[1-3]，起病较为隐匿，早期症状不明显。主要表现为吞咽不适，也有一部分患者合并消化道及其他系统相关症状，如上腹痛、上腹胀、胸骨后疼痛、烧心反酸、咽部异物感、头晕、呕血及黑便等；到中晚期多数发展为进行性吞咽困难，随着疾病的恶化，吞咽困难程度加深，并伴随出现脱水、无力、胸痛、消瘦等症状，严重威胁患者的生命质量与身体健康[4]。

## 第二节　早期食管癌的内镜诊断

### 一、概述

#### （一）基本概念

1. 食管恶性肿瘤，90% 以上为鳞状细胞癌，其他包括腺癌、肉瘤、癌肉瘤、未分化癌等。本章主要描述鳞状细胞癌。

2. 癌前状态是临床概念，是指本身不是肿瘤性病变，但会使恶性肿瘤患病风险增加的疾病或临床状态。虽然贲门失弛缓症、食管腐蚀性损伤、食管白斑、乳头状瘤、憩室和弥漫性掌跖角皮症均可视作食管鳞癌癌前状态，但上述疾病均属少见病或罕见病，即使在我国食管鳞癌高发地区，其检出率也并无明显增高，我国大部分食管鳞癌并非在目前已知的癌前状态基础上发生，对人群预防、筛查工作意义有限。

3. 食管癌癌前病变的定义：癌前病变是指可以发展为癌的一种病理变化。癌前病变（precancerous lesions）是指已经证实与食管癌发生密切相关的病理变化。食管鳞状上皮异型增生与鳞癌发生密切相关，属癌前病变，巴雷特食管相关异型增生则是腺癌的癌前病变。食管鳞癌的癌前病变主要指食管鳞状上皮细胞的异型增生，WHO 称其为上皮内瘤变（intraepithelial neoplasia），即细胞形态、大小、结构异常，包括多形细胞以及深染的核分裂象，细胞幼稚并出现异型有丝分裂，细胞正常极性消失。根据细胞异型增生的程度和上皮累及的深度，分为低级别上皮内瘤变（low grade intraepithelial neoplasia，LGIN）和高级别上皮内瘤变（high grade intraepithelial neoplasia，HGIN），其中 LGIN 指异型细胞局限在上皮下 1/2 以内，HGIN 指异型细胞累及上皮下 1/2 及以上。

4．早期食管鳞癌的定义：早期食管鳞癌（early esophageal squamous cell carcinoma）是指局限于食管黏膜层的鳞状细胞癌，不论有无淋巴结转移。1999 年日本食管癌分型中对早期食管癌定义是局限于黏膜层及黏膜下层并且无淋巴结转移的癌（表 3-1）。但随后的研究发现，当肿瘤局限于黏膜层时，淋巴结的转移率几乎为 0，而当肿瘤侵犯到黏膜下浅层时，淋巴结转移率为 21%～29%，侵犯到黏膜下深层时，淋巴结转移率为 50%～76%。所以，目前认为仅局限于黏膜层的食管鳞癌为早期食管鳞癌，而侵犯到黏膜下层的鳞状细胞癌属于浅表食管癌（superficial esophageal cancer）范畴。

表 3-1　2002 年日本食管协会管壁浸润深度分级

| 分期 | 分级标准 |
| --- | --- |
| TX | 肿瘤管壁浸润深度难以判断 |
| T0 | 原发灶无法判断 |
| T1a | 黏膜内癌（M） |
| T1a-EP | 上皮内癌（原位癌，Tis） |
| T1a-LPM | 肿瘤侵犯黏膜固有层 |
| T1a-MM | 肿瘤侵犯黏膜肌层 |
| T1b | 肿瘤侵犯黏膜下层（SM） |
| SM1 | 黏膜下层 3 等分，上 1/3 |
| SM2 | 黏膜下层 3 等分，中 1/3 |
| SM3 | 黏膜下层 3 等分，下 1/3 |
| T2 | 肿瘤侵犯固有肌层（MP） |
| T3 | 肿瘤侵犯食管外膜（AD） |
| T4 | 肿瘤侵犯食管邻近器官（AI） |

注：肿瘤侵犯食管黏膜下层 200 μm 以内，为 SM1，200 μm 及以上为 SM2～SM3。

5．表浅食管癌局限于黏膜层（mucosa，M）到黏膜下层（submucosa，SM）为表浅食管癌（0 型）；侵犯固有肌层（muscularis propia，MP）及更深累及的为浸润型癌（1～5 型：隆起型、溃疡型、溃疡浸润型、弥漫型、不能分类型）。

6．食管黏膜下层浸润癌（SM）与胃及结肠黏膜下层浸润癌相比，淋巴结转移率更高。

7．食管癌的高危人群包括男性、饮酒者、长期吸烟者、口腔及头颈部癌患者、巴雷特食管患者、贲门失弛缓症患者。

### （二）表浅食管癌（0 型）的亚分类[5]

0-I 表浅隆起型：明显的隆起型病变，隆起高度在 2 mm 以上。

　0-Ip 型　有蒂型：基底部有蒂或有亚蒂；

　0-Is　无蒂型（广基）：基底无蒂。

0-II 表浅平坦型：表面没有明显的隆起或凹陷。

　0-IIa　平坦隆起型：黏膜轻度隆起的病变，目测隆起高度不超过 2 mm；

　0-IIb　表浅平坦型：肉眼观察无明显的隆起或凹陷，卢戈氏碘染色可见病变；

0-Ⅱc 平坦凹陷型：浅的轻度凹陷病变，颜色多发红，黏膜破损深度与糜烂相当。

0-Ⅲ 表浅凹陷型：比Ⅱc深的凹陷性病变，凹陷基底部到达黏膜肌层（图3-1）。

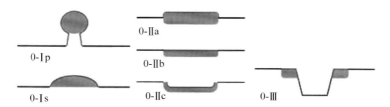

**图3-1 早期食管癌的巴黎分型**

### （三）食管癌的诊治流程

白光内镜下肉眼判断早期食管癌比较困难，尤其是表浅平坦型病变往往难以观察。由于早期食管癌病理变化主要为细微的黏膜及血管改变，而在普通电子内镜下，食管黏膜呈粉色，肉眼很难将病变组织与正常组织相区分，容易导致漏诊。因此，在常规内镜观察的基础上，对怀疑病变的组织进行染色对比，提高微小病变的检出率，具有良好的临床应用前景。随着内镜技术的不断发展，放大、染色内镜、共聚焦内镜已用于临床，能清晰地观察食管黏膜微小病变，使早期食管癌的检出率得到很大提高。

早期食管癌诊治流程如图3-2所示。

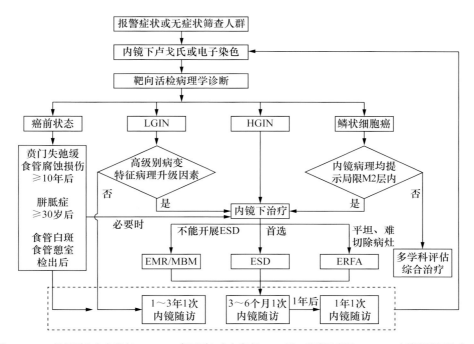

注：LGIN，低级别上皮内瘤变；HGIN，高级别上皮内瘤变；M2层，黏膜固有层；EMR，内镜黏膜切除术；
MBM，多环套扎黏膜切除术；ESD，内镜黏膜下剥离术；ERFA，内镜下射频消融术

**图3-2 早期食管癌诊治流程**

## 二、内镜检查前准备

（1）检查前患者应禁食＞8 h，禁水＞4 h，有梗阻或者不全梗阻症状的患者应延长禁食、禁水时间，必要时胃肠减压。

（2）检查前应签署知情同意书，并向患者做好解释工作，消除患者的恐惧感，嘱其平静呼吸、不要吞咽唾液，避免不必要的恶心反应。

（3）检查前 10～20 min 可给予含有黏液祛除剂（如链霉蛋白酶 2 万 U）及祛泡剂（如西甲硅油 80 mg）及碳酸氢钠 1 g 的溶液 50 mL，床上转动体位 10～15 min，以清除上消化道内黏液与气泡，改善视野，提高微小病变的检出率。

（4）检查前 5 min 给予 1% 盐酸达克罗宁胶浆或 1% 利多卡因胶浆 5～10 mL，含服，或咽部喷雾麻醉（图 3-3）。有条件的单位可在麻醉师配合下使用静脉镇静或麻醉，可提高受检者内镜检查的接受度。

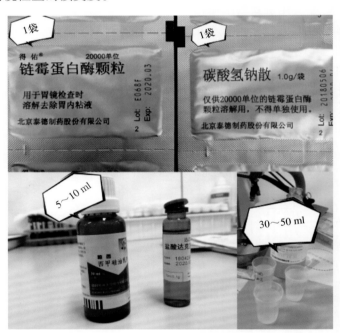

**图 3-3　胃镜前准备药品**

## 三、内镜规范检查

（1）患者取左侧卧位，头部略向前倾，双腿屈曲。医生应注意安抚和鼓励受检者，让他们配合检查。

（2）经口插镜后，内镜直视下从距门齿 16 cm 开始缓慢循腔进镜，仔细观察每 1 cm 的食管黏膜状态，注意食管黏膜的色泽、光滑度、蠕动情况及内腔的形状等（图 3-4），并完成对胃及十二指肠的检查。

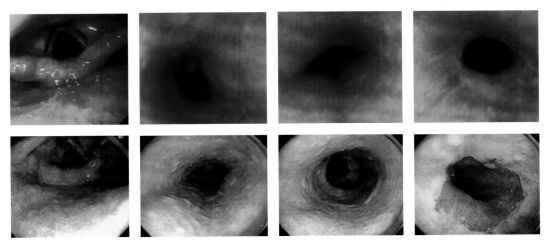

图 3-4　胃镜检查食管留图示范

（3）如进镜时受检者咽反射强烈，观察颈段食管内腔较为困难，在退镜至此处时，嘱受检者屏气数秒，可使颈段食管良好扩张，便于观察。

（4）至胃食管连接处时，可嘱受检者深吸气后屏气数秒，胃食管交界区向食管侧移动，胸腔呈负压，食管腔扩张，较易观察食管下端的黏膜及血管网，判断是否有巴特雷食管，并可在直视下摄片。

（5）尽量在进镜时观察未被内镜摩擦的正常黏膜和黏膜病灶的原始状态，检查过程中，如腔内附有黏液、唾液或气泡，应用清水或祛泡剂和黏液祛除剂及时冲洗、吸引后再继续观察。如发现病变则需确定病变的具体部位、范围及形态，并详细描述，同时拍照记录。

（6）保证内镜图片数量和质量：为保证完全观察整个上消化道，国内学者较为推荐的摄影法认为应留图 40 张。观察食管时每隔 5 cm 至少拍摄一幅图片。如发现病灶，另需额外留图。同时，需保证每张图片的清晰度。

## 四、传统白光内镜

早期食管鳞癌及癌前病变在内镜下主要有以下几种表现：①颜色的改变，可为斑片状发红或发白，边界欠清晰；②黏膜形态的改变，微隆起或凹陷，亦有完全平坦型，黏膜比较粗糙，可伴有糜烂或结节，质地比较脆或硬，触碰易出血；③血管纹理的改变，黏膜下血管模糊或消失。观察时要注意调节充气量，充气过多或过少均会影响病变的诊断。

早期食管鳞癌及癌前病变的内镜下分型采用巴黎分型，隆起型食管癌，包括 0-Ⅰ型及 0-Ⅱa 型；肿瘤高度在 1 mm 以下的平坦隆起，浸润深度多为 M1（肿瘤浸润上皮层或原位癌）；癌隆起高度超过 1～2 mm 的颗粒状隆起，浸润深度多为 M2（肿瘤浸润黏膜固有层），高度超过 2 mm 的 0-Ⅰ型，考虑黏膜下层浸润；0-Ⅱ型病变较为平坦，容易漏诊，尤其 0-Ⅱb 型病变。此时则需要行色素内镜检查，对可疑病变行靶向活检。

食管的平坦型病变要注意发红、白色浑浊、黏膜失去光泽、黏膜无透明感、正常血管网消失等变化。传统白光内镜常难以诊断食管的异型增生和早期食管癌。异型增生仅见局部发红，部分可见白苔样物附着，碘染色呈淡染区；早期食管癌可见色泽变化及不透明感，并可见异型血管，碘染色呈不染区，出现粉红征。二者之间常需借活检区别；0-Ⅱb 型食管癌浸润深度一般为 M1。

合并糜烂的病变要根据糜烂是多发还是单发、凹陷的形状是否规则、凹陷面有无上皮缺损、平滑或呈颗粒状来判断良、恶性。0-Ⅱc 型食管癌在表浅型食管癌中最多见，诊断需结合碘染色，合并周围平坦型病变的为 0-Ⅱc＋Ⅱb，合并周围隆起的为 0-Ⅱc＋Ⅱa，一般为黏膜癌（M），但 20%～30% 有黏膜下浸润。溃疡性病变可为良性，也可为恶性，恶性为 0-Ⅲ 型食管癌，多为单发，凹陷周围隆起，可有白苔，呈类圆形，凹陷界限不完整，有蚕食相，碘染色后除凹陷部分不染色外，周围一部分隆起也不着色，确诊需结合病理，0-Ⅲ 一般为 SM2 以上的表浅食管癌[6, 7]。

与进展期病变相比，鳞状上皮内瘤变及早期食管癌在白光内镜下改变常不明显（图 3-5），甚至难以发现，因此易造成漏诊。据研究报道，在食管鳞癌高危人群筛查中，常规白光内镜对早期食管鳞癌及癌前病变诊断灵敏度为 55.2%～66.7%，即约 40% 的早期病变可能在白光内镜下漏诊，所以仍需要借助电子放大及染色内镜等来提高诊断率。

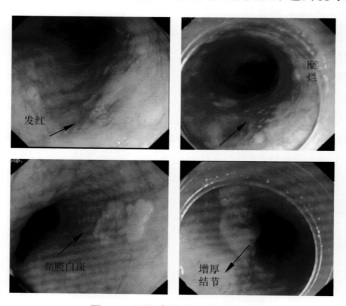

**图 3-5　早期食管癌白光下表现**

## 五、染色内镜

染色内镜包括化学染色与电子染色内镜，也称为**图像增强内镜**（**image enhanced endoscopy，IEE**）。

## （一）化学染色内镜

也称为色素内镜（chromoscopy），指白光观察后，通过内镜活检孔道，有时还需借助喷洒管，将各种化学染料散布或喷洒在食管黏膜表面后，使病灶与正常黏膜在颜色上形成鲜明对比，更清晰地显示病灶范围，并指导指示性活检。色素内镜常用染料有卢戈氏碘溶液（Lugol's solution）、甲苯胺蓝、亚甲蓝等，可单一染色，也可联合使用。

### 1. 卢戈氏碘染色

原理：正常鳞状上皮细胞内富含糖原，遇碘可变成深棕色，而早期食管癌及异型增生组织内糖原含量减少甚至消失，呈现不同程度的淡染或不染区。它可提高早期鳞癌及异型增生的检出率，常用浓度为1.5%～3.0%。碘染色目前仍是发现早期食管癌、判断 ESD 术前病变性质与范围的重要手段，但注意该法不适用于碘过敏、甲亢患者。

方法：常规胃镜检查后，发现食管可疑病灶，用清水或消泡剂去除食管黏膜表面的气泡、黏液、食物残渣等，经活检孔道插入喷洒管，从贲门口开始由食管远端向近端染色；染色剂与黏膜需要有充分的接触，时间一般1～2 min；再用清水冲洗掉残余的碘液，以免影响观察[7]。

染色结果的判定：观察黏膜着色情况：Ⅰ级为浓染区，比正常黏膜染色深，多见于糖原棘皮症；Ⅱ级为正常表现，呈棕褐色；Ⅲ级为淡染区，多见于 LGIN 或急慢性炎症；Ⅳ级为不染区，多见于浸润癌、原位癌和 HGIN（图3-6）。据此对可疑病灶处进行多点活检。

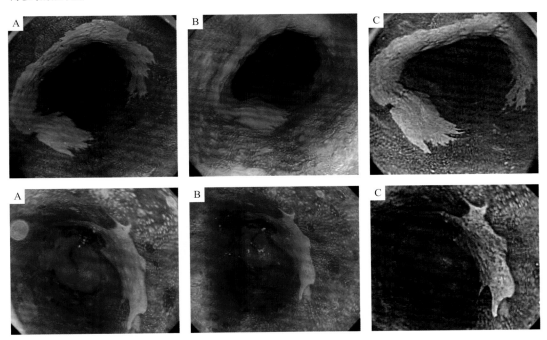

A. 食管左侧及右侧壁分别可见 0-Ⅱb 病变，片状粗糙黏膜，卢戈氏碘染色为不染区；
B. 不染区中有小片黏膜呈粉红征；C. 卢戈氏碘染色后再加上电子染色（NBI 模式）可见小片亮银征。

**图3-6　食管 0-Ⅱb 病变**

在食管黏膜炎症、LGIN、HGIN 以及癌变部位都可以出现碘不染区，很多良性病变也可表现为淡染或不染区，如何进行区分？喷洒碘溶液后病变部位呈不染或者淡黄色，2～3 min 后，HGIN 和癌变部位可变为粉红色，称为"粉色征"。"粉色征"在 NBI 下观察可以被强化，呈闪亮的银色，称为"银色征"。利用"粉色征"和（或）"银色征"来判定，有利于定位与活检，可以显著提高早期食管鳞癌以及癌前病变的检出率。

碘染色可持续 10～15 min，随着时间推移，染色会逐渐消退，因此染色后要及时观察，在异常染色区内用活检钳进行目标性活检，如有多个异常染色区，则每个可疑病变处均应取材送检，取材顺序注意应从贲门区由远而近取材，避免黏膜出血影响后续观察、取材。碘染色后患者常有局部的烧灼感，可在染色后用硫代硫酸钠溶液中和。在操作完成后，注意将胃镜推入胃腔吸净残留碘液，减少碘液对食管、胃黏膜的刺激。

**2. 甲苯胺蓝染色**

因肿瘤细胞增殖活跃，富含核酸类物质，易被碱性染料甲苯胺蓝染色，而正常细胞核内遗传物质相对较少，遇甲苯胺蓝着色不明显。着色深度可以反映病变的浸润深度，厚的癌灶呈蓝色，对于凹陷型食管癌，不染或淡染提示 M1，蓝色浓染提示 M2，蓝色浓染较广、较深则提示 SM 浸润。

**3. 亚甲蓝染色**

亚甲蓝可以对肠上皮化生进行着色，这是它的特点，合并肠上皮化生的食管是食管腺癌的癌前病变，亚甲蓝染色有助于诊断。

**4. 联合染色**

单一染色对早期食管癌及癌前病变的检出效率受染色原理、染色剂浓度等因素影响，而联合染色法可使各染色方法取长补短，如碘液 - 甲苯胺蓝染色法和碘液 - 亚甲蓝染色法对早期食管鳞癌及癌前病变检出的准确率高于单一碘染色，且对病变浸润程度评估也有一定价值[8]。

## （二）电子染色内镜

通过特殊的光学处理实现对食管黏膜的电子染色，电子染色内镜比普通白光内镜能更清楚地显示黏膜表面结构、微血管形态及病变范围，还又可弥补色素内镜的染色剂不良反应及染色耗时长等不足。电子染色内镜和普通白光内镜之间可实现反复切换对比观察，操作更为简便。

**1. 窄带成像技术（narrow band imaging，NBI）**

NBI 是奥林巴斯公司（Olympus，Japan）推出的图像增强内镜，临床广泛应用。NBI 是通过滤光器将普通内镜的光源——白光进行过滤，滤过宽带波谱而使用窄带波长分别为 440～460 nm 的蓝光和 540～560 nm 的绿光，其中蓝光相对作用较大，可穿透黏膜膜表层，被血液中的血红素吸收，黏膜表层的毛细血管黏膜表面腺管开口形态显示更加清晰。NBI 在食管鳞癌筛查方面较普通白光内镜有明显优势[9]。

NBI 模式的分级判断标准：Ⅰ级，病变表面粗糙，有明显的凹陷感或隆起感，褐色区域明显，并且边界十分清楚；Ⅱ级，病变表面具有以下特征之一（应怀疑是否存在食管癌）：局限性充血，粗糙不平，表浅糜烂，黏膜存在丘状隆起，较为粗糙，褐色区域边界清楚，但颜色较淡；Ⅲ级，褐色区域边界不清，且颜色较淡；阴性，未见明显的褐色区域。NBI 的分级判断标准目前尚未统一，因此对于病变的判断会受到操作者主观因素的影响，所以要求操作者具有丰富的经验。在 NBI 检查中，若发现黏膜轻度凹陷，并呈地图样的浅表糜烂，提示可能是糜烂型的早期食管癌；充血性平坦灶，充血呈局限性的斑块状，且色泽潮红，提示可能为充血型的早期食管癌（图 3-7）。

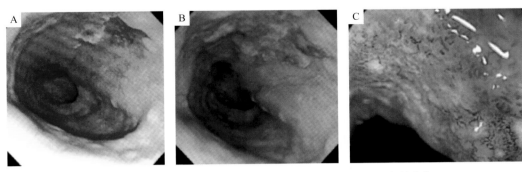

A. 食管左侧壁可见 0-Ⅱb 病变，为大小约 2.0 cm×3.0 cm 的片状粗糙黏膜；
B. NBI 下可见局部呈深褐色背景；C. NBI 近聚焦观察可见深色背景下扩张的微血管（IPCL）

**图 3-7 早期食管癌 NBI 观察病例**

**2. 智能电子分光技术（flexible spectral imaging color enhancement，FICE）、蓝激光成像（blue laser image，BLI）、蓝激光明亮成像（BLI-bri）、联动成像（linked-color image，LCI）**

以上均为富士内镜（Fuji film，Japan）推出的图像增强系统。BLI 即蓝激光成像，使用 410 nm 和 450 nm 两种波长的激光作为光源，不仅具有白光观察的功能，还具有清晰的窄带成像功能（蓝光成像）。其中蓝光成像具有两种 BLI 模式，即 BLI 和 BLI-bri 两种模式，后者采用激光波长为 450 nm，更加明亮，适合观察较远视野的病变。BLI 与 NBI 相比均有窄带成像功能，前者因为采用激光作为光源，因而图像更为明亮，成像更加清晰[10]。除 BLI 与 BLI-bri 外，LCI 的原理为窄带成像与白光成像同时作用，从而产生一种"白色更白，红色更红"的增强染色效果，可以提高萎缩性胃炎、胃底腺息肉、幽门腺息肉等存在色泽变化的病变观察效果，近年来，它在早期胃癌的诊断上也有较突出的表现。FICE 是采用计算机对普通光学内镜图像进行再处理，采用任意波长的红、蓝、黄三种光组合，以得到黏膜微结构与微血管增强效果的成像方法。有研究表明，FICE 可以增加各种黏膜病变的检出率[11]，它于 2005 年应用于临床，2011 年 BLI 系统出现，逐渐将其取代。食管鳞状上皮中度异型增生病例如图 3-8 所示。

**3. 智能电子染色（I-scan）、Optical Endoscopy（OE）**

I-scan 和 OE 是 PANTAX 推出的图像增强内镜。与 NBI 采用特定波长的蓝、绿光作为光源不同，I-scan 以白光作为光源，通过对图像的后期加工提供黏膜表层和血管的图像，包括三种增强模式：对比增强（contrast enhancement，CE）、表层增强

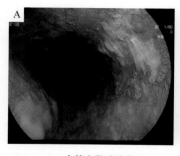
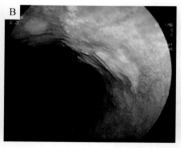
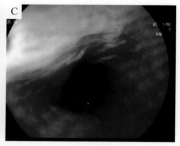

A. 食管中段后壁病变：BLI可见片状发白增厚黏膜，黏膜下微血管消失；B. BLI-bri病变范围更清晰，除白色增厚黏膜外，深褐色微血管扩张区域亦为病变区域；C. 白光图片，取活检后局部有出血

**图3-8　食管鳞状上皮中度异型增生**

（surface enhancement，SE）和色调增强（tone enhancement，TE）。CE和SE为基本功能，TE最具特色，包括适用于不同部位的食管模式（TE：e）、胃模式（TE：g）、肠模式（TE：c）和血管模式（TE：v）、黏膜模式（TE：p）、巴特雷食管模式（TE：b）等。CE、SE不改变病变的色泽和亮度，TE则通过适用不同部位的各种色调对比病变部位黏膜及血管结构与正常组织。操作时，CE、SE和TE可以组合使用，也可以分开使用，以达到最好的观察效果。三种强调模式通过内镜手柄上的按钮与主机上的键盘实现切换[12]。与白光相比，I-scan有一定的图像增强效果，但缺点为没有放大功能，限制了其临床应用价值。2018年，PANTAX公司推出了OE系统，其中OE2模式的图像与白光类似，但图形略微发红；OE1模式与NBI图像类似，最重要的是OE模式联合有100倍以上的最大放大倍数放大内镜，扩大了其临床用途。食管癌病例如图3-9、图3-10、图3-11所示。

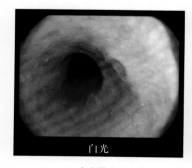
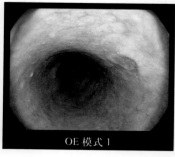
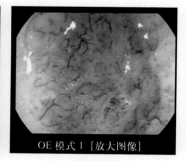

白光　　　　　　　　　　OE模式1　　　　　　　OE模式1［放大图像］

白光模式下观察，食管中段右壁见微红色不规则隆起病灶。OE模式1中，呈现出清晰褐色。
放大图片可以观察到日本食管协会AB分型B2级血管和中AVA，判断浸润程度为M3-SM1，诊断为浅表型食管癌。

**图3-9　早期食管癌OE表现**

## 六、放大内镜

放大内镜（magnifying endoscopy，ME）的前端配置了一个可调焦距的放大系统，一个可移动的透镜逐渐靠近黏膜的小块区域，通过旋钮调节可将目标放大几十倍甚至

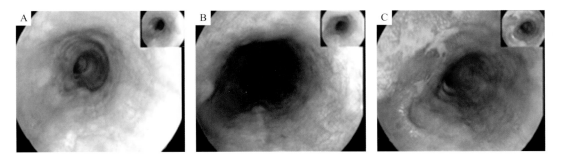

A. 白光图像；B. I-scan TE：e 可见粉红色食管黏膜前壁病变呈橘红色；
C. 碘染色前壁可见不染区，近左侧还可见一大小约 0.5 cm 的不染区。

**图 3-10　食管前壁可见 0.8 cm×1.5 cm 大小的不规则 0-Ⅱc 病变**

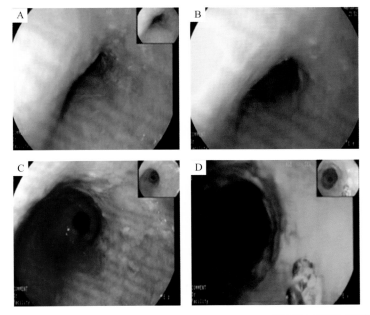

A. 白光；B. I-scan TE：e；C. I-scan TE：p；D. I-scan TE：v 活检钳在病变边缘取活检

**图 3-11　食管下段后壁 0-Ⅱb 病变**

上百倍，有利于观察黏膜表面的微结构和微血管网形态的细微变化。奥林巴斯、富士、PANTAX 等多个内镜制造商均推出了各自的内镜放大系统，放大倍数从 80 到 130 不等，可单独或与电子染色协同进行诊断。富士研发的蓝激光放大内镜（ME-BLI），PANTAX 内镜公司在 2018 年推出的 OE1，与 NBI 下图像相似，诊断体系基本相同。本书中以 NBI 放大胃镜为例，介绍早期食管癌的内镜诊断。NBI 放大内镜（ME-NBI）通过**食管上皮乳头内毛细血管袢（intrapapillary capillary loops，IPCL）**的变化建立评估系统，评估食管病变的性质与浸润深度[12, 13]。

　　食管鳞癌的内镜下分型以 IPCL 为基础。食管黏膜下静脉发出许多细血管向组织的浅层延伸，在黏膜肌层上下形成树枝状血管网，树枝状血管的第四分支进入上皮乳头内，形成单个的环，即 IPCL。在正常情况下，常规白光观察几乎看不到。用放大内镜观察，正常黏膜的 IPCL 为小红点。ME-NBI 下观察为茶褐色的小点。而食管的树枝状血管网呈绿色。

食管癌黏膜中 IPCL 变化类型有 4 种：扩张、蛇行、口径不一，形状不等。国际上比较公认的早期食管癌内镜下分型方法有井上分型、有马分型，2011 年日本食管学会又推出了 AB 分型[14, 15]。

### （一）井上分型

在井上分型中，Ⅰ 型为完全正常的 IPCL，卢戈氏碘着色，Ⅱ 型为延长或扩张的 IPCL，碘染色呈浅染区，见于炎症或再生组织，Ⅰ 型与 Ⅱ 型均为非肿瘤性改变；Ⅲ、Ⅳ、Ⅴ 出现在茶色领域内，即背景黏膜着色（background color，BC）（+）。Ⅲ 型为茶褐色区域内无变化或轻微变化的 IPCL，为高级别上皮内瘤变；Ⅳ 型血管有 2～4 种形态的增粗、迂曲的 IPCL，血管直径及形态均发生变化为高级别上皮内瘤变到 M1 癌；V1 型浸润至 M1，基本成环但像一朵梅花状；V2 型为 V1 型的延长，浸润至 M2；V3 型血管结构高度破坏，浸润至 M3-SM1；Vn 型血管不再垂直于黏膜，变为横行，血管较前更粗，浸润至 SM2。其中，应对 Ⅲ 型随访观察，Ⅳ -V2 型为 EMR 或 ESD 治疗的绝对适应证，V3 型为相对适应证，Vn 型应行外科手术治疗[16]（表 3-2）。

表 3-2　早期食管癌的井上分型

| 分型 | IPCL | 卢戈氏碘染色 | NBI | 病理评估 | 治疗 |
|------|------|------|------|------|------|
| Ⅰ | | 着色 | | 正常上皮 | |
| Ⅱ | | 浅染 | | 食管炎或再生组织 | |
| Ⅲ | | 不染 | 棕褐色 | HGIN | 随访 |
| Ⅳ | | 不染 | 棕褐色 | HGIN 或 M1（原位癌） | ESD 或整块 EMR |
| V1 | | 不染 | 棕褐色 | M1（原位癌） | |
| V2 | | 不染 | 棕褐色 | M2（原位癌） | |

续表

| 分型 | IPCL | 卢戈氏碘染色 | NBI | 病理评估 | 治疗 |
|------|------|------------|-----|---------|------|
| V3 | | 不染 | 棕褐色 | M3～SM1 | ESD/EMR 相对适应证 |
| Vn | | 不染 | 棕褐色 | 比 SM2 更深 | 手术、放化疗 |

### （二）有马分型

　　Ⅰ型为正常血管，但极少数的低级别上皮内瘤变也有此种表现。Ⅱ型血管延长、血管径扩张、分叉或螺旋状肿大，血管密度上升，但排列较规则，为炎症黏膜中血管表现，少部分低级别上皮内瘤变或黏膜内癌也呈此种表现。Ⅲ型为乳头内血管的构造被破坏，粗细不同，排列不规则的血管，主要为浸润至 M1 层和 M2 层的癌的特征性血管。Ⅲ型又分为 4 个亚型：Ⅲa 为破坏的线头样的血管，Ⅲb 是不规则的红色圆圈状血管，Ⅲc 为Ⅲb 血管的延长或融合，Ⅲd 是乳头状隆起中有细的密集的螺旋状血管，像鲑鱼子。Ⅳ型为 M2～SM 浸润癌的特征性血管，有 3 种基本形态：多层（ML）、不规则树枝状（IB）、网状（R）（表 3-3）。

表 3-3　早期食管癌的有马分型

| 分型 | IPCL | 病理评估 |
|------|------|---------|
| Ⅰ | | 正常、LGIN |
| Ⅱ | | 炎症、LGIN、HGIN |
| Ⅲ | | M1～M2 浸润 |
| Ⅳ | | M2～SM3 浸润 |

　　其中，在癌侵犯的区域内，由延长的Ⅳ型血管围成的缺乏血管的区域为乏血管区（avascular area，AVA），AVA 与癌症的浸润深度密切相关。根据 AVA 的大小，可将其分为 AVAs（直径＜0.5 mm），提示浸润至 M2；AVAm（直径＜3 mm），提示浸润至 M3；AVAl（直径＞3 mm），提示浸润至 SM2～SM3。在边缘隆起的平坦型病变

中，由延长的不规则血管围成的区域为 SSIV。若 SSIV 内以 III 型血管为主，即为 ard 3，提示病变浸润至 M3～SM1；若 SSIV 内 IV 型血管为主，则为 ard 4，提示病变浸润至 SM2～SM3。IV 型血管中网状血管（R 型血管）不形成 AVA 区域（non-AVA），多出现在无明显肿块形成的低分化癌、浸润形态为浸润型病变（在黏膜固有层和黏膜下层，癌细胞呈单个细胞、巢状及条索状浸润）和呈细小蜂巢样浸润的特殊组织型癌。

### （三）日本食管学会浅表型食管癌的放大内镜分类（AB 分型）

日本食管学会（Japan Esophageal Society，JES）在井上分型及有马分型的基础上，2011 年制定了 AB 分型，较为简单、实用，很快为大家所接受。

根据 JES 分型[15] 对 IPCL 的分型，A 型为 IPCL 无明显变化或轻微变化，提示食管炎症；B1 型为扩张、迂曲、粗细不均、形态不一的襻状血管，提示 M1、M2 期早期食管癌（图 3-12）；B2 为不成襻的异常血管，提示 M3 期、SM1 期食管癌（图 3-13）；B3 型为高度扩张、粗大、不规则的血管（直径为 B2 血管的 3 倍），提示 SM2 期食管癌。同时借鉴有马分型的 AVA 概念。IPCL 与 AVA 具有其一即可诊断。看到不规则细网状血管（reticular）时，多为低分化型、INFc、特殊组织型的食管癌，记为 R 血管（表 3-4）。

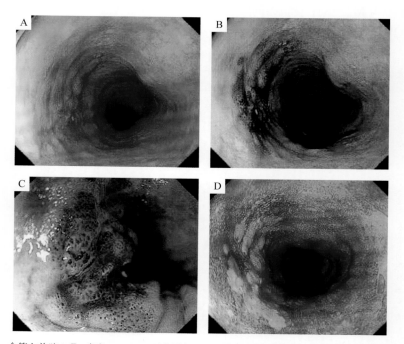

A. 食管左前壁 0-IIa 病变；B. NBI 呈茶褐色区域；C. NBI 放大观察可见增粗迂曲的成襻血管（B1 血管），综合考虑为黏膜癌（M2）；D. 卢戈氏碘染色可见不染区

**图 3-12　早期食管癌**

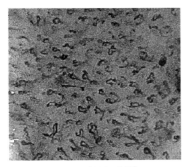 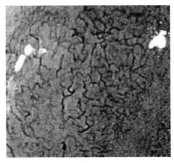 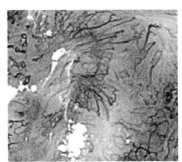

| Type B1（M1，M2） | Type B2（M3，SM1） | Type B3（SM2） |

**图 3-13 JES 分型图示**

**表 3-4 早期食管鳞癌放大内镜下日本食管学会分型（JES 分型）**

| 分型依据及分型 | 临床意义或推测的浸润深度 |
| --- | --- |
| IPCL | |
| A 型 血管形态正常或轻度改变 | 正常鳞状上皮或炎性改变 |
| B 型 血管形态变化较明显 | 鳞状上皮癌 |
| B1 型 全部血管扩张、迂曲、粗细不均、形态不一 | 侵及黏膜上皮层 / 黏膜固有层 |
| B2 型 有缺少血管袢的异常血管 | 侵及黏膜肌层 / 黏膜下浅层（SM1） |
| B3 型 高度扩张不规整的血管（血管不规整、管径大于 60 μm，约为 B2 血管的 3 倍以上） | 侵及黏膜下中层（SM2）或更深 |
| AVA | |
| 小 AVA AVA 直径≤0.5 mm | 侵及黏膜上皮层 / 黏膜固有层 |
| 中 AVA 0.5 mm＜AVA 直径＜3 mm | 侵及黏膜肌层 / 黏膜下浅层（SM1） |
| 大 AVA AVA 直径＞3 mm | 侵及黏膜下中层（SM2）或更深 |

注：IPCL：上皮内乳头状微血管袢；AVA：无血管区。

## 七、显微内镜

### （一）共聚焦激光显微内镜

共聚焦激光显微内镜（confocal laser endomicroscopy，CLE）是集共聚焦原理、激光扫描技术和计算机图像处理技术于一体的新型显微镜，是一种典型的高新技术光电仪器，可将组织放大至 1000 倍；从微观角度显示细胞及亚细胞结构，在无须活检的情况下即可从组织学层面区分病变与非病变区域，实现"光学活检"效果。CLE 可实时提供早期食管癌的组织学成像且精确度较高，省去了病理活检步骤，大大缩短了诊断时间[17]。有研究表明，探头式共聚焦激光显微内镜（pCLE）诊断早期食管鳞癌及癌前病变的敏感性、特异性和准确性分别为 94.6%、90.7% 和 92.3%。用 CLE 三维重建技术对食管鳞状上皮表面成熟度进行评分，可有效区分鳞状上皮内瘤变和非肿瘤上皮[18]，但 CLE 也有增加检查时间和成本等缺点。

CLE 可以将图像放大 1000 倍，这极大地提高了图像的分辨率和对比度，可以进行消化道黏膜的在体实时组织病理学诊断。目前，有两种共聚焦系统应用于临床：①整合式共聚焦激光显微内镜（endoscopic-based confocal laser endomicroscopy，eCLE），整合式共聚焦激光显微内镜将一个小型的共聚焦显微镜整合在普通高清白光内镜的镜头端，激发波长为 488 nm，可检测波长范围为 205～585 nm，检测深度可逐渐由表层至 250 μm；②探头式共聚焦显微内镜（probe-based confocal laser endomicroscopy，pCLE），微探头能够通过普通消化内镜的工作钳道，其激发及检测的波长范围大于 505 nm，不同的探头式共聚焦内镜的探头有不同的成像扫描深度（40～350 μm），大多数的扫描深度为固定的，不可进行调节。在既往研究中发现 CLE 可以进行实时内镜及组织学观察，以评估细胞甚至亚细胞水平的改变，在食管黏膜方面，可观察食管黏膜的鳞状上皮、乳头内毛细血管祥。

共聚焦激光显微内镜将共聚焦激光扫描显微镜整合到 CWE 头端（EC-3870-GIK，Pentax，Tokyo，Japan），主机为 ISC-1000，内镜 EC3870K。其远侧头端和插入镜管直径为 12.8 mm。远侧头端包括一个共聚焦激光显微镜成像窗口、一个常规白光内镜的物镜、一个水/气喷嘴、两个导光束、一个辅助喷水孔道和一个 2.8 mm 的工作管道。静脉注射组织对比剂，即 10% 的荧光素钠 5 ml。微探头从高清白光内镜 EPK-i 的钳道内进入食管病变部位进行观察，将探头轻柔地与病变直接接触，微探头直径为 2.5 mm，扫描的共聚焦视野为 240 μm×240 μm，扫描深度为 60 μm，扫描深度不能调节，侧向分辨率为 2.5 μm，成像的扫描速度为 12 帧/s，成像为视频形式而非图片。观察到典型图像后，将视频文件进行储存，内镜检查医师根据表面成熟评分法（surface mature score，SMS）进行病变处的实时诊断，结果由助手进行记录[18]。

表面成熟现象包括：

（1）有光晕：IPCL 周围存在光晕并向外逐渐衰减；

（2）有梯度：细胞厚度由内向外会逐渐变薄；

（3）有极性：每个光晕偏向某一方向上延伸；

（4）指南针效应：视野内的各个光晕的极性朝向同一方向。

内镜医师根据以上四项特征进行评分，每一项特征均为 1 分，若存在，记 1 分，若不存在，记 0 分。四项特征评分的总和即为表面成熟评分最终结果，若所有的特征均消失（即 SMS＝0），则诊断为瘤变。所有观察到的图像均以视频 .mkv 的格式进行储存，以便进行下一步研究。

CLE 下的细胞结构特征：①正常及炎症者鳞状上皮细胞大小和形态规则，呈鹅卵石样排列；②上皮内瘤变鳞状上皮细胞大小和形态不规则，排列不均，上皮内瘤变程度越高，细胞形态学改变的位置越浅；③早期食管癌鳞状上皮细胞颜色加深，明显大小不一，排列紊乱，边界不清，可见小堆样聚集的巨大黑色异型细胞。

CLE 下的血管结构特征：①正常 IPCL 形态规则、清晰，分布均匀，周边无荧光素钠渗出；炎症者 IPCL 多正常，形态可稍有不规则，可有荧光素钠渗出，但不明显；②上皮内瘤变 IPCL 增粗、延长，数量增加，有时可见黑点状流动的血细胞，周边有明显的荧光素钠渗出；③早期食管癌 IPCL 形态不一，数量明显异常，内可见黑点状流动的血细胞，周边荧光素钠大量渗出。

### （二）高清显微内镜

**高清显微内镜（high-resolution microendoscopy，HRME）**是一种低成本、易操作的新型内镜检查技术。其特点是可以提供活体即时成像，与其他镜下检查方式不同，HRME 可以提供一种客观的诊断指标，排除了主观误差。HRME 可对早期 EC 的筛选做出准确的判断。HRME 的组成及原理：HRME 以可插入内镜钳道的探头为基础，在内镜检查的同时通过探头进行拍摄，计算机记录和分析高分辨率组织学图像。HRME 是一根长达 3 m 的影像导体，它由 30 000 根独立的光学纤维束组成，每根纤维间距为 1～4 μm，光学纤维束的根数和间距决定了显微内镜的空间视野和空间成像的分辨率。纤维束通过发光二极管发出 455 nm 波长的蓝光，且最大输出功率≤1 mW，图像通过纤维束直接导入电荷耦合器，照相并存入电脑，以 2～4 幅/s 帧速显示，可达到即时显像效果。HRME 在操作过程中可以产生一个直径 750 μm 的放射性圆形视野，直接将探头贴近组织表面进行成像和拍照。光学纤维束必须通过标准内镜的活检钳道进行操作，局部喷洒荧光染料后对可疑病变进行非侵入性的检查，可显示病变表面的亚细胞组织学特征。HRME 采用盐酸吖啶黄作为局部应用的对比剂，在成像前喷洒在组织表面，并在数秒内被吸收，与细胞核中 DNA、RNA 结合后染色，仅局限于黏膜表层，对异型增生和肿瘤的检测极为有利。HRME 是以纤维束为基础的高清成像体系，成本较低，可以在镜下显示细胞结构、腺体形态等微观形态学特点。通过图像处理软件，测定细胞核/细胞质比率的定量评估指标，从而客观地指导临床工作。这是目前内镜成像技术中唯一具有客观评价指标的工具，可协助内镜医生精确诊断异型增生和早期食管癌。通过 HRME 进行活体即时黏膜亚细胞成像，可以提高病变的诊断率和减少取活检的数量。HRME 对于瘤变/非瘤变图像显示各有特点，通过图像处理软件可以提供病变诊断的客观标准，可以排除内镜医生的主观误差，减少诊断差异。HRME 的诊断阳性率及其无创性有希望替代病理检查[19]。

2015 年中国和美国学者共同进行了一项国际研究，研究发现，与单纯内镜碘染色相比，内镜碘染色后行高清显微内镜检查可明显提高诊断早期食管癌和上皮内瘤变的特异性和准确性，可以减少不必要的食管黏膜活检，并且 HRME 可提供活体即时组织学图像，与早期食管癌和上皮内瘤变病理的一致性较高[20]。

## 八、超声内镜检查技术在早期食管癌诊断中的应用

对早期食管癌病变浸润深度的准确评估是选择正确治疗方式的关键。超声内镜（endoscopic ultrasound，EUS）可观察食管壁各层次结构及周围淋巴结情况，是目前最常用的判断肿瘤浸润深度的方式，它对食管癌浸润深度的判断准确性高达 85% 以上[21]，但也有部分研究认为当肿瘤局限于黏膜层及黏膜下层时，其判断能力有限。

EUS 下正常食管壁可分为五层：上皮层（M1）及固有层（M2）呈高回声，黏膜肌层（M3）呈低回声，黏膜下层（SM1～SM3）呈高回声，固有肌层（MP）呈低回

声，浆膜层（SS）呈高回声。肿瘤病变可表现为低回声浸润、局部结构增厚、局部层次不清、局部结构中断。当病变位于前两层时考虑病变浸润黏膜层，病变达第三层考虑浸润至黏膜下层，达第四层考虑浸润至固有肌层，达第五层考虑浸润至浆膜层。区域转移性淋巴结呈圆形低回声，边界欠清晰。一般情况下，短径 5 mm 以上、内部回声不均匀的局部淋巴结、颈部或腹部淋巴结提示肿瘤有转移的可能。

微探头超声内镜具有高频超声微探头，可对病变浸润食管癌的层次及大小、回声强弱进行准确判断，是临床评估病变是否为 EMR/ESD 适应证的重要辅助检查手段。微探头超声内镜联合 NBI、卢戈氏液染色检查能有效提高早期食管癌筛查率、癌前病变检出率[22]。食管黏膜癌病例如图 3-14 所示。

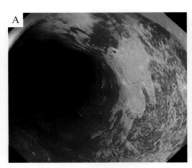 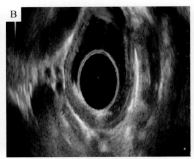

A. 卢戈氏碘染色可见不染区及粉红征；B. 超声内镜病变位于第 1～2 层

**图 3-14　食管黏膜癌**

## 第三节　早期食管癌的影像学诊断

### 一、X 线钡剂造影

早期食管癌大体类型通常分为四型：平坦型（隐伏型）、凹陷型（糜烂型）、隆起型（斑块型）、乳头型。隐伏型病变部位的癌组织黏膜不隆起，不下陷，仅表现为病变处管壁略僵硬，易于漏诊；斑块型主要表现为癌组织侵袭部位黏膜轻度隆起、肿胀且出现颗粒状表现，X 线造影通常显示为小的充盈缺损，局部管壁僵硬，扩张受限；糜烂型病变处黏膜中断，伴有糜烂或浅溃疡，造影表现为斑点状或虚线样存钡区，边缘黏膜可轻微隆起呈地图状，管壁舒张轻微受限；乳头型表现为癌肿部呈小结节状、乳头状或息肉样隆起，边缘与周围黏膜分界较清楚，向食管腔内突起，病变部位黏膜中断，局部舒张性差[23, 24]。

### 二、CT 扫描

食管癌的 CT 表现主要为肿瘤造成的食管壁一侧或全周的不规则增厚，以及肿物在食管腔内外生长的情况，食管癌多表现为富血供肿块，增强扫描能帮助诊断与鉴别诊断，如 CT 发现病变淋巴管引流路径的淋巴结，短径超过 8 mm，增强扫描有强化，则高度怀疑淋巴转移，但对早期病变的诊断效果并不理想。

## 三、核磁共振成像

核磁共振成像（magnatic resonance imaging，MRI）可在不同的矢状面、冠状面对病变区域进行有选择性的检查，并能对其相邻组织器官进行查看，且 MRI 不需要患者吞食对比剂，其成像能力也比普通的 CT 和 X 线清晰，并能对周围重大的组织以及淋巴结进行很好的鉴别，进而判断是否存在肿瘤外侵的状况。

食管壁的信号与肌肉组织相似，肿瘤在 T1WI 呈低信号，T2WI 呈高信号，肿瘤内信号不均匀，扩散加权显像（DWI）呈扩散受限高信号。增强扫描肿瘤可有明显的强化。MRI 显示食管周围的脂肪间隙更加清楚，其对肿瘤的特性及纵隔侵犯情况与 CT 近似[25]。

## 四、正电子发射计算机断层显像

正电子发射计算机断层显像（positron emission tomography-computed tomography，PET-CT）作为功能性检查，常在肿瘤形态、结构改变之前就能发现代谢异常，从而能早期发现肿瘤。PET/PET-CT 在判断肿瘤性质、发现远处转移方面，优于 CT、MRI，还能较好地鉴别术后瘢痕与复发，帮助制订放疗计划及有效评估化疗效果。但 PET/PET-CT 的空间分辨能力有限，往往不能明确显示小于 5 mm 的病灶，对早期食管癌的检出存在一定的局限性。

总之，影像学检查对早期食管癌的诊断效力不及内镜（尤其卢戈氏碘染色内镜及放大内镜）高。CT、MRI 及 PET-CT 对早期病变的检出率有限，相对而言，钡剂造影因能发现食管壁僵硬、粗糙等细微改变，有经验的放射科医生，有时可以根据钡餐造影的表现做出早期食管癌的诊断，因而具有不可取代的优势[24, 25]。

## 参 考 文 献

[1] MONTGOMERY E A. Oesophageal cancer [M] //STEWART B W, WILD C P. World Cancer Report 2014. Lyon: International Agency for Research on Cancer, 2014: 374-382.

[2] JEMAL A, BRAY F, ENTER M M, et al. Global cancer statistics [J]. CA Cancer J Clin, 2011, 61 (2): 69-90.

[3] 中华医学会消化内镜学分会, 中国抗癌协会肿瘤内镜专业委员会. 中国早期食管癌筛查及内镜诊治专家共识意见 (2014 年, 北京) [J]. 中国实用内科杂志, 2015, 35 (4): 320-337.

[4] 李春霞, 杨莹莹, 沈小春, 等. 81 例早期食管癌内镜及临床特征分析 [J]. 胃肠病学和肝病学杂志, 2018. 27 (7): 743-747.

［5］ PARTICIPANTS IN THE PARIS WORKSHOP. The Paris endoscopic classification of superficial neoplastic lesions: esophagus, stomach, and colon: november 30 to december 1, 2002 [J]. Gastrointest Endosc, 2003, 58: 3-43.

［6］ MERKOW R P, BILIMORIA K Y, KESWANI R N, et al. Treatment trends, risk of lymph node metastasis, and outcomes for localized esophageal cancer [J]. J Natl Cancer Inst, 2014, 106 (7): 133.

［7］ CIOCIRLAN M, LAPALUS M G, HERVIEU V , et al. Endoscopic mucosal resection for squamous premalignant and early malignant lesions of the esophagus [J]. Endoscopy, 2007, 39 (1): 24-29.

［8］ 刘一品, 黄留业, 李延青. 双重色素内镜在早期食管癌和癌前病变诊断中的应用 [J]. 山东医药, 2005, 45 (20): 83.

［9］ MUTO M, MINASHI K, YANO T, et al. Early detection of superficial squamous cell carcinoma in the head and neck region and esophagus by narrow band imaging: a multicenter randomized controlled trial [J]. J Clin Oncol, 2010, 28 (9): 1566-1572.

［10］ OSAWA H, YAMAMOTO H, MIURA Y, et al. Blue laser imaging provides excellent endoscopic images of upper gastrointestinal lesions [J]. Video Journal and Encyclopedia of GI Endoscopy, 2014, 1 (3): 607-610.

［11］ LI Y X, YU S J, SHEN L, et al. Flexible spectral imaging color enhancement for diagnosis of early esophageal carcinomas and precancerous lesions [J]. 2012, 29 (012): 689-692.

［12］ KODASHIMA S, FUJISHIRO M. Novel image-enhanced endoscopy with i-scan technology [J]. World J Gastroenterol, 2010, 16 (9): 1043-1049.

［13］ UEDO N, FUJISHIRO M, GODA K, et al. Role of narrow band imaging for diagnosis of early-stage esophagogastric cancer: current consensus of experienced endoscopists in Asia-Pacific region [J]. Dig Endosc, 2011, 23 (Suppl 1): 58-71.

［14］ OYAMA T, ISHIHARA R, TAKEUCHI M, et al. Tu1588 usefulness of Japan esophageal society classification of magnified endoscopy for the diagnosis of superficial esophageal squamous cell carcinoma [J]. Gastrointestinal Endoscopy, 2012, 75 (4): 456.

［15］ 陈晓琼, 陈雅华, 郑晓玲, 等. 日本食管协会分型中 AB 分型在早期食管鳞癌 T 分期的应用价值 [J]. 中华消化内镜杂志, 2016, 33 (9): 621-624.

［16］ INOUE H, KAGA M, IKEDA H, et al. Magnification endoscopy in esophageal squamous cell carcinoma: a review of the intrapapillary capillary loop classification [J]. Ann Gastroenterol, 2015, 28 (1): 41-48.

［17］ LIU H, LI Y Q, YU T, et al. Confocal laser endomicroscopy for superficial esophageal squamous cell carcinoma [J]. Endoscopy, 2009, 41 (2): 99-106.

［18］ LI M, ZUO X L, YU T, et al. Surface maturation scoring for oesophageal squamous intraepithelial neoplasia: a novel diagnostic approach inspired by first endomicroscopic 3-dimensional reconstruction [J]. Gut, 2013, 62 (11): 1547-1555.

［19］ CHIN H, SUNG E C, CHUNG Y K, et al. High-resolution microendoscopy for esophageal cancer screening in China: a cost-effectiveness analysis [J]. World J Gastroenterol, 2015, 21 (18): 5513-5523.

［20］ PROTANO M A, XU H, WANG G, et al. Low-cost high-resolution microendoscopy for the detection of esophageal squamous cell neoplasia: an international trial. [J]. Gastroenterology, 2015, 149 (2): 321-329.

［21］ 王一岚, 严海琳, 吴俊超, 等. EUS 及 ME-NBI 对早期食管癌浸润深度诊断准确性的临床分析 [J]. 四川大学学报 (医学版), 2018, 49 (6): 840-844.

［22］ 吴琦玮, 沈榕, 秦治初. 超声微探头辅助内镜对食管癌早期筛查及癌前病变诊断价值分析 [J]. 陕西医学杂志, 2018, 47 (7): 886-888.

［23］ 张海东. 分析放射诊断在早期食管癌 (EEC) 诊断的临床价值 [J]. 世界最新医学信息文摘, 2017, 17 (96): 149-150.

［24］ 蔡云国, 匡楚龙, 潘华山等. X 线气钡双对比造影及螺旋 CT 在食管癌中的价值 [J]. 医疗装备, 2018, 31 (5): 103-104.

［25］ 尚克中, 程英生. 中华影像医学: 胃肠卷 [M]. 2 版. 北京: 人民卫生出版社, 2011: 87-92.

（秦治初　罗丹萍　钟慕晓）

# 第四章
# 早期食管癌的内镜治疗

## 第一节　早期食管癌内镜黏膜下剥离术

### 一、概述

**内镜黏膜下剥离术（endoscopic submucosal dissection，ESD）**是一项治疗消化道表浅肿瘤的高级内镜技术。该技术由日本学者最先研发，Takekoshi 等 1994 年发明了带陶瓷绝缘头的新型电刀（IT 刀），标志着 ESD 时代的到来。Gotoda 等在 1999 年首先对 ESD 技术进行了临床报道。我国自 2006 年开始临床应用 ESD，目前已逐渐普及。近些年逐渐衍生出其他相关内镜下技术，内镜隧道式黏膜下剥离术（endoscopic submucosal tunnel dissection，ESTD）是在常规 ESD 基础上发展而来的新型内镜下切除术式。ESTD 术中视野清晰，操作空间充分，可有效提高手术效率，尤其对于大面积病变，可以考虑进行 ESTD 治疗。

与传统的息肉切除术及内镜黏膜切除术相比，ESD 具有一定优势：切除标本的大小及形状可以控制，即使较大的病变或黏膜下层纤维化的病变也可以整片切除，因此 ESD 可用来切除一些复杂的病变，如大病变、有溃疡的不能浮起的病变或复发的病变。日本 ESD 治疗食管鳞癌的整块切除率为 93%～100%，完全切除率达 88% 以上。国内 ESD 整块切除率为 80%～100%，完全切除率为 74%～100%，平均操作时间为 40～95 min。食管黏膜内鳞癌及癌前病变内镜下切除应首选 ESD，病灶直径＜15 mm，评估可一次整块切除者也可采用 EMR。内镜下分片黏膜切除术和多环套扎黏膜切除术可作为不能开展 ESD 的机构切除食管大直径（＞20 mm）癌前病变的备选方法。

### 二、食管 ESD 的适应证与禁忌证

消化道肿瘤是否适合 ESD 治疗，主要考虑以下方面：①是否有淋巴转移风险，因为 ESD 仅切除病变的黏膜，不能进行淋巴结清扫，因此是否适合进行 ESD 治疗，要考虑淋巴转移的风险；②技术可行性，即是否能够进行整块切除及 R0 切除。

除原位癌外，局限于上皮层的早期食管癌亦归为 M1 层癌，侵犯黏膜固有层的早期食管癌归为 M2 层癌，均是 ESD 的绝对适应证；M3 和 SM1 层癌，当患者不愿接受食管切除术或存在不能接受外科手术的合并症，是 ESD 的相对适应证（表 4-1）。

表 4-1　食管鳞癌浸润深度与淋巴结转移率及内镜切除适应证的关系

| 分期 | | 浸润深度 | 淋巴结转移率 /% | 内镜切除指征 |
|---|---|---|---|---|
| T1a（M） | EP | 原位癌（Tis） | 0～3.3 | 绝对适应证 |
| | LPM | 侵犯黏膜固有层 | | 绝对适应证 |
| | MM | 侵犯黏膜肌层 | 1～12.2 | 相对适应证 |
| T1b（SM） | SM1 | 黏膜下层 200 μm 以内 | 8～26.5 | 相对适应证 |
| | SM2 | 黏膜下层超过 200 μm | 22～61 | 研究阶段 |

术后应对切除标本仔细评估，评估认为淋巴转移风险较大者应追加食管癌根治术，术后予以放化疗。病变范围大于 3/4 环周的病灶，ESD 术后发生食管狭窄的风险较高，为内镜下治疗的相对适应证，为预防术后食管狭窄，应尽可能保留正常黏膜。

禁忌证：①患者不同意；②患者不能配合；③有严重出血倾向者；④严重心肺功能异常不能耐受内镜治疗者；⑤生命体征不平稳者；⑥有食管静脉曲张或静脉瘤，无有效的出血预防对策者；⑦术前评估有淋巴结转移者；⑧低分化食管鳞癌及未分化食管鳞癌。

## 三、ESD 设备及器械

消化道的 ESD 手术，目前仍必须住院完成。食管及大部分的胃 ESD 要求全身麻醉并要有气管插管辅助呼吸相关设备。此外 ESD 还需要以下设备及药品。

### （一）器械

1. 带附送水功能的内镜，如 EG-2931、Pantax、GIF-Q260J Olympus。

2. 具有 endocut 模式的高频电工作站，如 ERBE ICC 200、ICC 350、VIO 200D（图 4-1）、VIO300D、ERBE（Tubingen，German）；PSD-60，Olympus（Tokyo，Japan）。

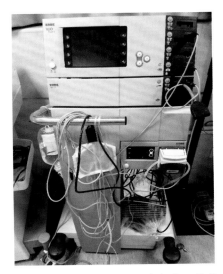

图 4-1　ERBE VIO 200D 高频电工作站

3．各种电切刀及热凝钳，如 IT 刀、针状刀、dual 刀、钩状刀、弯曲刀、flush 刀等。ESD 操作时一般需要配合使用一种或两种电切刀（图 4-2）。

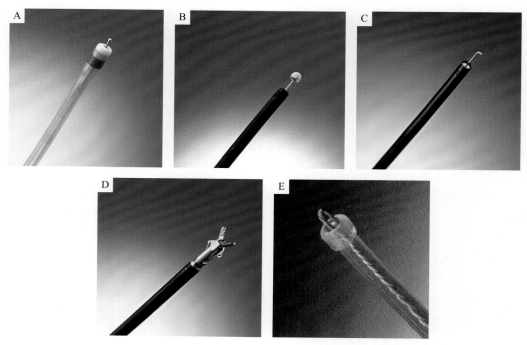

A. Dual 刀；B. IT 刀；C. 钩状刀；D. 热止血钳；E. 弯曲刀

**图 4-2　ESD 附件**

4．$CO_2$ 泵：该设备通过内镜向消化腔内输送 $CO_2$，使检查或治疗更容易、更安全。由于 $CO_2$ 比空气更容易被人体吸收，可以使扩张的消化道快速收缩，减轻膨胀带来的痛苦，减少穿孔的发生率，降低穿孔后严重并发症的发生风险。

5．其他：透明帽、昆虫针、标本盒等（图 4-3）。

## （二）药品

（1）黏膜下注射液：甘油果糖氯化钠注射液、果糖氯化钠注射液、透明质酸、生理盐水，适当加入显色剂亚甲蓝注射液。

（2）黏膜染色剂：靛胭脂、卢戈氏碘溶液等。

## 四、ESD 操作过程

操作步骤：①病灶周围标记；②黏膜下注射，使病灶充分抬举；③环周切开黏膜；④黏膜下剥离，整片切除病变；⑤创面处理，包括创面血管处理与病灶边缘检查；⑥标本回收、固定、染色（图 4-4、图 4-5）。

为了保持黏膜下层较高的液体垫，很多术者在操作时不做黏膜层的环周切开，而

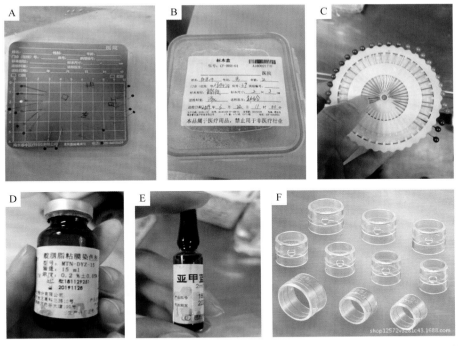

A. 固定标本用的塑胶板；B. 标本盒；C. 昆虫针；D. 靛胭脂黏膜染色剂；E. 亚甲蓝注射液；F. 透明帽

**图 4-3　相关仪器及试剂**

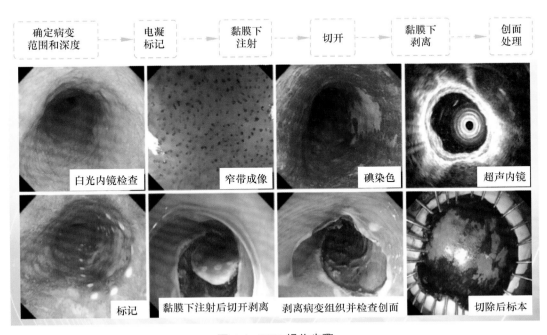

**图 4-4　ESD 操作步骤**

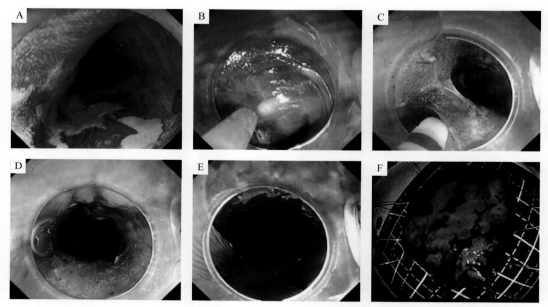

A. 食管后壁 0-Ⅱb 病变碘染色呈不染区，在不染区外点状标记病变范围；B. Dual 刀环周标记，口侧切开黏膜；C. 肛侧切开黏膜；D. 渐进式进行剥离，形成黏膜下隧道；E. ESD 术后创面；F. 标本黏膜面向上伸展后在塑料泡沫板上固定，测量大小约 6.0 cm×7.0 cm

**图 4-5　食管中段 ESD，剥离 4/5 周径**

是先切开肛侧，再切开口侧和左侧，形成一个"C"形切口，随后进行黏膜下剥离，最后切开病变的右侧。对于较大面积早期食管癌，国内学者令狐恩强教授对经典 ESD 技术进行改进，发明了隧道式黏膜剥离技术（其步骤为标记、注射、远端切开、近端切开、建立隧道、两边切开），是治疗大面积食管病变的理想方法，有效简化了操作步骤，使内镜手术更加安全快捷。

完全剥离食管 ESD 及其他黏膜病变的标本后，尽快用大头针或昆虫针将标本（黏膜面向上）固定在塑料泡沫板上，保持标本的伸展，大头针要自上皮层插过黏膜肌层固定，但也不要过分拉伸。固定完后，食管标本要进行卢戈氏碘染色，确定病变范围均包括在内，胃和结肠的标本也最好进行靛胭脂或结晶紫染色，明确病变在标本上的形态。所有标本均要标注口侧、肛侧，前壁、后壁（小弯侧、大弯侧）。观察、测量并记录新鲜标本的大小，描述其形状、黏膜病变的肉眼所见（大小、形状、颜色、硬度等），拍照后将标本浸没于 4% 中性甲醛溶液中固定并送检，以便进行病理还原。如果出现侧切缘阳性，也便于再次进行 ESD 治疗。

## 五、ESD 术后标本的规范病理诊断

### （一）标本处理

详见第十六章。

### （二）ESD 术后评估

术后切除按照切除是否完整，分为以下 5 种情况：

1. 整块（en bloc）切除：病灶在内镜下被整块切除并获得单块标本。

2. 完全切除 /R0 切除：内镜下切除标本的侧切缘和基底切缘无肿瘤残留。

3. 不完全切除 /R1 切除：内镜下切除标本的侧切缘和基底切缘无肉眼可见肿瘤残留，但显微镜下可见肿瘤残留。

4. 残留切除 /R2 切除：内镜下切除标本的侧切缘和基底切缘有肉眼可见的肿瘤残留。

5. Rx 切除：由于血凝块或分块切除的影响，无法进行标本切缘评估的称为 Rx 切除。

ESD 的目标是达到 R0 切除，对于术后病理证实为绝对适应证（M1，M2）的患者，ESD 术后淋巴结转移的风险极低，仅需定期随访，而对于术后证实相对适应证（M3，SM1）的患者，有一定的淋巴转移率（表 4-1），是否需要追加外科手术或放化疗，仍存在一定的争议。对于脉管浸润阳性的患者，认为接受进一步治疗是较好的选择，目前的研究显示在复发率与 5 年生存率上，放化疗（chemo-radio therapy，CRT）与食管切除术无统计学差异。化疗方案多采用 5- 氟尿嘧啶与顺铂方案，而放疗范围根据病变所在的位置，制定咽部以下的食管整体放疗，或包含食管中下段与贲门的放射治疗。脉管阴性的患者，术后病理证实为 M3 浸润的可以内镜随访，或低剂量的放化疗；对于 SM1 的患者，即 T1b 的患者，进一步放化疗治疗的指征更强。

## 六、ESD 术后处理

### （一）监护及吸氧

全身麻醉手术后常规予以心电监护 4～6 h，并吸氧，如无异常，可停止监护及吸氧。一般患者可坐起及下床进行床边活动。

### （二）饮食

根据患者情况禁止饮食 24～48 h，由流食逐步过渡为正常饮食。

### （三）PPI

PPI 对减轻上消化道术后疼痛、促进术后创面愈合、预防出血有重要作用。一般静脉给药每天 2 次，2～3 天后改为口服，有高危出血风险的患者，可静脉注射艾司奥美拉唑 80 mg，随后以 8 mg/h 速度静脉泵入 72 h。

### （四）止血药

不常规给予止血药。对于高危患者，可考虑给予蛇毒凝血酶等；对可疑迟发出血的患者，内镜下积极进行止血治疗是有效措施。

### （五）抗生素

因口腔、食管、结肠均为有菌环境，ESD 及相关手术为有菌手术。术中操作时注意无菌原则，术后患者有可能出现发热（一般为中度发热，时间不超过 3 天），常规给予预防剂量的抗生素（选 1～2 代头孢菌素，氟喹诺酮类不作为常规用药）。对于全层切除及损伤较大的手术可选用三代头孢菌素，必要时联用甲硝唑、奥硝唑等抗厌氧菌药物。

### （六）随访

患者术后 1 月、3 月、6 月、12 月进行内镜随访，以后每年内镜检查 1 次，根据情况可在 6 月及 1 年随访时进行血清肿瘤标志物及 CT 等检查。

## 七、ESD 并发症及防治

### （一）穿孔

操作者经验及技术、病变部位和大小、病变处有无溃疡形成、创面处肌层是否暴露等是影响穿孔的重要因素。预防穿孔的关键是内镜医生的经验及操作，如在术中发现穿孔可用钛夹封闭，术后禁食、胃肠减压、静脉使用广谱抗菌药物以及支持治疗等多可恢复。穿孔并发气胸时，需及时行负压引流。迟发性穿孔（2～5 天后）十分罕见，一旦发生迟发性穿孔，只能通过外科手术进行修复。

### （二）出血

出血是早期消化道癌及癌前病变内镜下治疗最常见的并发症，包括术中出血以及术后出血。食管 ESD 出血可能与病变部位、大小、类型、剥离层次、病变的粘连程度、血管分布、操作者的熟练程度等相关。贲门部位的早期癌 ESD 治疗出血风险增加。术中及时止血及术后仔细处理暴露血管是预防出血的关键。内镜操作过程中采用 ESD 治疗的剥离刀或止血钳多能起到很好的止血效果。术后迟发性出血<1%。预防迟发性出血的最佳办法是在 ESD 切除面上夹闭已经电凝过的穿通血管。

### （三）狭窄

**1. 发生率**

病变黏膜环周的比例和病变深度可作为术后食管狭窄的预测因子。切除病变黏膜超过 1/2 环周时，27.6% 患者出现术后食管狭窄；超过 3/4 环周时，94.1% 患者出现术后食管狭窄；病变深度超过 M2 期术后食管狭窄的发生率显著增加。

**2. 治疗方法**

**（1）糖皮质激素**：包括术中创面黏膜下层局部注射糖皮质激素（local steroid injection，LSI）和术后口服泼尼松。前者为 ESD 结束前，在手术创面，用黏膜下注射针注射 1：1 稀释的曲安奈德溶液。对于口服糖皮质激素，推荐的泼尼松用量如下：

　　环周切除患者，开始口服泼尼松 0.5 mg/（kg·d），逐渐递减，口服 8～16 周。具体：ESD 术后第二天即开始口服泼尼松 30 mg，连用 4 周，第五周（第 29 天）减量为 25 mg，第七周（第 43 天）减为 20 mg，第九周（第 57 天）减为 17.5 mg，第十一周（第 71 天）减为 15 mg，第十三周（第 85 天）减为 12.5 mg，第十四周（第 93 天）减为 10 mg，第十五周（第 99 天）减为 7.5 mg，第十六周（第 106 天）减为 5 mg，此量维持一周，服用至第 112 天停药。总疗程 16 周（112 天）。

　　切除大于 3/4 周，未及环周患者，开始口服泼尼松 0.5 mg/（kg·d），逐渐递减。口服 6～7 周：ESD 术后第二天即开始口服泼尼松 30 mg，连用 2 周，第三周（第 15 天）减量为 25 mg，第四周（第 22 天）减为 20 mg，第五周（第 29 天）减为 15 mg，第六周（第 36 天）减为 10 mg，第七周（第 43 天）减为 5 mg，此量维持 1 周，服用至第 49 天停药。总疗程 7 周（49 天）。（注：有些文献里口服激素的时间是 ESD 术后第 3 天）

　　**（2）内镜下食管球囊扩张：**内镜下食管球囊扩张（endoscopic balloon dilation，EBD）是食管狭窄常规的治疗方法，多数狭窄经数次内镜下扩张可缓解。当黏膜缺损的周长大于食管周径的 3/4 时，应考虑预防性的球囊扩张（preemptive balloon dilation），可在术后 1 周内行预防性食管扩张（低压力，短时长 30 s～1 min），可降低狭窄发生率，有学者建议每周扩张 1 次，直到黏膜愈合。

　　**（3）支架置入：**短期放入覆膜自膨式食管金属支架（self-expanding steel stent，SESS）或生物可降解支架治疗 ESD 后的食管狭窄。

　　**（4）细胞膜片移植：**用自体口腔黏膜细胞培养制造细胞膜片，不良反应小，方法新颖，尚处于试验阶段，未广泛推广。

## 第二节　早期食管癌的内镜黏膜切除术

　　**内镜黏膜切除术（endoscopic mucosal resection，EMR）**　指内镜下将黏膜病灶整块或分块切除，用于表浅肿瘤诊断和治疗的方法。常用的食管 EMR 技术包括传统的黏膜下注射 - 抬举 - 切除法及在其基础上演变而来的透明帽法（EMR with transparent cap，EMRC）、套扎法（EMR with ligation，EMRL）、内镜分片黏膜切除术（endoscopic piecemeal mucosal resection，EPMR）等。各种 EMR 技术的原理基本相同，多是先通过黏膜下注射将黏膜下层与固有肌层分离，然后利用不同的方法切除局部隆起的黏膜病灶。EMRC 是利用内镜前端安置的透明帽对病变进行吸引，再行圈套切除，对操作技术要求不高，并发症少，目前较为常用，但可切除的病变大小受透明帽的限制。EMRL 是先对病变进行套扎以阻断血流并形成亚蒂，再行切除，出血较少，视野清晰。EPMR 用于传统 EMR 不能一次完整切除的较大病灶，将病灶分块切除，适用于＞2 cm 的巨大平坦病变，但标本体外拼接困难，难以评估效果，且易导致病变局部残留或复发。

　　**疗效：**国外文献报道，EMR 可根除 57.9%～78.3% 的 T1a 期食管癌和癌前病变，整块切除率可达 46%～78.6%。国内报道，EMR 治疗早期食管癌及其癌前病变，整块切除率为 44.1%～84.5%，完全切除率为 44.8%～100%。

**多环套扎黏膜切除术（multi-band mucosectomy，MBM）** 是使用改良食管曲张静脉套扎器进行多块黏膜切除的新技术，主要包括标记、套扎、圈套切除、创面处理等步骤。

MBM 无须行黏膜下注射，可显著缩短操作时间。与 EMR 相比，MBM 具有操作简单、成本低、治疗时间短、安全高效的优点，便于在基层推广，但应注意规范化操作，避免病变残留。

## 第三节　早期食管癌内镜下消融术治疗

### 一、氩离子凝固疗法

**氩离子凝固疗法（argon plasma coagulation，APC）** 是常用的内镜下消融疗法，其通过高频电激发氩离子束，不需接触病变表面即可达到消融效果，随着作用时间延长，病变表面的凝固坏死，组织的导电性下降，能量向周围传导，因此可以控制消融的深度，不易发生穿孔等并发症，临床上常用于内镜下小病变的消融和止血治疗。有研究表明，黏膜下注射形成液体垫，可以进一步保证 APC 消融作用于黏膜层，因此可用于癌前病变（如 LGIN）的治疗（图 4-6）。

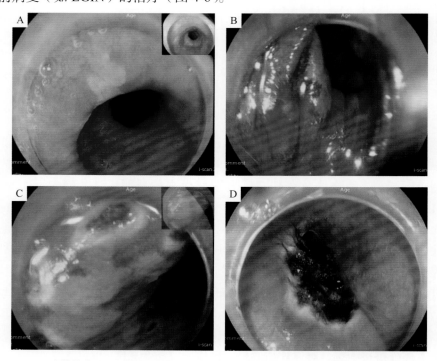

A. 食管前壁可见片状粗糙黏膜，术前病理提示 MGD；B. 卢戈氏碘染色呈浅染区；
C. 点状标记后黏膜下注射生理盐水至病变浮起；D. 以 APC 探头消融掉整个黏膜层

**图 4-6　食管黏膜异型增生内镜下 APC 消融术**

注意：①术前病理证实为 HGIN 及更严重的病变，内镜下切除、外科手术和放化疗仍为标准方案；②卢戈氏碘染色确定病变范围、用氩气标记、黏膜下注射是保证消融充分的重要条件；③因无术后病理，注意内镜随访，在复查内镜时应行碘染色，必要时取活检，及时发现同时相或异时相肿瘤。

## 二、射频消融

### （一）概述

射频消融术（radiofrequency ablation，RFA）起源于 19 世纪末期，是一种热凝固治疗方式，利用肿瘤细胞热耐受能力比正常细胞差这一特点实现治疗[3]。RFA 的设备由能量发生器、治疗电极和中性电极板三部分构成。射频发生器产生的高频射频波通过插入肿瘤组织中的电极发出射频电流，再通过辅助电极形成回路，通过周围组织中的分子摩擦和离子逸散产热，局部温度可达 90~100℃，导致肿瘤组织发生凝固性坏死。

RFA 最早应用于肝癌，近年来已成功应用于肺癌、胰腺癌、乳腺癌以及肾上腺、肾脏、腹膜后肿瘤以及骨肿瘤等实体肿瘤的治疗。相对于其他传统的消融技术，如激光、热探头、光动力疗法、亚离子凝固术等，RFA 操作更为可控，可进行深度一致、介于 500~1000 μm 之间的表层消融，过去常用于较长节段的环周或舌状巴雷特食管的治疗，目前也用于消化道平坦型上皮内瘤变的治疗，其安全性和有效性已经得到广泛认可。

其适应证为食管黏膜的平坦病变，包括鳞状上皮的低级别和高级上皮内瘤变，合并或不合并上皮内瘤变的巴雷特食管，局限于黏膜层的早期食管癌。但是对于 HGIN 和黏膜内癌，根据指征选择内镜下切除、外科手术和放化疗仍为标准方案。

### （二）操作要点

利用 RFA 治疗巴雷特食管，首先进行环周消融，随后在残留部位进行局灶性消融。目前 Barrx（BARRX Medical Inc.）消融系统使用最广泛，Barrx 系统包括机器（主机＋踏板＋引线）、电极（球状＋片状），主机 HALO-FLEX，球形电极 Barrx 360 用于环周消融，片状电极 Barrx 60、Barrx 90、Ultra 90 用于局灶性消融（图 4-7）。

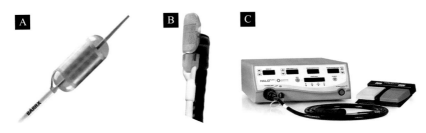

A. Barrx 360；B. Barrx 90；C. HALO-FLEX

**图 4-7 常用射频消融设备**

**1. 定标**

记录胃食管交界处（GEJ）与巴雷特食管的顶端位置，作为估计病灶大小和消融过程的参考。

**2. 食管内径测量**

测量球囊导管连接于 Barrx FLEX 发生器，并通过导丝置入食管，以测量射频消融前的食管内径。球囊导管由一个 165 cm 长的柄（其中 1 cm 有标记）和末端一个 4 cm 长的透明球囊组成。根据测量结果选择合适的气囊辅助消融导管：根据测得的食管内径，选取合适的 Barrx 360 消融导管。球囊外径应略小于测得的食管最小直径。消融导管可在 5 种球囊外径（18 mm、22 mm、25 mm、28 mm、31 mm）下使用。

**3. 消融方案**

最常用的是标准治疗方案。2 次 12 J/cm² 的消融步骤中间用喷洒导管和高压水清洁。通过导丝置入气囊辅助消融导管后，插入内镜，在内镜下实时观察，电极的近端位于巴雷特食管近端上方 1 cm 处，消融导管的压力扩大至 20.68 kPa，射频消融发生器传输预设的射频能量至消融导管电极进行消融（通常时间为 1.5 s），随后球囊自动放气，继续向远端移动，重新放置球囊，重复消融步骤。直至病灶全程完成射频消融。然后退出导丝、消融导管和内镜。体外将球囊充气，用湿纱布清洁电极表面的附着物。然后，在内镜前端装上柔软的清洁帽，内镜再次进入病灶处，通过清洁帽将消融区的食管壁上的凝结物分离，通过喷射管注入高压水冲洗残留的凝结物。清洁完成后，使用同样的能量设置对巴雷特食管进行第二次消融。其他的环周消融方案还包括有清洁步骤的简化环周消融和无清洁步骤的简化环周消融方案。前者无须喷洒管和高压水冲洗，仅通过消融球囊的柄送入清洁帽进行清洁。后者省略两次治疗间的清洁步骤。

## ▎第四节　早期食管癌光动力学治疗

### 一、光动力学治疗

光动力学治疗（photodynamic therapy，PDT）的理论基础是组织光化学氧化应激反应。光敏剂将能量转移给组织后会产生具有细胞毒性的氧自由基，这些自由基生成单态氧（即氧分子由基态变为激发态）。当单态氧分子数达到阈值 10⁹ 时，可破坏细胞。细胞膜是单态氧的主要靶点，直接的氧化应激导致细胞凋亡。肿瘤病灶完全破坏需要恶性细胞的数量减少 6～8 个数量级。从理论上说，PDT 只能降低 2 个数量级细胞数，因而不能完全破坏肿瘤组织，因为随着反应的进行，利用单态氧来杀死细胞的速度会不断降低。但是，PDT 还可以通过继发效应杀死更多的肿瘤细胞，如微血管损伤所致的缺血、一氧化氮清除导致细胞学损伤，肿瘤抗原暴露后被辅助 T 细胞提呈和识别而发生迟发免疫反应。

## 二、适应证

行 PDT 治疗的适应证与其行内镜下黏膜切除术的适应证相同。但 PDT 治疗无法获得组织学标本，无法进行完整的组织病理学评估，因此，治疗前建议使用高分辨率的超声内镜（20 MHz 或 30 MHz）进行检查。对于一般状况不佳的患者，可适当放宽适应证。

## 三、禁忌证

黏膜下浸润的病灶是治愈性 PDT 的禁忌证。

临床上实施食管 PDT 时，需要将激光光纤通过活检孔道插入食管，点状光纤可实现 400 mW/cm 的扩散能量输出。应用点状光纤可保证光在扩张后的食管管腔中均匀和居中分布，对于片状和环状病变的治疗可选择单侧孔光纤和柱状光纤，可在导丝引导下将光纤经内镜活检孔道插至病变附近。经静脉注射光敏剂 Photofrin（2 mg/kg），达到峰浓度的时间为数小时，在 48～72 h 达到最佳 T/N 浓度值，在该时间段内进行激光照射可取得最佳疗效。能量密度 100～200 J/cm$^2$ 的红光到达病灶需要 20～30 min，具体时间取决于病灶的大小。治疗过程应在给予镇静药情况下进行，24 h 后内镜可观察到炎症、黏膜充血和早期坏死；如果病灶有残留，可补充照射。食管及周围纵隔组织在之后几日内会发生炎症反应并伴随食管壁的增厚。若病变表浅，一过性的坏死会很快愈合，而黏膜下病变的坏死则会持续较长时间并伴有瘢痕形成。部分患者会出现慢性溃疡。光敏剂注入后，皮肤的过敏时间会持续 4～6 周，在这段时间内，患者需避免阳光直射。

## 四、疗效

目前，已有的研究多是应用血卟啉的 PDT 疗效。最近的一篇综述总结 164 例早期食管鳞癌的病例，随访 1～96 个月，大多数研究的初始完全缓解率都较高（70%～90%）。但有一项研究报道随访 12～18 个月后的复发率高达 36%，这一结果可作为长期随访监测的依据。PDT 联合放疗及短程化疗的综合策略未显示有实质的意义。目前认为，PDT 能治疗早期食管癌，但它在食管癌治疗中的地位尚不能确定。

PDT 治疗后的早期反应需要在 1 个月时进行内镜下评估，并根据内镜所见分为完全缓解和不完全缓解。对于不完全缓解的病灶，有些研究者用 Nd：YAG 激光或者电凝固来破坏残余肿瘤组织。另外，也可在 3 个月后再次用 Photofrin 或 1 个月后用 5-ALA PDT 治疗。进一步的内镜监测需分别在用药后 3 个月和 6 个月时进行，同时，随访时间必须足够长，因完全缓解后病变的复发率及异时性病变的发生率均较高。

# 参 考 文 献

［1］ 佛雷德·贝尔. 早期胃肠道肿瘤——内镜诊断与治疗决策 [M]. 刘枫, 译. 天津: 天津科技翻译出版有限公司, 2016: 25-32.

［2］ 中华医学会消化内镜学分会消化系早癌内镜诊断与治疗协作组, 中华医学会消化病学分会消化道肿瘤协作组, 中华医学会消化病学分会消化病理学组. 中国早期食管鳞状细胞癌及癌前病变筛查与诊治共识 (2015 年, 北京) [J]. 中国实用内科杂志, 2016, 36 (1) 20-33.

［3］ 王洛伟, 李兆申, 王贵齐. 胃肠道内镜射频消融术临床应用 [M]. 上海: 第二军医大学出版社, 2015: 1-37.

［4］ 藤田力野. 消化道早癌——内镜、病理和治疗 [M]. 李兆申, 译, 上海: 上海科学技术出版社, 2014: 211-217.

［5］ 中华医学会消化内镜学分会, 中国抗癌协会肿瘤内镜专业委员会. 中国早期食管癌筛查及内镜诊治专家共识意见 (2014 年, 北京) [J]. 胃肠病学, 2015, 20 (4): 220-240.

［6］ YUKO KITAGAWA, TAKASHI UNO, TSUNEO OYAMA, et al. Esophageal cancer practice guidelines 2017 edited by the Japan Esophageal Society: Part [J]. Esophagus, 2018, 10: 24.

［7］ LI ZHANG, LEI DONG, JIA LIU, et al. Ablation of Barrett's esophagus using the second-generation argon plasma coagulation [J]. Academic of Xi'an Jiaotong University, 2009, 21 (1): 62-66.

［8］ SAITO, YASUHARU. Combination of endoscopic submucosal dissection and chemoradiation therapy for superficial esophageal squamous cell carcinoma with submucosal invasion [J]. Experimental and Therapeutic Medicine, 2011, 2 (6): 1065-1068.

［9］ KAWAGUCHI G, SASAMOTO R, ABE E, et al. The effectiveness of endoscopic submucosal dissection followed by chemoradiotherapy for superficial esophageal cancer [J]. Radiat Oncol, 2015, 10: 31.

［10］ EZOE Y, MUTO M, HORIMATSU T, et al. Efficacy of preventive endoscopic balloon dilation for esophageal stricture after endoscopic resection [J]. J Clin Gastroenterol, 2011, 45: 222-227.

［11］ HASHIMOTO S, KOBAYASHI M, TAKEUCHI M, et al. The efficacy of endoscopic triamcinolone injection for the prevention of esophageal stricture after endoscopic submucosal dissection [J]. Gastrointest Endosc, 2011, 74 (6): 1389-1393.

［12］ YAMAGUCHI N, ISOMOTO H, NAKAYAMA T, et al. Usefulness of oral prednisolone in the treatment of esophageal stricture after endoscopic submucosal dissection for superficial esophageal squamous cell carcinoma [J]. Gastrointest Endosc, 2011, 73: 1115-1121.

［13］ ISOMOTO H, YAMAGUCHI N, NAKAYAMA T, et al. Management of esophageal stricture after complete circular endoscopic submucosal dissection for superficial esophageal squamous cell carcinoma [J]. BMC Gastroenterol, 2011, 11: 46.

［14］ OHKI T, YAMATO M, OTA M, et al. Prevention of esophageal stricture after endoscopic submucosal dissection using tissue-engineered cell sheets [J]. Gastroenterology, 2012, 143: 582-588.

［15］ 中华医学会消化内镜学分会, 中国医师协会内镜医师分会. 消化内镜隧道技术专家共识 (2017 年 北京) [J]. 中华消化内镜杂志, 2018, 35 (1): 1-14.

［16］ 向京元, 令狐恩强, 李隆松, 等. 内镜隧道式黏膜下剥离术治疗大面积早期食管癌的安全性和有效 性评价 [J]. 中华腔镜外科杂志, 2019, 12 (5): 272-276.

［17］ 翟亚奇, 令狐恩强, 李惠凯, 等. 内镜下隧道式与常规黏膜剥离术治疗食管大面积浅表性肿瘤的对 比 [J]. 南方医科大学学报, 2014, 34 (1): 36-40.

（谢文瑞　秦治初）

# 第五章
## 早期食管癌的预后

## 第一节　早期食管癌短期预后与手术治疗操作相关

内镜下治疗的常见并发症有出血、穿孔和食管狭窄。国内文献报道食管 EMR 术中出血率为 1.5%～11.7%，迟发性出血率为 0～7.0%；而食管 ESD 术中出血率为 22.9%～59.6%，迟发性出血率为 0～4.8%[1]。国内文献报道 EMR 穿孔率为 0～6.3%，ESD 穿孔率为 0～11.5%[1]，国外文献报道 EMR 穿孔率为 0～2.0%，ESD 穿孔率为 2.0%～10.0%[2]。食管狭窄，此类并发症多见于范围＞3/4 环周或浸润较深的病例，发生率可达 88%～100%，术后需要反复扩张或置入支架处理。

## 第二节　早期食管癌长期预后与患者复发相关

国外文献报道早期食管癌的转移率与浸润深度密切相关[3]。该文献显示，上皮层 / 固有层（EP/LP）癌、黏膜肌层（MM）癌、侵犯黏膜下层 0.2 mm 内（SM1）鳞状细胞癌以及侵犯黏膜下层超过 0.2 mm（SM2）鳞状细胞癌的 5 年累积转移发生率分别为 0.4%、8.7%、7.7% 及 36.2%，相对应的 5 年总存活率分别为 90.5%（EP/LP）、71.1%（MM）及 70.8%（SM1＋SM2）。另一方面，存在淋巴、血管累及的黏膜内癌及无淋巴、血管累及的黏膜内癌的 5 年积累转移率存在明显差异，分别为 46.7% 和 0.7%[4]。

术后残留、复发和转移，除上述浸润深度外，还与术式和操作相关[3]。肿瘤越大、浸润越深者切缘阳性风险越大。有研究发现，ESD 局部复发率明显低于 EMR。国内 EMR 术后局部复发率为 0～15.3%，ESD 术后局部复发率为 0～9.4%[1]。

另外有国外研究建议，术后必须进行严格的随访和复查，以避免肿瘤的复发或恶变[5]。因有国外研究发现，约有 95% 的 EMR 术后和 94% 的 RFA 术后的高级别上皮内瘤变或黏膜内癌患者，在术后随访至接近 2 年的时候，内镜下发现原位出现病变复发[6]，需要进行内镜或手术处理[7]。

## 第三节　早期食管腺癌的预后

食管腺癌在我国食管癌中占比较小，约为 10%。长期吸烟、有症状的 GERD、巴雷特食管、肥胖等因素均提高了食管腺癌的发生概率。内镜检查联合病理活检是早期诊断食管腺癌的重要方法。内镜切除表浅型食管腺癌预后良好。与鳞癌相比，RFA 或 APC 在早期食管腺癌及巴雷特食管伴异型增生的治疗中应用更加成熟。有国外研究显示，在伴有异型增生的巴雷特食管治疗中，RFA 与 EMR 疗效相当，且术后导致狭窄的概率较低。EMR 术后辅助 RFA 治疗可以在切除巴雷特病灶后对周围可疑区域进行预防性或治疗性处理，从而显著降低复发率和癌变率，长期完全缓解率可达 95%。

## ▌第四节　随　　访

　　建议所有接受内镜下切除术的早期食管癌患者，在术后 3 个月、6 个月、12 个月各复查 1 次内镜，若无残留复发，此后可改为每年 1 次内镜复查。随访胃镜检查时应结合染色和（或）放大内镜检查，发现阳性或可疑病灶时必须行活检及病理诊断。肿瘤标志物和相关影像学检查亦不可忽视，同时应警惕异时癌和第二原发癌。

### 参 考 文 献

［ 1 ］　侯晓佳, 李兆申, 施新岗, 等. 内镜黏膜下剥离术的疗效及出血危险因素分析 [J]. 中华消化内镜杂志, 2012, 29 (10): 549-553.

［ 2 ］　SGOURAKIS G, GOCKEL I, LANG H. Endoscopic and surgical resection of T1a/T1b esophageal neoplasms: a systematic review [J]. World Journal of Gastroenterology, 2013 (9): 97-110.

［ 3 ］　ELL C, MAY A D, GOSSNER L, et al. Endoscopic mucosal resection of early cancer and high-grade dysplasia in Barrett's esophagus [J]. Gastroenterology, 2000, 118 (4): 670-677.

［ 4 ］　YAMASHINA T, ISHIHARA R, NAGAI K, et al. Long-term outcome and metastatic risk after endoscopic resection of superficial esophageal squamous cell carcinoma [J]. The American Journal of Gastroenterology, 2013, 108 (4): 544-551.

［ 5 ］　LEGGETT C L, GOROSPE E C, WANG K K. Endoscopic therapy for Barrett's esophagus and early esophageal adenocarcinoma [J]. Gastroenterology Clinics of North America, 2013, 42 (1): 175-185.

［ 6 ］　CHADWICK G, GROENE O, MARKAR S R, et al. Systematic review comparing radiofrequency ablation and complete endoscopic resection in treating dysplastic Barrett's esophagus: a critical assessment of histologic outcomes and adverse events [J]. Gastrointestinal Endoscopy, 2014, 79 (5): 718-731.

［ 7 ］　SMITH I, KAHALEH M. Endoscopic versus surgical therapy for Barrett's esophagus neoplasia [J]. Expert Review of Gastroenterology & Hepatology, 2015, 9 (1): 31-35.

（邓治良　谢文瑞　张　冉）

# 第二篇
## 早期胃癌

# 第六章
## 早期胃癌的预测

我国每年胃癌新发约 40 万例,死亡约 35 万例,新发和死亡胃癌病例均占世界总病例数的 40% 以上[1]。胃癌在我国恶性肿瘤死亡率排名第二位[2],是当前危害我国人民健康的重大疾病之一[3]。然而目前我国早期胃癌诊治率低于 10%[4],远低于日本(70%)和韩国(50%)。日本、韩国通过内镜筛查,大幅提高了早期胃癌的检出率,但由于内镜检查是侵入性检查,患者接受度差,费用也较高,而且我国人均医疗资源有限,因此难以在我国普遍推广。通过评估非侵入性指标,预测胃癌风险,对不同胃癌风险的人群进行分层筛查,是提高我国早期胃癌检出率的可行办法[1]。本章叙述早期胃癌的危险因素和外周血实验室检查预测胃癌的临床价值。

## 第一节　早期胃癌的危险因素

### 一、年龄与性别

胃癌的发生与年龄、性别有关,我国 40 岁以上人群的胃癌发病率和死亡率明显上升,全球男性胃癌发病率和死亡率均高于女性。陈万青等[2]报道,2012 年我国胃癌男女发病率比例为 2.36∶1,其死亡比例为 2.21∶1。曹燕平等[5]对 1380 例胃癌病例进行回顾分析,发现胃癌好发于中老年人,胃癌高发年龄段为 60~70 岁(30%),男女比例为 2.81∶1,老年患者,胃癌好发于贲门胃底,年轻患者,胃癌好发于胃体、胃窦和胃角,但年轻患者以女性为主,其胃癌多为未分化癌。总之,年龄较大的男性发生胃癌的风险较高。

### 二、遗传

胃癌病例中有 1%~3% 为遗传性胃癌。一级亲属有胃癌病史的人发生胃癌的风险比正常人高 2~10 倍[6]。Zhang 等[7]用流行病学调查方法筛选出 101 例遗传性胃癌病例,他通过 PCR-DHPLC 技术和 DNA 测序,获得其基因序列,将其与正常人进行基因对比发现,遗传性胃癌患者的 MSH2、MLH1、CDH1 和 MYH 基因更易发生突变。目前对 CDH1 研究较深入,CDH1 编码产生 E- 钙黏素,它参与细胞黏附、细胞内信号传导过程,有控制细胞运动、防止肿瘤细胞扩散、调节基因转录、防止细胞无限增殖的作用。CDH1 突变导致无法表达正常功能的 E- 钙黏素,细胞黏附性降低,无限增殖,最终导致弥漫性胃癌的发生[8]。遗传性胃癌由于是遗传性疾病,发病年龄较散发胃癌早，因此，一级亲属中有胃癌患者的人，即使年龄未达胃癌高发年龄，仍需注意患遗传性胃癌的可能。

## 三、幽门螺旋杆菌感染

*H. pylori* 感染与胃癌发生有很强的关联性，*H. pylori* 被世界卫生组织列为 I 类致癌原。*H. pylori* 表达的 CagA 蛋白通过促进癌基因的信号转导加快细胞分裂，最终导致癌症的发生[9]。李一鑫等[10]通过对比 118 例胃癌组织与癌旁组织的 *H. pylori* 感染量发现，同一患者的胃癌组织中的 *H. pylori* 感染量明显多于癌旁组织（$p < 0.001$）。赵风源等[11]在胃癌危险因素的 Meta 分析中也认为 *H. pylori* 感染导致的胃病与胃癌有强关联性（$OR = 5.71$）。一项多中心大型队列研究[12]证实根治 *H. pylori* 能显著降低消化性溃疡患者的胃癌发生风险（$HR = 0.77$）。因此，*H. pylori* 感染人群应视为胃癌高危人群。

## 四、癌前病变

癌前病变指胃黏膜及腺上皮的某种病变，可能转变成胃癌，包括肠上皮化生和异型增生。肠型胃癌的演进过程是：正常胃黏膜→萎缩性胃黏膜→肠上皮化生→异型增生→胃癌。这一病理模型最早由 Correa 提出，已被广泛接受。赵风源[11]、孔连芳等[13]通过 Meta 分析指出癌前病变与胃癌有强关联性。Yoon[14]的研究指出 5 年进展为胃癌的风险随黏膜损伤的严重程度而增加：萎缩性胃炎为 0.1%，肠上皮化生为 0.25%，轻中度异型增生为 0.6%，重度异型增生为 6%。从癌前病变发展为胃癌需要 10～20 年[15]。早期识别及干预癌前病变后，病变黏膜可停止进展甚至恢复正常[16]。胃癌的发生是个渐变的过程，在发现癌前病变后，需注意其可发展为胃癌的可能。因此，胃癌前病变人群应视为胃癌高危人群。

## 五、吸烟

吸烟已被证实可以增加胃癌发生风险，而且存在剂量依赖关系。烟草燃烧产生的烟雾含尼古丁、苯并芘、多环芳烃等多种致癌物质，可直接损伤胃黏膜上皮，诱导细胞恶变，促进胃癌的发生。印度一项大型队列研究[17]表明吸烟人群比不吸烟人群患胃癌的风险高 2.2 倍，且风险随吸烟量或吸烟时长的增加而增加。国内孙晓东[18]、Liu[19]等通过 Meta 分析表明吸烟是中国人群胃癌的危险因素。上海一项前瞻性研究[20]对 18 244 名中、老年男性随访 20 年，最终发现 391 例胃癌。该研究表明，相比非吸烟者，吸烟者胃癌风险升高 1.59 倍，在不喝酒人群中，吸烟者患胃癌的相对危险度更高（$HR = 1.81$）。因此，吸烟可视为胃癌的危险因素。

## 六、饮食因素

### （一）高盐饮食

高盐饮食是胃癌发生的重要危险因素。动物实验[21]证实，长期用高渗盐水灌胃可致大鼠胃黏膜萎缩。高盐食物中含大量硝酸盐和亚硝酸盐，与胃液形成高渗微环境，直接损伤胃黏膜，同时可在胃中形成亚硝酸胺等具有强致癌、致突变性的 N- 亚硝基化合物，加重胃黏膜的损伤。日本一项大型前瞻性随访研究[22]发现每日摄盐量超过 10 g 可明显增加胃癌发病率，且在伴 *H. pylori* 感染的萎缩性胃炎患者中更明显。一项在国内 67 个村庄调查胃癌死亡率与 *H. pylori* 感染率、盐摄入量关系的研究[23]发现，*H. pylori* 感染率仅在高盐摄入地区中与胃癌死亡率相关，而盐摄入量仅在 *H. pylori* 感染率高的地区与胃癌死亡率相关。说明高盐饮食和 *H. pylori* 在胃癌的发生和发展中可能存在叠加作用。

### （二）饮酒

重度饮酒（大量饮酒）可增加胃癌发生风险。立陶宛一项长达 30 年随访的队列研究[24]发现饮酒与胃癌有相关性，经常饮酒（≥2 次 / 周）比偶尔饮酒（几次 / 年）患胃癌风险高 2 倍；在男性中，每次饮酒量大于 0.5 L 的人比其他人患胃癌的风险高 2.95 倍。韩国一项队列研究[25]发现经常饮酒（≥7 次 / 周）和大量饮酒（≥55 g/ 次）分别增加无 *H. pylori* 感染人群胃癌发生风险的 3.48 倍和 3.27 倍，但不增加感染 *H. pylori* 感染人群胃癌发生风险。上海一项前瞻性研究[26]显示，酗酒者（>4 次 / 天）胃癌风险增加约 50%。研究[27]表明，在酗酒者中，乙醛脱氢酶 2 杂合子基因型胃癌风险较乙醛脱氢酶 2 纯合子基因型增加 4 倍。乙醛脱氢酶 2 基因可能是饮酒与胃癌关系的关键，有助于明确饮酒对胃癌的影响。因此，酗酒可视为胃癌的危险因素。

### （三）腌炸熏烤食品

腌炸熏烤食品被认为是胃癌发生的危险因素。此类食品中的维生素多被破坏，含盐量多，又多含 N- 亚硝基化合物、多环芳烃等致癌物，以上因素均可增加胃癌发生风险。四川一项纳入 107 例胃癌的病例对照试验[28]表明腌肉、咸菜、泡菜均可增加胃癌风险，其中，腌肉饮食风险最高（OR＝5.95）。伊朗一项研究通过病例对照试验[29]对比病例近 20 年饮食习惯与胃癌的关系发现，吃腌菜和反复食用油炸食品均与胃癌有密切联系，炸焦的食品可使胃癌风险升高 1.31 倍。因此，进食腌炸熏烤食品可视为胃癌的危险因素。

### （四）精神心理因素

精神心理因素也可影响胃癌的发生。精神心理因素可能通过影响自主神经和免疫功能对胃癌的发生和发展起作用。Wu 等[30]对比 501 例胃癌癌前病变患者和 523 例浅表性胃炎患者的情绪差异，发现胃癌癌前病变患者常有抑郁和焦虑情绪（$p < 0.05$）。Lee 等[31]通过回顾分析 23 698 例患者情绪与消化疾病的关系发现，抑郁不仅是功能性消化不良、肠易激综合征的危险因素，也是胃癌的独立危险因素（OR＝4.54）。

## 第二节 早期胃癌的生物标志物预测

### 一、外周血实验室检查蛋白类

#### （一）胃蛋白酶原

胃蛋白酶原（pepsinogen，PG）是胃蛋白酶的前体，分 2 个亚群：PG Ⅰ（也称 PG A）和 PG Ⅱ（也称 PG C）。PG Ⅰ主要由胃底腺的主细胞和黏液颈细胞分泌，PG Ⅱ除由胃底腺的主细胞和黏液颈细胞分泌外，贲门腺和幽门腺的黏液颈细胞以及十二指肠上段 Brunner 腺也能分泌。合成后的 PG 大部分进入胃腔，只有少量 PG（约 1%）透过胃黏膜毛细血管进入血液循环。PG Ⅰ绝对值和 PG Ⅰ/PG Ⅱ比值被认为是血清学判断胃底腺黏膜状态的最佳指标，被誉为胃底腺黏膜"血清学活检"。在萎缩性胃炎中，分泌 PG Ⅰ的胃底腺体减少，血清 PG Ⅰ水平下降明显，而 PG Ⅱ还可由其他腺体分泌，其水平基本不变，因此，血清 PG Ⅰ、PG Ⅰ/PG Ⅱ同时下降。研究[32]发现，胃癌患者血清 PG Ⅰ和 PG Ⅱ浓度显著低于萎缩性胃炎患者，且 PG Ⅰ下降程度较 PG Ⅱ更明显，故 PG Ⅰ/PG Ⅱ亦降低。欧洲[33]、日本[34]及我国[35]均有大样本研究指出血清 PG 水平是预测胃癌的有价值指标。以上研究均说明 PG 可用以诊断萎缩性胃炎并提示胃癌风险。但需要注意的是，由于 PG 分泌水平可能受种群、性别、年龄及饮食习惯等因素影响，不同地区人群血清 PG 水平存在差异[36]。

#### （二）脂肪酸合酶

脂肪酸合酶（fatty acid synthases，FAS）是体内唯一能在细胞内合成长链脂肪酸的蛋白质。肿瘤细胞需要利用长链脂肪酸进行细胞膜的生物合成，以满足肿瘤细胞快速增长的需要。异常增强的脂质合成是癌症的特征，已被认为是癌症的标志[37]。FAS 在胃癌等多种肿瘤中升高。通过检测血清 FAS 水平，可间接检测体内肿瘤发生情况。胡艳石等[38]通过 ELISA 技术分别检测胃癌患者、胃良性肿瘤患者及健康人的血清 FAS 水平，发现胃癌患者血清 FAS 水平显著高于胃良性肿瘤患者及正常人，FAS 诊断胃癌的灵敏度和特异度分别为 77.0% 和 93.5%。而且有研究[39]发现，胃癌患者血清 FAS 水平与临床分期相关，临床分期越晚，FAS 水平越高，提示 FAS 可作为胃癌的早期诊断指标。但由于 FAS 组织特异性低，在大肠癌、乳腺癌、肺癌等恶性肿瘤中也有增强表达，限制了它在胃癌筛查上的应用。

### （三）再生基因家族 4 蛋白

再生基因家族（regenerative gene family，REG）4 蛋白是再生基因家族表达的一种小的分泌性蛋白，主要表达于胃黏膜壁细胞、小肠上皮细胞、神经内分泌细胞及胰岛 β 细胞，可能与胃肠道细胞的增殖分化有关。REG4 蛋白特异性地表达于胃肠道上皮层，提示它可能是胃肠道上皮细胞的标志物。Oue 等[40]通过胃癌组织的一系列基因表达分析证明 REG4 基因可以作为胃肠道肿瘤特异性表达的标志物，RT-PCR 分析显示超过半数的胃癌过量表达 REG4 基因。研究[41]还发现在不同类型胃癌组织中，REG4 表达有差异。吴伟权等[42]采用 ELISA 法对 45 例胃癌患者血清中 REG4 蛋白进行测定，发现其血清中 REG4 的平均浓度显著高于正常人。虽然从基因学和组织学层面已证实胃癌组织中存在 REG4 过度表达，但血清 REG4 蛋白与胃癌的相关性研究却很少报道。

### （四）人类嗅素蛋白 4

人类嗅素蛋白 4（olfactomedin4，OLFM4）又称 GW112、hGC-1 及 hOLfD，是一种糖基化细胞外基质蛋白，是 Olfactomedin 相关蛋白家族中的一员。Olfactomedin 家族在神经发育、细胞增殖、细胞黏附和周期调节及肿瘤发生、发展中均发挥着非常重要的作用。OLFM4 已被证明是胃癌发生、发展的一个重要标志物。Kim 等[43]证实 OLFM4 通过抑制细胞凋亡促进胃癌发展。Oue 等[40]研究发现胃癌患者血清 OLFM4 浓度远远高于正常人。在早期胃癌患者中，血清 OLFM4 的敏感度（25%）远比 CA19-9（5%）和 CEA（3%）高。但目前针对 OLFM4 的研究较少，其在胃癌发生和发展的作用尚不明确，它是否能成为早期胃癌特异性的标志物还有待于进一步研究。

### （五）巨噬细胞移动抑制因子

巨噬细胞移动抑制因子（macrophage migration inhibitory factor，MIF）是由 115 个氨基酸组成的具有三维结构的蛋白质，主要在免疫系统细胞中表达，在消化道、呼吸道、泌尿道上皮细胞中也有表达。目前认为，MIF 可通过直接刺激肿瘤细胞增殖、促进肿瘤血管生成、调节免疫反应和抑制 p53 基因功能等影响肿瘤的发生和发展。Mohri 等[44]通过免疫组学分析认为 MIF 有潜力成为早期胃癌诊断的血清标志物。He 等[45]通过体外研究发现，5 种胃癌细胞的 MIF 蛋白和 mRNA 表达水平均显著高于正常胃黏膜上皮细胞。通过病例对照进一步证实，正常人、*H. pylori* 感染者、胃黏膜肠化生患者和胃癌患者组织 MIF 表达与血清 MIF 水平均逐渐增加。Harry 等[46]检测 27 例胃腺癌患者和 222 例胃良性病变患者血清 MIF 水平发现，MIF 诊断胃癌的敏感度和特异度分别为 0.83 和 0.92，明显优于 CEA，同时研究[47]表明，MIF 联合 CEA 诊断胃癌的敏感度和特异度均优于单项检测。MIF 组织特异性低，在多种肿瘤中均有表达，应用于早期胃癌风险预测时，联合其他指标，可提高准确度。

### （六）细胞角蛋白 18

细胞角蛋白 18（cytokeratin18，CK18）是组成细胞骨架的蛋白质之一，广泛存在于上皮细胞。在上皮细胞恶性转化过程中，激活的蛋白酶加速 CK18 的降解，使大量 CK18 片段（M30、M65、CK18-3A9）释放入血液循环，导致血液中 CK18 片段的浓度升高[48]，因此，可以通过检测血清 CK18 片段了解上皮组织（包括胃黏膜上皮）恶变情况。一项研究[49]通过 ELISA 分别检测胃癌患者和健康对照者血清 M30 和 M65 水平，结果显示胃癌患者 M30 和 M65 水平显著高于健康者。M30 作为诊断标志物的敏感度和特异性分别为 67.5% 和 90.9%，M65 为 70.1% 和 90.9%。裴锋等[50]通过测定 236 例胃癌、150 例胃良性病变和 165 例健康对照者血清 CK18-3A9 水平，发现胃癌组显著高于良性病变组和健康对照组。以血清 CK18-3A9＜5.8 mU/M 为标准，CK18-3A9 检测胃癌的敏感度和特异度分别为 36.02% 和 97.5%。CK18-3A9 还与胃癌病理类型相关，可初步用于预测胃癌类型。研究[51]指出，胃腺癌 CK18 水平比其他胃癌高，差异具有统计学意义。

### （七）骨桥蛋白

骨桥蛋白（osteopontin，OPN）是一种高度带负电荷的分泌型磷酸化糖蛋白，有成为胃癌生物标志物的潜力。研究[52]表明，血清 OPN 水平在浅表性胃炎、萎缩性胃炎、上皮内瘤变、胃癌中呈逐渐升高趋势。Wu 等[53]通过病例对照研究发现胃癌患者血清 OPN 水平比正常对照明显升高，伴有淋巴管侵犯及淋巴结转移的患者升高更为明显。这些研究表明血清 OPN 作为胃癌生物标志物具有潜在价值。对 OPN 进一步研究发现，OPN 可以促进肿瘤生长和血管生成，抑制胃癌细胞凋亡；可以增强转移相关分子的转录活性，与 MMP-9、血管内皮生长因子、尿激酶型纤溶酶原激活剂协同作用，最终导致胃癌细胞的侵袭转移。因此，OPN 还被认为是可以预测胃癌生存率和预后的血清学指标。

## 二、外周血实验室检查多肽类

### （一）胃泌素 -17

胃泌素（gastrin）是主要由胃窦 G 细胞合成及分泌的一种肽类激素，主要作用于胃壁细胞，刺激其分泌盐酸。胃泌素有多种亚型，其中 G-17 含量最多（约 90%）。血清胃泌素水平主要受胃内 pH 和 G 细胞数量影响，是反映胃窦黏膜结构和功能的重要血清学指标。唐卓斌[54]通过测定 112 例胃镜活检或胃癌手术切除标本的胃泌素含量发现胃泌素在胃正常上皮细胞、慢性萎缩性胃炎、胃上皮内瘤变中的表达呈现递减的趋势，而在胃癌组织中，胃泌素的表达明显高于胃的癌前病变。此外，研究[55]证实胃泌素还可以刺激人类胃癌细胞生长。还有研究[56]结果提示血清胃泌素水平可能与癌肿浸润范围及病变部位有关，浸润型癌较局限性癌升高明显，贲门、胃底、胃体癌较胃窦癌升高明显。胃泌素单项检测对胃癌诊断的敏感度较低，与 PG 联合检测可以提高诊断价值。近年来，一些欧洲国家和日本已经应用 G-17 联合 PG Ⅰ、PG Ⅱ 筛查胃癌。虽然联合筛查的界限值在各地区存在差异，G-17 界限值在欧洲地区约为 30 μg/L，比东亚地区的界限值 15 μg/L 高 1 倍，但联合筛查[57, 58]的特异度均能提高至 80% 以上，敏感度提高至 70% 左右。

### （二）肠三叶因子

三叶因子家族（trefoil factor family，TFF）是一群主要由胃肠道黏液细胞分泌的小分子多肽，包括乳癌相关肽（TFF1）、解痉多肽（TFF2）和肠三叶因子（TFF3）。TFF3 在保护胃肠道黏膜的完整性、促进胃肠黏膜损伤后的重建中起重要作用。在生理状态下，TFF3 在胃黏膜上皮很少甚至不表达，而在胃黏膜肠上皮化生及胃癌组织中高表达，提示 TFF3 可能与胃黏膜上皮肠化及胃癌发生过程有关。Kirikoshi[59]、路艳艳[60]等研究发现 TFF3 在胃黏膜癌变过程中表达逐渐升高。研究[60]同时发现胃癌 TFF3 阳性表达率与良性病变、正常对照组均有显著差异。一项研究[61]通过测定 183 例胃癌组和 280 名健康对照组血清 TFF3 水平发现胃癌组血清 TFF3 水平高于健康对照组，以 3.6 μg/L 为临界点，TFF3 诊断胃癌敏感度和特异度分别为 80.9% 和 81.0%。因此，TFF3 在胃癌早期诊断方面具有较大的潜在价值。

## 三、外周血实验室检查——抗原类

### （一）胃癌相关抗原

胃癌相关抗原（monoclonal gastric cancer 7 antigen，MG7-Ag）是樊代明[62]等用低分化胃癌细胞系 MKN-46-9 直接免疫小鼠制得的抗胃癌单克隆抗体所识别的抗原。由于 MG7-Ag 对胃癌组织具有较高特异性，且从癌前病变到早期胃癌表达逐渐增加，可视为早期胃癌诊断的敏感指标。郭冬丽等[63]利用免疫组化技术检测 406 例胃黏膜 MG7-Ag 的表达情况，发现从正常胃黏膜到上皮内瘤变再到胃癌，MG7-Ag 阳性表达率依次上升（$p < 0.01$）。吴瑾等[64]通过分析 125 例不同胃黏膜病变患者血清 MG7-Ag 含量发现胃癌患者血清 MG7-Ag 含量明显升高，癌前病变患者血清 MG7-Ag 含量明显高于正常对照组（$p < 0.05$）。周琦等[65]进行病例配对研究，以 MG7-Ag＞12.4 kU/L 为临界值检测胃癌的敏感度和特异度分别为 65.2% 和 92.9%。山东省一项大样本研究[66]得出 MG7-Ag 检测胃癌的敏感度和特异度分别为 77.5% 和 95.6%。由于有较高的组织特异性，MG7-Ag 在诊断早期胃癌方面有较好的应用前景。

### （二）糖类抗原

糖类抗原（carbohydrate antigen，CA）是目前我国检测胃癌最常用的指标。相比其他糖类抗原，CA724 被认为是单项检测胃癌的最优选择。一项纳入 33 个研究、2390 例胃癌、2893 例对照病例的 Meta 分析[67]结果显示，在 CA724、CA242、CA199、CEA、CA125 和 CA153 中，诊断胃癌敏感度最高的是 CA724（0.49±0.19），特异度最强的是 CA242（0.97±0.02），正确指数最高的是 CA724（0.77）。尽管 CA724 在这些糖类抗原中敏感度最高，但也不到 50%，显然不能满足早期胃癌筛查要求。许多研究[68-70]都指出，联合两种或多种糖类抗原可显著提高敏感度，同时对特异度影响不大，但目前尚无一种联合检测方案具有明显优势，各研究结论尚不一致。

## 四、外周血实验室检查——核酸类

### （一）微小 RNA

微小 RNA（miRNA）是一类内源基因编码的由 19～22 个核苷酸构成的非编码单链 RNA。它在细胞中通过促进 mRNA 降解、抑制 mRNA 翻译来调控蛋白表达。许多 miRNA 已被证实在胃癌中异常表达[71]，而且 miRNA 能在人体血液中稳定存在[72]，因此 miRNA 具有作为胃癌早期诊断指标的潜力。一项基于人群的队列研究[73]发现在胃癌组织中有 16 种 miRNA 显著上调表达，而通过检测血清 miRNA 发现，miRNA-221，miRNA-376c 和 miRNA-744 在胃癌患者与正常人中有显著性差异，通过受试者操作特征曲线计算三项联合诊断胃癌的敏感度和特异度分别为 82.4% 和 58.8%。另外，其他 miRNA，如 miRNA-18a[74]、miRNA-222[75]、miRNA-421[76]、miRNA-17-5p[77]、miRNA-21[77]、miRNA106a/106b[77]也有人报道可在胃癌筛查中作为血清诊断标志物。miRNA 在胃癌诊断中的价值已被证实，但目前 miRNA 研究比较分散，并未形成在胃癌诊断方面的统一标准。

### （二）游离 DNA

游离 DNA（cell free DNA，cf-DNA）是循环系统中无细胞状态的胞外 DNA，由单链 DNA、双链 DNA 以及二者的混合物组成，以 DNA- 蛋白质复合物或游离 DNA 两种形式存在。循环系统中 cf-DNA 源自机体细胞坏死和凋亡而向外周血释放的 DNA。来自肿瘤细胞的 cf-DNA 称为 ctDNA。cf-DNA 能够稳定地存在于外周血中，被视为新型肿瘤分子标志物。肿瘤患者外周循环中 cf-DNA 水平要高于健康个体，并且 cf-DNA 表现出与肿瘤组织相同的生物学特性，说明肿瘤组织中的 ctDNA 是 cf-DNA 的主要来源。Kolesnikova[78]、Sai[79]和钱晨[80]等研究发现，胃癌组的 cf-DNA 水平显著高于胃良性肿瘤组及对照组（$p<0.05$），而胃良性肿瘤组与对照组 cf-DNA 水平却无明显差异，表明 cf-DNA 主要来源于肿瘤的释放或肿瘤细胞的坏死，cf-DNA 水平差异有助于区分良恶性病变。Kim 等[81]研究发现健康对照组、早期胃癌组、进展期胃癌组 cf-DNA 水平逐渐升高（三者相互之间 $p<0.05$），当临界值为 90 ng/mL 时，诊断胃癌敏感度和特异度分别为 96.67% 和 94.11%。cf-DNA 是目前发现的单项检测胃癌敏感度最高的血清学指标。

另外，肿瘤细胞中存在着广泛的基因甲基化现象，并且该现象贯穿于细胞癌变的各个阶段，甲基化的基因可以作为胃癌早期诊断标志物。Lee 等[82]同时测定胃癌患者肿瘤组织和血液中基因（DAP-Kinase、GSTPI、p15、p16、E-cadherin）异常甲基化情况，发现肿瘤组织与血液中基因甲基化情况基本一致。Cheung 等[83]研究发现，在胃癌组织中检测到 RNF180 的甲基化，而正常胃组织、结肠癌组织并无类似情况，检测胃癌患者的血清 RNF180 甲基化情况，以 2.2 为临界值，其诊断胃癌的敏感度和特异度分别为 63% 和 91%。以上说明了 cf-DNA 在早期胃癌的诊断方面有广阔的应用前景，但外周循环中 cf-DNA 含量低，检测技术要求高，限制了其在临床使用。

## 五、外周血实验室检查——细胞类

循环肿瘤细胞（circulating tumor cell，CTC）是指自发或因诊疗操作进入外周血循环的肿瘤细胞。在胃癌早期阶段，患者外周血中便出现 CTC，因此，可通过检测 CTC 发现早期胃癌。韩鸿彬[84]、曹中正[85]运用免疫磁珠法富集和免疫荧光原位杂交技术检测血清 CTC，发现胃癌患者外周血 CTC 检出率显著高于胃良性疾病（$p < 0.05$）。CTC 检测有助于发现早期肿瘤，但 CTC 在循环中含量极少，仅为白细胞的 $10^{-6} \sim 10^{-7}$，检测难度大。在上述两项研究中，均在对照组检测出 CTC，不排除为检测方法导致的假阳性。若能在检测方法上取得突破，CTC 也将是早期胃癌诊断的一个重要指标。

# 第三节　早期胃癌的组学预测

## 一、蛋白组学

应用蛋白质组学技术，分析、比较胃癌中异常表达的蛋白质，目前已发现一系列与胃癌发生、发展相关的蛋白，这些蛋白有望成为胃癌早期诊断的生物学标志物。

### （一）电压依赖性阴离子通道 1

电压依赖性阴离子通道 1（voltage-dependent anion channel 1，VDAC1）是相对分子质量为 31 000 的孔道蛋白，存在于所有真核生物的线粒体外膜上，是线粒体与胞质间分子交换的通道，并参与调控线粒体（介导）的细胞凋亡[86]。VDAC 有 3 种亚型，分别为 VDAC1、VDAC2 和 VDAC3。VDAC 各亚型在大部分组织中均能检测到，只是数量上存在差异。Gao 等[87]联合应用串联质谱标签（tandem mass tag）和质谱分析定量比较非癌与胃癌组织线粒体蛋白的丰度差异，结果显示 VDAC1 在胃癌组织线粒体中的表达量是毗邻非癌组织的 1.77 倍，他同时证实胃癌组织中亦存在 VDAC1 表达异常，因此，他认为 VDAC1 是一个有应用前景的胃癌生物学标志物。

### （二）血清淀粉样蛋白 A

血清淀粉样蛋白 A（serum amyloid A，SAA）是一种主要由肝脏合成、分泌的急性时相蛋白。在正常情况下，它在机体内表达水平不高，在创伤、炎症、肿瘤状态下，则明显升高。Chan 等[88]采用质谱分析等方法比较了 96 例胃癌患者根治性胃切除术前后以及 32 例胃溃疡患者和 52 例健康体检者的 SAA 水平，他发现胃癌患者 SAA 水平显著高于健康体检者和胃溃疡患者，多变量分析显示 SAA 水平与肿瘤部位、淋巴结转移、肿瘤分期相关。术后随访中，胃癌复发者的 SAA 水平显著升高，未复发者则无明显变化。生存分析显示，SAA>97 mg/L 的患者死亡风险增加 4 倍。我国学者采用免疫分析方法和液相蛋白芯片多重检测方法对 SAA 在胃癌患者中的临床意义进行了探讨，发现胃癌患者 SAA 水平显著升高，并与肿瘤大小、浸润深度、TNM 分期、淋巴结转移等临床病理特征和术后复发相关[89, 90]，ROC 曲线分析显示，SAA 水平诊断转移性胃腺癌具有较高的准确性（AUC＝0.834）[91]。上述发现提示 SAA 可用于胃癌的预测、转移、复发和预后的评估。

### （三）葡萄糖调节蛋白 78

葡萄糖调节蛋白 78（glucose-regulated protein 78，GRP78）是由内质网合成的一种内质网分子伴侣，参与蛋白质的折叠和组装，同时也是一种应激蛋白，在低氧、低钙等应激状态下大量表达，以维持细胞内环境稳定。已有大量研究表明，GRP78 在某些肿瘤细胞中过表达，并与这些肿瘤的发生、发展以及化疗敏感性相关。Wu 等[92]采用双向差异凝胶电泳（2D-DIGE）分析胃癌组织及其配对正常组织间的差异表达蛋白，发现包括 GRP78 在内的 5 个蛋白有望成为胃癌相关生物标志物，并以蛋白质印迹法检测证实 GRP78 在胃癌组织中表达显著上调，并与肿瘤分期相关。免疫组化法检测则显示 GRP78 仅表达于胃腺癌细胞，正常组织中未见其表达。杨磊等[93]的研究亦表明，GRP78 在胃癌组织中的阳性表达率与肿瘤浸润深度、组织学分级、TNM 分期和淋巴结转移显著相关，多因素分析显示 GRP78 表达是胃癌患者无病生存期的独立影响因素，因此，他认为 GRP78 可作为评估胃癌恶性程度的分子标志物。

### （四）α- 烯醇化酶

α- 烯醇化酶（α-enolase，ENO1）属于烯醇化酶家族成员，其功能为在糖酵解中催化 2- 磷酸甘油酸向磷酸烯醇式丙酮酸转化，是糖酵解过程中的限速酶。ENO1 在某些恶性肿瘤中高表达可加速糖酵解过程，为肿瘤细胞提供快速增殖所需的能量，从而参与促进肿瘤发生、发展的过程。蛋白质组学研究发现，ENO1 在 cag A 阳性 *H. pylori* 感染的胃上皮细胞中的表达较 cag A 基因敲除 *H. pylori* 感染细胞明显上调；进一步的分析显示 cag A 蛋白通过激活 Src 和 MEK/ERK 信号通路上调 ENO1 表达[94]。上述发现为 *H. pylori* 相关胃癌发病机制的研究提供了新线索，亦表明 ENO1 可能作为 cag A 阳性 *H. pylori* 相关胃癌的分子标志物。关于胃癌患者 ENO1 表达及其临床意义的免疫组化研究[95]显示，胃癌组织中的 ENO1 阳性表达率显著高于胃溃疡组织（67.3% vs. 30.4%），并与肿瘤分化程度、浸润深度、淋巴结转移和 TNM 分期相关，是胃癌患者预后判断和治疗监测的潜在生物标志物。胃癌细胞转染携带 ENO1 基因的真核表达载体后，增殖活力、克隆形成能力和迁移能力均显著增强，亦表明 ENO1 可作为胃癌发生、发展的生物标志物[96]。

### （五）丝氨酸蛋白酶抑制剂 A1

丝氨酸蛋白酶抑制剂 A1（serpin peptidase inhibitor clade A member 1，SER PINA1）分布广泛，在人体组织和血液中有较高的含量和较强的稳定性，众多研究显示其可能与多种肿瘤的发病有关。Yang 等[97]的研究选取 70 例胃癌患者和 72 例健康志愿者，采用磁珠纯化联合基质辅助激光解析电离飞行时间质谱（MALDI-TOF-MS）技术筛选可能的胃癌血清学标志物，发现 SERPINA1 和 ENOSF1 在胃癌患者中呈特异性高表达。Kwon 等[98]研究发现，SERPINA1 过表达可促进胃癌细胞侵袭和迁移，其在胃癌组织中表达增强与肿瘤大小、浸润深度、神经和淋巴血管侵袭、淋巴结转移以及预后不良呈显著正相关，有可能成为预测胃癌患者预后的生物标志物。

## 二、代谢组学

代谢组学是指通过系统研究胃癌发生过程代谢产物的变化规律，监测病变组织代谢表达谱的改变，动态地评估代谢信息，并在此基础上，定位相应的病变组织以及识别生物标志物的一门学科。

陈英杰等[99]应用高效液相色谱（HPLC）法分别检测 50 名正常人与 48 例胃癌患者尿中 15 种核苷的水平，发现胃癌患者尿中 14 种核苷的平均值明显高于正常人；次黄嘌呤与肿瘤大小、淋巴结转移正相关；黄嘌呤核苷与肿瘤淋巴结转移正相关。其中 15 种核苷浓度作为数据矢量，结合模式识别法区分正常人和胃癌患者，63% 的胃癌患者被识别，识别率高于 CEA 检测（12%）。研究结果提示，代谢组学方法较目前临床常用的胃癌初筛技术灵敏度更高。

我国对胃癌发生的病因学研究多为流行病学调查研究，相同因素在各项研究结论中的相对危险度差异较大。在评估胃癌风险时，可纳入多种危险因素，进行综合分析。而在外周血实验室检测项目方面，至今尚未发现一种敏感度高、特异性强、检测方便的肿瘤标志物。但众多研究均表明，联合两种或多种肿瘤标志物可提高诊断正确率。基于国外经验及目前研究水平，PG 联合 G-17 是相对成熟的预测指标，可选为基础预测指标，再根据不同肿瘤标志物的特点与当地医疗水平，联合检测多种肿瘤标志物可提高预测准确度。

目前，已有国内学者结合胃癌危险因素和外周血实验室检查建立胃癌高危人群评分模型[100]，笔者研究团队根据广东省多地区人群资料建立了早期胃癌筛查模型。该模型通过问诊和抽血检查即可评估胃癌发生的危险度，该模型具有简易、高效的特点，我们结合互联网技术建立了早期胃癌筛查网络平台，并成功获得专利。期待进一步开展多中心早期胃癌筛查项目，建立适合我国推广的、简易且高效的阶梯式预测早期胃癌风险的诊断模型，将其广泛应用于临床，从而提高我国早期胃癌诊治率。

# 参 考 文 献

［1］ 邹文斌, 李兆申. 中国胃癌发病率及死亡率研究进展 [J]. 中国实用内科杂志, 2014, 34 (4): 408-415.

［2］ 陈万青, 郑荣寿, 张思维, 等. 2012 年中国恶性肿瘤发病和死亡分析 [J]. 中国肿瘤, 2016, 25 (1): 4-11.

［3］ 张伟东, 苗树军. 我国恶性肿瘤死亡率流行病学特征分析 [J]. 中国健康教育, 2009, 25 (4): 246-248.

［4］ 廖专, 孙涛, 吴浩, 等. 中国早期胃癌筛查及内镜诊治共识意见 (2014 年 4 月·长沙) [J]. 胃肠病学, 2014, 34 (7): 433-448.

［5］ 曹燕平, 李建生. 1380 例胃癌的胃镜检查统计分析 [J]. 肿瘤基础与临床, 2010, 23 (3): 253-256.

［6］ YAGHOOBI M, BIJARCHI R, NAROD S. Family history and the risk of gastric cancer [J]. British Journal of Cancer, 2010, 102 (2): 237-242.

［7］ ZHANG Y, LIU X, FAN Y, et al. Germline mutations and polymorphic variants in MMR, E-cadherin and MYH genes associated with familial gastric cancer in Jiangsu of China [J]. International Journal of Cancer, 2006, 119 (11): 2592-2596.

［8］ LIU X, CHU K. E-cadherin and gastric cancer: cause, consequence, and applications [J]. BioMed Research International, 2014, 2014 (1): 1-9.

［9］ COVER T L. *Helicobacter pylori* diversity and gastric cancer risk [J]. mBio, 2016, 7 (1): 1815-1869.

［10］ 李一鑫, 李秀明, 张楠, 等. 幽门螺杆菌感染与胃癌发生、发展及预后的相关性研究 [J]. 中华肿瘤防治杂志, 2015, 22 (2): 91-94.

［11］ 赵风源, 贺圣文, 赵仁宏, 等. 胃癌危险因素的 Meta 分析 [J]. 中国卫生统计, 2010, 27 (2): 146-148.

［12］ WU C Y, KUO K N, WU M S, et al. Early *Helicobacter pylori* eradication decreases risk of gastric cancer in patients with peptic ulcer disease [J]. Gastroenterology, 2009, 137 (5): 1641-1648.

［13］ 孔莲芳, 王凯娟, 代丽萍. 胃癌发病危险因素的 Meta 分析 [J]. 中国卫生产业, 2011, 8 (12): 131-132.

［14］ YOON H, KIM N. Diagnosis and management of high risk group for gastric cancer [J]. Gut and Liver, 2015, 9 (1): 5-17.

［15］ 吴云林, 吴巍. 重视胃癌前病变患者中的胃癌筛查和检漏 [J]. 中国中西医结合消化杂志, 2015, 23 (12): 7-11.

［16］ DEN HOED C M, HOLSTER I L, CAPELLE L G, et al. Follow-up of premalignant lesions in patients at risk for progression to gastric cancer [J]. Endoscopy, 2013, 45 (4): 249-256.

［17］ JAYALEKSHMI P A. Gastric cancer risk in relation to tobacco use and alcohol drinking in Kerala,

India-Karunagappally cohort study [J]. World Journal of Gastroenterology, 2015, 21 (44): 12676.

[18] 孙晓东, 黄育北, 王波, 等. 中国人群吸烟与胃癌发病关系的 Meta 分析 [J]. 中国慢性病预防与控制, 2009, 17 (3): 247-251.

[19] LIU N, SHEN Y, QIN L, et al. Meta-analysis of smoking and the risk of gastric cancer among the Chinese population [J]. Clinical Oncology and Cancer Research, 2009, 6 (4): 296-302.

[20] MOY K A, FAN Y, WANG R, et al. Alcohol and tobacco use in relation to gastric cancer: a prospective study of men in Shanghai, China [J]. Cancer Epidemiology Biomarkers & Prevention, 2010, 19 (9): 2287-2297.

[21] 张玲霞, 张沥, 陶梅, 等. 高渗盐水致大鼠萎缩性胃炎胃黏膜扫描电镜观察 [J]. 中国医师杂志, 2005, 7 (11): 18-20.

[22] SHIKATA K, KIYOHARA Y, KUBO M, et al. A prospective study of dietary salt intake and gastric cancer incidence in a defined Japanese population: the hisayama study [J]. International Journal of Cancer, 2006, 119 (1): 196-201.

[23] WANG X, TERRY P, YAN H. Stomach cancer in 67 Chinese counties: evidence of interaction between salt consumption and *Helicobacter pylori* infection [J]. Asia Pac J Clin Nutr, 2008, 17 (4): 644-650.

[24] EVERATT R, TAMOSIUNAS A, KUZMICKIENE I, et al. Alcohol consumption and risk of gastric cancer: a cohort study of men in Kaunas, Lithuania, with up to 30 years follow-up [J]. BMC Cancer, 2012, 12: 475.

[25] MA S H, JUNG W, WEIDERPASS E, et al. Impact of alcohol drinking on gastric cancer development according to *Helicobacter pylori* infection status [J]. Br J Cancer, 2015, 113 (9): 1381-1388.

[26] MOY K A, FAN Y, WANG R, et al. Alcohol and tobacco use in relation to gastric cancer: a prospective study of men in Shanghai, China [J]. Cancer Epidemiology Biomarkers & Prevention, 2010, 19 (9): 2287-2297.

[27] SHIN C M, KIM N, CHO S I, et al. Association between alcohol intake and risk for gastric cancer with regard to ALDH2 genotype in the Korean population [J]. International Journal of Epidemiology, 2011, 40 (4): 1047-1055.

[28] LIN S, LI Y, LEUNG K, et al. Salt processed food and gastric cancer in a Chinese population [J]. Asian Pacific Journal of Cancer Prevention, 2014, 15 (13): 5293-5298.

[29] SOMI M H, MOUSAVI S M, NAGHASHI S, et al. Is there any relationship between food habits in the last two decades and gastric cancer in north-western Iran? [J]. Asian Pacific Journal of Cancer Prevention, 2015, 16 (1): 283-290.

[30] WU Y, FAN Y, JIANG Y, et al. Analysis of risk factors associated with precancerous lesion of gastric cancer in patients from eastern China: a comparative study [J]. J Cancer Res Ther, 2013, 9 (2): 205-209.

[31] LEE S P, SUNG I, KIM J H, et al. The effect of emotional stress and depression on the prevalence of digestive diseases [J]. Journal of Neurogastroenterology and Motility, 2015, 21 (2): 273-282.

[32] 曹勤, 冉志华, 萧树东. 血清胃蛋白酶原、胃泌素 -17 和幽门螺杆菌 IgG 抗体筛查萎缩性胃炎和胃癌 [J]. 胃肠病学, 2006, 11 (7): 388-394.

[33] LOMBA-VIANA R, DINIS-RIBEIRO M, FONSECA F, et al. Serum pepsinogen test for early

detection of gastric cancer in a European country [J]. Eur J Gastroenterol Hepatol, 2012, 24 (1): 37-41.

［34］ MIZUNO S, MIKI I, ISHIDA T, et al. Prescreening of a high-risk group for gastric cancer by serologically determined *Helicobacter pylori* infection and atrophic gastritis [J]. Dig Dis Sci, 2010, 55 (11): 3132-3137.

［35］ ZHANG X, XUE L, XING L, et al. Low serum pepsinogen I and pepsinogen I/II ratio and *Helicobacter pylori* infection are associated with increased risk of gastric cancer: 14-year follow up result in a rural Chinese community [J]. International Journal of Cancer, 2012, 130 (7): 1614-1619.

［36］ 李晓庆, 郑奎城, 林曙光, 等. 福建省沿海地区居民 PG、G-17 及 *H. pylori* 抗体血清流行病学调查 [J]. 现代预防医学, 2014, 41 (9): 1543-1546.

［37］ MASHIMA T, SEIMIYA H, TSURUO T. De novo fatty-acid synthesis and related pathways as molecular targets for cancer therapy [J]. Br J Cancer, 2009, 100 (9): 1369-1372.

［38］ 胡艳石. 血清脂肪酸合酶联合肿瘤标志物 CEA、CA724 在胃癌中的诊断价值 [J]. 国际检验医学杂志, 2015, 36 (16): 2396-2400.

［39］ ITO T, SATO K, MAEKAWA H, et al. Elevated levels of serum fatty acid synthase in patients with gastric carcinoma [J]. Oncol Lett, 2014, 7 (3): 616-620.

［40］ OUE N, SENTANI K, NOGUCHI T, et al. Serum olfactomedin 4 (GW112, hGC-1) in combination with Reg IV is a highly sensitive biomarker for gastric cancer patients [J]. International Journal of Cancer, 2009, 125 (10): 2383-2392.

［41］ TAO H, HE X, MA Y, et al. Evaluation of REG4 for early diagnosis and prognosis of gastric cancer [J]. Human Pathology, 2011, 42 (10): 1401-1409.

［42］ 吴伟权, 何徐军, 王惠菊, 等. REG4 在胃癌诊断和预后中的价值 [J]. 肿瘤学杂志, 2009, 15 (10): 925-927.

［43］ KIM K K, PARK K S, SONG S B, et al. Up regulation of GW112 gene by NF kappa B promotes an antiapoptotic property in gastric cancer cells [J]. Mol Carcinog, 2010, 49 (3): 259-270.

［44］ MOHRI Y, MOHRI T, WEI W, et al. Identification of macrophage migration inhibitory factor and human neutrophil peptides 1-3 as potential biomarkers for gastric cancer [J]. Br J Cancer, 2009, 101 (2): 295-302.

［45］ HE X X, YANG J, DING Y W, et al. Increased epithelial and serum expression of macrophage migration inhibitory factor (MIF) in gastric cancer: potential role of MIF in gastric carcinogenesis [J]. Gut, 2006, 55 (6): 797-802.

［46］ XIA H H, YANG Y, CHU K, et al. Serum macrophage migration-inhibitory factor as a diagnostic and prognostic biomarker for gastric cancer [J]. Cancer, 2009, 115 (23): 5441-5449.

［47］ CAMLICA H, DURANYILDIZ D, OGUZ H, et al. The diagnostic value of macrophage migration inhibitory factor (MIF) in gastric cancer [J]. Pathol Oncol Res, 2008, 14 (1): 79-83.

［48］ LINDER S, HAVELKA A M, UENO T, et al. Determining tumor apoptosis and necrosis in patient serum using cytokeratin 18 as a biomarker [J]. Cancer Lett, 2004, 214 (1): 1-9.

［49］ OYAMA K, FUSHIDA S, KINOSHITA J, et al. Serum cytokeratin 18 as a biomarker for gastric cancer [J]. Clinical and Experimental Medicine, 2013, 13 (4): 289-295.

[50] 裴锋, 朱毅. 细胞角蛋白 18 片段检测在胃癌诊断中的临床意义 [J]. 肿瘤防治研究, 2012, 39 (4): 439-441.

[51] 杨士军, 陆卫平, 鲍艳梅, 等. 血清 CK18 及 CA72-4 水平在胃癌诊治中的临床价值 [J]. 国际检验医学杂志, 2012, 33 (13): 1593-1594.

[52] 张忠, 王旭光, 李敏, 等. 联合检测血清骨桥蛋白和 MG7 抗原在胃癌诊断中的应用 [J]. 中国老年学杂志, 2013, 33 (2): 254-256.

[53] WU C Y, WU M S, CHIANG E P, et al. Elevated plasma osteopontin associated with gastric cancer development, invasion and survival [J]. Gut, 2007, 56 (6): 782-789.

[54] 唐卓斌, 刘为纹. 胃黏膜癌变过程中胃泌素、生长抑素蛋白表达及其意义 [J]. 中华消化杂志, 2001, 21 (11): 693-694.

[55] IWASE K, EVERS B M, HELLMICH M R, et al. Regulation of growth of human gastric cancer by gastrin and glycine-extended progastrin [J]. Gastroenterology, 1997, 113 (3): 782-790.

[56] 程兆明, 李龙, 陈琳娜. 血清胃蛋白酶原 Ⅰ、Ⅱ 与胃泌素联合检测对胃癌的诊断价值 [J]. 中华消化内镜杂志, 2002, 19 (1): 32-34.

[57] 蒋孟军, 肖志坚, 张荣军, 等. 血清胃蛋白酶原 Ⅰ、Ⅱ 与胃泌素联合检测对胃癌诊断的临床意义 [J]. 标记免疫分析与临床, 2004, 11 (3): 131-133.

[58] SHIOTANI A, IISHI H, UEDO N, et al. Histologic and serum risk markers for noncardia early gastric cancer [J]. Int J Cancer, 2005, 115 (3): 436-469.

[59] KIRIKOSHI H, KATOH M. Expression of TFF1, TFF2 and TFF3 in gastric cancer [J]. Int J Oncol, 2002, 21 (3): 655-659.

[60] 路艳艳, 田字彬, 魏良洲, 等. TFF3 在胃癌、癌前病变及胃腺瘤中的表达及其与血管生成的关系 [J]. 世界华人消化杂志, 2009, 17 (36): 3688-3692.

[61] AIKOU S, OHMOTO Y, GUNJI T, et al. Tests for serum levels of trefoil factor family proteins can improve gastric cancer screening [J]. Gastroenterology, 2011, 141 (3): 837-845.

[62] 樊代明, 张学庸, 陈希陶, 等. 抗低分化胃癌细胞系 MKN-46-9 单克隆抗体的制备及免疫组化鉴定 [J]. 解放军医学杂志, 1988, 13 (1): 12-15.

[63] 郭冬丽, 宁佩芳, 王兰, 等. 胃癌及癌前状态 MG7 表达的动态观察及分析 [J]. 中华流行病学杂志, 2003, 24 (6): 494-497.

[64] 吴瑾, 刘丹, 吴华星, 等. 血清 MG7-Ag 与 PG 联合检测对胃癌早期诊断的临床应用价值 [J]. 现代肿瘤医学, 2008, 16 (3): 390-393.

[65] 周琦, 张琼, 魏来. 联合检测 CA19-9、CEA、CA72-4、MG-Ag 对胃癌的诊断价值 [J]. 世界华人消化杂志, 2010, 18 (25): 2698-2701.

[66] ZHANG L, REN J, PAN K, et al. Detection of gastric carcinoma-associated MG7-Ag by serum immuno-PCR assay in a high-risk Chinese population, with implication for screening [J]. Int J Cancer, 2010, 126 (2): 469-473.

[67] CHEN X, ZHANG W, YANG K, et al. Correlation between serum CA724 and gastric cancer: multiple

analyses based on Chinese population [J]. Molecular Biology Reports, 2012, 39 (9): 9031-9039.

[ 68 ] JING J, WANG Y, XU X, et al. Tumor markers for diagnosis, monitoring of recurrence and prognosis in patients with upper gastrointestinal tract cancer [J]. Asian Pacific Journal of Cancer Prevention, 2015, 15 (23): 10267-10272.

[ 69 ] KIM Y H, AJANI J, OTA D M, et al. Value of serial carcinoembryonic antigen levels in patients with resectable adenocarcinoma of the esophagus and stomach [J]. Cancer, 1995, 75 (2): 451-456.

[ 70 ] 王轶. 胃癌病程分期与血清 CA724、CA242 及 CEA 水平关系探讨 [J]. 放射免疫学杂志, 2006, 19 (3): 225-226.

[ 71 ] WANG Q, ZHU Y, ZHANG H, et al. Altered miRNA expression in gastric cancer: a systematic review and Meta-analysis [J]. Cellular Physiology and Biochemistry, 2015, 35 (3): 933-944.

[ 72 ] ICHIKAWA D, KOMATSU S, KONISHI H, et al. Circulating microRNA in digestive tract cancers [J]. Gastroenterology, 2012, 142 (5): 1074-1078.

[ 73 ] SONG M, PAN K, SU H, et al. Identification of serum microRNAs as novel non-invasive biomarkers for early detection of gastric cancer [J]. PLoS ONE, 2012, 7 (3): e33608.

[ 74 ] TSUJIURA M, KOMATSU S, ICHIKAWA D, et al. Circulating miR-18a in plasma contributes to cancer detection and monitoring in patients with gastric cancer [J]. Gastric Cancer, 2015, 18 (2): 271-279.

[ 75 ] FU Z, QIAN F, YANG X, et al. Circulating miR-222 in plasma and its potential diagnostic and prognostic value in gastric cancer [J]. Medical Oncology, 2014, 31 (9): 164.

[ 76 ] JIANG Z, GUO J, XIAO B, et al. Increased expression of miR-421 in human gastric carcinoma and its clinical association [J]. Journal of Gastroenterology, 2010, 45 (1): 17-23.

[ 77 ] TSUJIURA M, ICHIKAWA D, KOMATSU S, et al. Circulating microRNAs in plasma of patients with gastric cancers [J]. Br J Cancer, 2010, 102 (7): 1174-1179.

[ 78 ] KOLESNIKOVA E V, TAMKOVICH S N, BRYZGUNOVA O E, et al. Circulating DNA in the blood of gastric cancer patients [J]. Ann N Y Acad Sci, 2008, 1137 (1): 226-231.

[ 79 ] SAI S, ICHIKAWA D, TOMITA H, et al. Quantification of plasma cell-free DNA in patients with gastric cancer [J]. Anticancer Research, 2007, 27 (4): 2747-2752.

[ 80 ] 钱晨, 王鑫蕾, 申娴娟, 等. 分支 DNA 技术在胃癌患者血清游离 DNA 检测中的应用 [J]. 南通大学学报 (医学版), 2015, 35 (6): 506-510.

[ 81 ] KIM K, SHIN D G, PARK M K, et al. Circulating cell-free DNA as a promising biomarker in patients with gastric cancer: diagnostic validity and significant reduction of cf-DNA after surgical resection [J]. Annals of Surgical Treatment and Research, 2014, 86 (3): 136.

[ 82 ] LEE T, LEUNG W K, CHAN M W Y, et al. Detection of gene promoter hypermethylation in the tumor and serum of patients with gastric carcinoma [J]. Clinical Cancer Research, 2002, 8 (6): 1761-1766.

[ 83 ] CHEUNG K, LAM C N Y, WU K, et al. Characterization of the gene structure, functional significance, and clinical application of RNF180, a novel gene in gastric cancer [J]. Cancer, 2012, 118 (4): 947-959.

[ 84 ] 韩鸿彬, 李朝辉, 刘帅锋, 等. 胃癌患者外周血循环肿瘤细胞检测及其临床意义 [J]. 中国普外基础与临床杂志, 2015, 22 (7): 840-843.

［85］ 曹中正, 丁连安, 牛冬光, 等. 胃癌外周血循环肿瘤细胞水平及其临床意义 [J]. 临床肿瘤学杂志, 2014, 19 (6): 539-542.

［86］ SHOSHAN-BARMATZ V, BEN-HAIL D. VDAC, a multifunctional mitochondrial protein as a pharmacological target [J]. Mitochondrion, 2012, 12 (1): 24-34.

［87］ GAO W, XUA J, WANG F, et al. Mitochondrial proteomics approach reveals voltage-dependent anion channel 1 (VDAC1) as a potential biomarker of gastric cancer [J]. Cell Physiol Biochem, 2015, 37 (6): 2339-2354.

［88］ CHAN D C, CHEN C J, CHU H C, et al. Evaluation of serum amyloid A as a biomarker for gastric cancer [J]. Ann Surg Oncol, 2007, 14 (1): 84-93.

［89］ 蔡利励, 谭立明, 沈威, 等. 血清淀粉样蛋白 A 对胃癌的临床诊断价值 [J]. 中国实验诊断学, 2011, 15 (7): 1073-1076.

［90］ 刘东红, 张云, 唐小万, 等. 血清淀粉样蛋白 A 对早期胃癌诊断的研究 [J]. 医学研究杂志, 2014, 43 (6): 107-110.

［91］ WANG J, MA R, SHARMA A, et al. Inflammatory serum proteins are severely altered in metastatic gastric adenocarcinoma patients from the Chinese population [J]. PLoS One, 2015, 10 (4): e0123985.

［92］ WU J Y, CHENG C C, WANG J Y, et al. Discovery of tumor markers for gastric cancer by proteomics [J]. PLoS One, 2014, 9 (1): e84158.

［93］ 杨磊, 杨书云, 季建美, 等. 葡萄糖调节蛋白 78 在胃癌组织中的表达及其临床意义 [J]. 中华肿瘤杂志, 2013, 35 (11): 837-842.

［94］ CHEN S, DUAN G, ZHANG R, et al. *Helicobacter pylori* cytotoxin-associated gene A protein upregulates α-enolase expression via Src/MEK/ERK pathway: implication for progression of gastric cancer [J]. Int J Oncol, 2014, 45 (2): 764-770.

［95］ 倪田根, 高晨, 周欣, 等. 胃癌组织中烯醇化酶 -α 和肿瘤型丙酮酸激酶蛋白的表达及其临床意义 [J]. 中国肿瘤生物治疗杂志, 2011, 18 (5): 524-527.

［96］ LIU Y Q, HUANG Z G, LI G N, et al. Effects of α-enolase (ENO1) over-expression on malignant biological behaviors of AGS cells [J]. Int J Clin Exp Med, 2015, 8 (1): 231-239.

［97］ YANG J, XIONG X, WANG X, et al. Identification of peptide regions of SERPINA1 and ENOSF1 and their protein expression as potential serum biomarkers for gastric cancer [J]. Tumour Biol, 2015, 36 (7): 5109-5118.

［98］ KWON C H, PARK H J, LEE J R, et al. Serpin peptidase inhibitor clade A member 1 is a biomarker of poor prognosis in gastric cancer [J]. Br J Cancer, 2014, 111 (10): 1993-2002.

［99］ 陈英杰, 郑育芳, 王凝芳, 等. 尿中核苷检测在胃癌诊断中的意义 [J]. 癌症, 2003, 22 (5): 537-540.

［100］陶伟. 胃癌高危人群评分模型的建立和伺机筛查方案的研究 [D]. 银川: 宁夏医科大学, 2012.

（刘永佳　周慧敏　何兴祥）

# 第七章
# 早期胃癌的预防

## 第一节　早期胃癌的情志预防

　　情志，泛指喜、怒、忧、思、悲、恐、惊等多种情绪变化。情志是对客观现实的一种特殊反映形式。正常的情绪变化，既是脏腑器官功能的反映，又是维持脏腑器官功能的基础，是协调脏腑器官功能的无形媒介。中医认为胃癌的病变在胃，是一种脾胃功能失常的病变，与肝脾密切相关[1]。情志内伤是肿瘤发生的重要致病因素，由于情志内伤导致气血运行失调、经络阻塞，为癌病的发生创造了病理基础。情志不遂，尤其是忧思郁怒，或性格内向，情感内蕴，哀怒不溢于言表，或为取悦他人而舍己所好，常委曲求全地顺应现实等都可导致肝失疏泄，胃失和降，损伤脾胃，使运化失职，痰凝气滞血瘀，热毒瘀阻于胃，积聚成块而发病。

　　调畅情志对疾病的预防十分重要，胃癌患者如能得到适时的、恰当的情志调护，消除不良的情志波动、心理反应，就会减少疾病发展过程中的不利因素，促进脏腑气血调和畅达，从而延缓或阻止癌病恶化。情绪乐观的胃癌患者积极配合医疗活动，其生存期常常比情绪低落者长。

## 第二节　早期胃癌的食物预防

　　蔬果摄入是胃癌的保护因素。日本一项大规模前瞻性研究[2]发现，蔬果的摄入可降低胃癌发生风险，特别是男性的远端胃癌。有学者认为新鲜蔬果所含的丰富的维生素 C 等抗氧化剂可能是胃癌有效保护因子。一项对前瞻性研究的 Meta 分析[3]提示低剂量维生素明显降低胃癌发生风险。Li 等[4]研究指出维生素可降低胃癌发生风险，但与体内维生素浓度无关。但一项 15 年的随访研究[5]发现维生素治疗与胃癌的发生率和死亡率均无显著性联系。同时，一项随机对照试验[6]结果显示对慢性萎缩性胃炎患者进行维生素治疗并不能减少 *H. pylori* 感染风险。蔬果摄入降低胃癌发生的机制仍不明确，需进一步研究。

　　另外，摄入豆制品、大蒜、膳食纤维、绿茶也被报道可能是胃癌发生的保护因素。但这些观点仍需进一步研究验证。

## ▎第三节　早期胃癌的物理预防

陈永等[7]通过对亚硝基盐诱发大鼠胃癌模型足三里穴和梁门穴进行针灸和艾灸干预，结果提示针灸预处理能够改善大鼠胃黏膜癌前病变的组织学表现，降低血清 CEA 浓度。类似研究[8]也证实艾灸胃经穴能明显降低慢性萎缩性胃炎癌前病变大鼠胃黏膜细胞增殖因子的表达，抑制胃黏膜细胞的异型增生，促进胃黏膜的修复。上述研究均说明针灸或艾灸可能是预防胃癌的潜在方法，但目前只有少量动物实验研究结果，下一步仍需更多临床研究进一步证明。

## ▎第四节　早期胃癌的药物预防

### 一、西药预防

#### （一）根除幽门螺杆菌

##### 1. *H. pylori* 感染与胃癌发生的关系

*H. pylori* 可引起胃黏膜的活动性炎症，进而引起胃黏膜的萎缩和肠上皮化生，萎缩性胃炎的胃癌风险系数为 5.13（2.79～9.42），*H. pylori* 可能在胃癌发生的初期阶段发挥作用。

1991 年，Parsonnet[9]在《新英格兰医学杂志》发表了一篇美国患者的病例对照研究论文。从 1964—1969 年作者所在中心的 128 992 例患者中抽取分析 186 对胃癌及非胃癌患者的 *H. pylori* 感染情况（用 ELISA 法检测血清 IgG 抗体）及其他临床病理特征，发现血清采集与胃癌诊断的平均间隔时间为 14.2 年，胃癌组的 *H. pylori* 感染率为 80.1%，而对照组为 59.7%（OR 作为 3.6，95%CI 为 1.8～7.3）；*H. pylori* 感染是肠型胃癌和弥漫型胃癌的危险因素 [OR 值为 3.1（1.5～6.6），95%CI 为 8.0（1.0～64）]；患病部位分析发现胃食管连接处癌与 *H. pylori* 感染无明显相关；*H. pylori* 感染是女性及黑人罹患胃癌的特别高危因素（OR 分别为 18 和 9）。

同年日本学者 Nomura[10]发表了对居住在夏威夷的日裔美国人的研究结果。从 1967—1970 年，共有 5908 例患者纳入研究，到 1989 年，109 例患者确诊胃癌，用这些胃癌患者的储存血清再与配对的对照血清进行对比，发现 94% 的胃癌患者与 76% 的非癌患者 *H. pylori* 抗体阳性（OR 为 6，95%CI 为 2.1～17.3），且抗体浓度与胃癌风险呈正相关。因此，有学者提出胃癌是一种感染性疾病[11]。1991 年，世界卫生组织（WHO）把 *H. pylori* 定为 I 类致癌原。

##### 2. 根治 *H. pylori* 可减少胃癌的发病率与死亡率

Uemura[12]在 1997 年发表的一项日本临床研究试验结果，132 例早期胃癌合并 *H. pylori* 感染的患者，在接受内镜下切除后，随机根治或不根治 *H. pylori*，随访 2 年，根治组胃窦和胃体的中性粒细胞、肠上皮化生减轻；随访 3 年，未根治组出现了 6 例（9%）早期肠型胃癌。这提示根除 *H. pylori* 可减轻胃黏膜的活动性炎症和肠上皮化生，减少胃癌发生。2018 年，韩国学者 Choi[13] 在《新英格兰医学杂志》也发表了一项类似的临床研究的结果，396 例早期胃癌或 HGIN 行内镜下切除术的患者，根治或不根治 *H. pylori*，平均随访 5.9 年，治疗组 7.2% 的患者出现异时性胃癌。对照组 13.4% 出现异时相胃癌（*p*=0.03），对 327 例患者进行病理学评估，48.4% 的治疗组患者、15.0% 的对照组患者胃体小弯侧萎缩程度得到改善（*p*<0.001）。

Uemura[14] 2001 年在《新英格兰医学杂志》上发表了一篇回顾性研究论文。日本 1526 例患有胃或十二指肠溃疡、增生性胃息肉及非溃疡性消化不良患者，其中合并 *H. pylori* 感染有 1246 例，*H. pylori* 阴性有 280 例，平均随访 7.8 年，*H. pylori* 感染组有 36 例进展为胃癌（肠型胃癌 23 例，弥漫型胃癌 13 例），而非感染组胃癌发生率为 0；在 *H. pylori* 感染患者中，胃窦严重萎缩、胃炎（胃体为主）及肠上皮化生的患者属于胃癌的高危患者；这些患者中，非溃疡性消化不良患者的胃癌发病率为 4.7%（21/445）；胃溃疡患者胃癌的发生率为 3.4%（10/297）；胃增生性息肉患者的胃癌发生率为 2.2%（5/229），275 例十二指肠溃疡患者的胃癌发生率为 0。

2020 年，Choi 在《新英格兰医学杂志》发表了一项在韩国进行的样本量为 1676 例的研究结果，研究对象为胃癌患者一级家属，该研究为（双盲随机对照研究）。这些患者接受三联根治治疗（兰索拉唑 30 mg，阿莫西林 1000 mg，克拉霉素 500 mg，均每天 2 次）或安慰剂口服，随访 9.2 年，治疗组胃癌的发生率显著低于安慰剂组（1.2% vs. 2.7%，*p*=0.03），治疗组中持续感染 *H. pylori* 的胃癌发病率为 2.9%，根治成功的胃癌发病率仅为 0.8%[15]。

以上一系列大样本对照研究证实根治 *H. pylori* 可减轻胃黏膜炎症、减轻肠上皮化生，减少胃癌（包括肠型胃癌与弥漫型胃癌）发病率，不管是胃癌患者的一级家属、非癌的 *H. pylori* 感染患者还是因为胃癌已接受内镜切除（一般伴有较严重的萎缩和肠上皮化生）的患者，均可获益。目前比较公认的观点是根治 *H. pylori* 可以将胃癌的发生率降低 30%。

我国针对根治 *H. pylori* 及其与胃癌发生的关系也进行了一系列的临床研究。Wong 等[16] 在福建省进行的一项前瞻性随机安慰剂对照研究中，随访 7.5 年，无癌前病变的 *H. pylori* 根治组无胃癌发生，对照组有 6 例胃癌（*p*=0.02）。从 1995 年开始在胃癌高发区——山东临朐进行的大样本前瞻性临床干预研究，随访 15 年，发现根治 *H. pylori* 与饮食补充疗法（补充大蒜提取物、维生素）相比，能更有效地降低胃癌的发生率（3.0% vs. 4.6%）与死亡率（1.5% vs. 2.1%）[17]；分组研究发现，*H. pylori* 根治治疗与安慰剂比较，可以降低 55 岁以上患者的胃癌发病率（OR=0.36；95% CI 为 0.17~0.79）及死亡率（HR=0.26；95% CI 为 0.09~0.79），对合并肠上皮化生的患者更加有利（OR=0.56；95% CI 为 0.34~0.91）[18]。因此，《中国幽门螺杆菌根除与胃癌防控的专家共识意见》指出我国是 *H. pylori* 高感染率国家，根除 *H. pylori* 可降低我国的胃癌发生风险，有效预防胃癌[19]。

### （二）*H. pylori* 感染的治疗

在《2015 京都共识》中，*H. pylori* 感染的治疗原则为发现即治疗，如果没有治疗的计划则不要进行相关的检查；根治的方案包括三联疗法、四联疗法、伴随疗法及序贯疗法等[20]。

**1. 三联疗法**

过去曾应用过含 H2 受体拮抗剂的三联疗法，随着质子泵拮抗剂（proton pum inhibitor，PPI）的普及，H2 受体拮抗剂组成的三联疗法已逐渐淡出人们的视线。含有 PPI 的三联疗法，包括一种标准剂量的 PPI（表 7-1）和阿莫西林 1000 mg、克拉霉素 500 mg、甲硝唑 400 mg，三种抗生素的两种，均每天口服 2 次，疗程为 7～14 天。临床研究表明三联疗法的根治率低于含有铋剂的四联疗法，但对于一些社会经济情况较差的地区和一些抗生素敏感地区，三联 7 天疗法仍是一种性价比较高的选择。

表 7-1　PPI 标准剂量

| PPI | 每粒剂量 | 治疗溃疡的标准剂量 | 根除 *H. pylori* 的标准剂量 |
| --- | --- | --- | --- |
| 奥美拉唑 | 20 mg | 20 mg，每天 1 次 | 20 mg，每天 2 次 |
| 兰索拉唑 | 30 mg | 30 mg，每天 1 次 | 30 mg，每天 2 次 |
| 泮托拉唑 | 40 mg | 40 mg，每天 1 次 | 40 mg，每天 2 次 |
| 雷贝拉唑 | 10 mg | 10 mg，每天 1 次 | 10 mg 或 20 mg，每天 2 次 |
| 艾司奥美拉唑 | 20 mg | 20 mg，每天 1 次 | 20 mg，每天 2 次 |

**2. 四联疗法**

主要指包含铋剂在内的四联疗法。即一种 PPI、两种抗生素再加上铋剂（枸橼酸铋钾 1 次 220 mg，每天 2 次），疗程 10～14 天。抗生素除三联疗法提到的 3 种抗生素外，阿莫西林过敏的患者还可选择四环素（1 次 500 mg，每天 4 次），其他抗生素可选择甲硝唑、呋喃唑酮（1 次 100 mg，每天 2 次）或左氧氟沙星（1 次 200 mg，每天 2 次）。四联疗法的根治率明显高于三联疗法，10 天疗程与 14 天疗程相比，根治率没有统计学差异。

**3. 序贯疗法**

序贯疗法有两种：一种是前 5 天使用一种 PPI 加某两种抗生素，在后 5 天换为完全不同的两种抗生素；另一种是指在前 5 天应用一种 PPI 加阿莫西林，抗生素换为克拉霉素和甲硝唑再应用 5 天。与 7 天三联疗法相比，这种方法治愈率高且有较高的性价比，但总体根治率不及含有铋剂的四联疗法。

**4. 伴随疗法**

它是序贯疗法的变化。由于阿莫西林耐药率低且不良反应最少，在前 5 天之后，并不停用阿莫西林，继续加用 2 种抗生素，这样患者在后 5 天实际使用 4 种药物（比如 PPI、阿莫西林、环丙沙星、利福喷汀），据报道根治率可达到 90%。

**5. 耐药**

目前我国 *H. pylori* 根治的成功率在 80% 左右。抗生素耐药是 *H. pylori* 根治失败的主要原因。甲硝唑的耐药率最高（50%～80%），克拉霉素的耐药率为 15%～25%，阿莫西林、呋喃唑酮和四环素的耐药率仍较低（<5%）。要减少根治失败，应注意以下方面：①根据地方情况选用敏感的抗生素；②选用强效 PPI，因为在经典的 3 种抗生素中，目前耐药率最低的为阿莫西林，如果患者甲硝唑或克拉霉素耐药，那么发挥主要作用的是阿莫西林，而阿莫西林的抗菌活性受胃酸影响较大，选用强效 PPI 可以最大限度地保留阿莫西林的抗菌活性。

**6. 根治失败的处理**

（1）第一次根治失败后不要立即开始第二次根治，最好间隔 3 个月以上，待抗生素恢复对 *H. pylori* 的抗菌活性。

（2）选用更强的 PPI。

（3）选用以前没有用过的抗生素方案。

（4）加用益生菌，包括双歧杆菌等，也可加用布拉姆酵母菌等有益真菌，有报道称这样可以提高根治率。

（5）加用中药，一些中药（如荆花胃康胶丸）也具有一定的抗 *H. pylori* 的功效。

（6）应用 P-CAB：钾离子竞争性酸拮抗剂（potassium-competitive acid blocker，P-CAB）通过钾离子竞争机制可逆性结合壁细胞上的氢 - 钾 -ATP 酶，首剂就几乎完全抑制胃酸分泌，并可长期控制胃酸的水平[21, 22]。P-CAB 在一项替代 PPI 组成三联疗法的研究中，作为一线用药，其 *H. pylori* 根治率为 94.4%（95% CI 为 92.6%～96.2%），作为二线用药，其治疗的根除率为 97.1%（95% CI 为 93.0%～101.1%）[23]；常见的 P-CAB 有 Vonoprazan（伏诺拉生）、Revaprazan。伏诺拉生 2014 年起在日本上市，2019 年进入中国市场。

（7）以细菌培养 - 药敏试验为基础的个体化治疗。

## （三）*H. pylori* 与胃肠道菌群

研究证明，*H. pylori* 感染可引起胃肠道微生态的改变，*H. pylori* 可能通过改变胃肠道菌群的结构与交互作用，发挥其致癌性[24, 25]。根治 *H. pylori* 可能给胃肠道微生态带来改变，这种改变是否有益，目前研究的结果并不一致。

Gotoda 等[26] 2018 年发表了一项研究成果，接受 *H. pylori* 根除治疗的青少年，其短期粪便菌群会有变化，但在治疗 2 个月后大部分会恢复到正常水平，但有少量患者（2/8 例）的粪便菌群在门、属、目水平出现了显著的变化。2018 年中国台湾地区学者发表的另一篇研究发现用四联疗法根除幽门螺杆菌导致肠道菌群失调，变形杆菌相对丰度增加，拟杆菌和放线菌相对丰度降低[27]。浙江邵逸夫医院发表的一篇研究发现铋剂四联根除疗法会带来胃内微生态结构的变化，但补充酪酸梭菌可以减少这种变化[28]。2010年瑞典学者的研究发现应用克拉霉素和甲硝唑在短期内可以引起咽部及大便菌群的显著变化，如放线菌门的减少，随访 4 年，大部分患者能恢复到治疗前水平，但部分病例会存在持续的改变[29]。马来西亚学者 Yap T. W. 等[30] 2016 年发表在《肠道》（*Gut*）的研究中，收集了 17 例年轻患者（18～30 岁）*H. pylori* 根治前后的粪便标本，16S rRNA 测序发现治疗前后细菌的丰度和均一度无显著变化，但在门和属的水平有显著的改变，特别是拟杆菌门的减少和厚壁菌门的增加，而产短链脂肪酸细菌的增加有可能增加代谢紊乱的风险。关于根治 *H. pylori* 对代谢的影响，2019 年西班牙学者 Martín-Núñez 等[31] 发现，根治 *H. pylori* 可引起胃肠道菌群的改变，包括产短链脂肪酸和促进血糖代谢细菌的增加，可以改善患者的血糖水平。2019 年 Olekhnovich 等[32] 用宏基因测序法发现，四联疗法可造成肠道菌群剧烈变化，如双歧杆菌丰度降低，而肠球菌的相对丰度则有所增加，并且这些宏基因组的变化与大环内酯类抗生素耐药有关。

比较重要的是以下两个分别发表在《柳叶刀》（*Lancet*）和《肠道》（*Gut*）上的大样本、前瞻性研究。2019 年在《柳叶刀感染性疾病》（*Lancet Infect Dis*）发表了一项中国台湾地区进行的开放性随机对照、样本量 1000 多人、随访 1 年的临床研究，发现各种 *H. pylori* 根除方案（三联或四联）对肠道微生态的影响甚微，对大肠埃希菌的抗药性没有影响，对代谢指标有益[33]。2019 年《肠道》（*Gut*）发表了我国学者在山东临朐进行的一项前瞻性对照试验的研究结果，在根治前及根治后 6 个月，通过 16S rRNA 测序检测胃活检组织及粪便菌群的变化，发现：① *H. pylori* 是胃微生态失调的主要因素之一，根除成功可使胃微生物群恢复到与 *H. pylori* 阴性者相似的状态；②在慢性萎缩性胃炎、肠化和异型增生患者中，*H. pylori* 与梭杆菌、奈瑟氏菌、普氏菌、威氏菌、罗氏菌在胃菌群中有较强的协同排斥作用。与根治失败患者相比，*H. pylori* 根除成功的患者肠道微生态得到的益处更多，包括益生菌丰度的增加和可能的耐药机制的下调[34]。

以上研究提示 *H. pylori* 并不是胃内唯一存在的细菌，根治 *H. pylori* 短期可能对胃肠道菌群产生影响，多数研究认为根除 *H. pylori* 对胃肠菌群无长期影响，甚至有益。

### （四）其他

尽管一项 Meta 分析[60] 提示长期服用非甾体类抗炎药可以降低胃癌发生风险，但需权衡伴随的心脑血管意外的风险。有研究[60] 指出长期服用他汀类药物和硒均可降低胃癌风险，但目前仍存在较大争议，需进一步临床研究证实。

## 二、中药预防

中医注重"治未病"，在预防早期胃癌方面积累了较为丰富的经验。对无明显症状的胃癌前病变患者，可通过综合摄养，内扶正气，外避邪侵达到防治疾病的目的[35, 36]。现代中医临床和实验研究证实具有健脾益气、扶正解毒、活血功效的中药复方可以逆转慢性萎缩性胃炎的萎缩腺体，甚至使不完全型结肠上皮化生及异型增生逆转[37-43]。2006 年《中医消化病诊疗指南》将胃癌前病变分为肝胃不和证、脾胃湿热证、湿浊中阻证、胃络瘀血证、脾胃虚弱证、胃阴不足证 6 型，分别采用柴胡疏肝散、芩连平胃散、藿朴夏苓汤、丹参饮合桃红四物汤、香砂六君子汤、益胃汤加减治疗[44]。此外中医认为，情志是诱发早期胃癌的重要因素。针对情志不畅、肝气郁结的慢性萎缩性胃炎患者，临床多采用疏肝、理气、和胃的治则，以柴胡、香附、川楝子、八月扎等中药调节气机[45-49]。黑龙江中医药大学的研究人员[50-52]对胃癌前病变患者进行多组临床观察，证实欣胃颗粒既可改善患者的临床症状，又能在一定程度上逆转病理改变，减轻腺体萎缩和异型增生，对胃癌前病变的治疗有确切疗效，且临床安全性良好。此外，中医药对可能在胃癌发生的初期阶段发挥作用的 *H. pylori* 的实验研究也取得了一定进展，研究表明，诸如黄连、蒲公英等单味中药及半夏泻心汤等复方中药对 *H. pylori* 均有较好的体外抑菌作用[53-59]，可以为临床用药提供一定参考，但由于体外抑菌实验有局限性，仍需进一步研究。

# 参 考 文 献

［1］ 吕建军, 郝瑞春. 论情志与胃癌的发病 [J]. 中国医药导报, 2006, 3 (11): 115-116.

［2］ SHIMAZU T, WAKAI K, TAMAKOSHI A, et al. Association of vegetable and fruit intake with gastric cancer risk among Japanese: a pooled analysis of four cohort studies [J]. Ann Oncol, 2014, 25 (6): 1228-1233.

［3］ KONG P, CAI Q, GENG Q, et al. Vitamin intake reduce the risk of gastric cancer: Meta-analysis and systematic review of randomized and observational studies [J]. PLoS ONE, 2014, 9 (12): e116060.

［4］ LI P, ZHANG H, CHEN J, et al. Association between dietary antioxidant vitamins intake/blood level and risk of gastric cancer [J]. Int J Cancer, 2014, 135 (6): 1444-1453.

［5］ MA J L, ZHANG L, BROWN L M, et al. Fifteen-year effects of *Helicobacter pylori*, garlic, and vitamin treatments on gastric cancer incidence and mortality [J]. Journal of the National Cancer Institute, 2012, 104 (6): 488-492.

［6］ MA E, SASAZUKI S, SASAKI S, et al. Vitamin C supplementation in relation to inflammation in individuals with atrophic gastritis: a randomised controlled trial in Japan [J]. British Journal of Nutrition, 2013, 109 (6): 1089-1095.

［7］ 陈永, 乐毅敏, 杨宗保, 等. 针灸对 MNNG 诱导大鼠癌前病变胃黏膜病理及血清 CEA 影响观察 [J]. 中华肿瘤防治杂志, 2013, 20 (21): 1649-1652.

［8］ 杨宗保, 王晨光, 陈娇龙, 等. 艾灸对慢性萎缩性胃炎癌前病变大鼠胃黏膜细胞增殖因子的影响 [J]. 中国针灸, 2015, 35 (12): 1269-1273.

［9］ PARSONNET J, FRIEDMAN G D, VANDERSTEEN D P, et al. *Helicobacter pylori* infection and the risk of gastric carcinoma [J]. N Engl J Med, 1991, 325 (16): 1127-1131.

［10］ NOMURA A, STEMMERMANN G N, CHYOU P H, et al. *Helicobacter pylori* infection and gastric carcinoma among Japanese Americans in Hawaii [J]. N Engl J Med, 1991, 325 (16): 1132-1136.

［11］ CORREA P. Is gastric carcinoma an infectious disease? [J]. N Engl J Med, 1991, 325 (16): 1170-1171.

［12］ UEMURA, MUKAI T, OKAMOTO S, et al. Effect of *Helicobacter pylori* eradication on subsequent development of cancer after endoscopic resection of early gastric cancer [J]. Cancer Epidemiol Biomarkers Prev, 1997, 6 (8): 639-642.

［13］ CHOI I J, KOOK M C, KIM Y I, et al. *Helicobacter pylori* therapy for the prevention of metachronous gastric cancer [J]. N Engl J Med, 2018, 378 (12): 1085-1095.

[ 14 ] UEMURA N, OKAMOTO S, YAMAMOTO S, et al. *Helicobacter pylori* infection and the development of gastric cancer [J]. N Engl J Med, 2001, 345 (11): 784-789.

[ 15 ] CHOI I J, KIM C G, LEE J Y, et al. Family history of gastric cancer and *Helicobacter pylori* treatment [J]. N Engl J Med, 2020, 382 (5): 427-436.

[ 16 ] WONG B C, LAM S K, WONG W M, et al. *Helicobacter pylori* eradication to prevent gastric cancer in a high-risk region of China: a randomized controlled trial [J]. JAMA, 2004, 291 (2): 187-194.

[ 17 ] LI W Q, MA J L, ZHANG L, et al. Effects of *Helicobacter pylori* treatment on gastric cancer incidence and mortality in subgroups [J]. Journal of the National Cancer Institute, 2014, 106 (7): 766-776.

[ 18 ] MA J L, ZHANG L, BROWN L M, et al. Fifteen-year effects of *Helicobacter pylori,* garlic, and vitamin treatments on gastric cancer incidence and mortality [J]. J Natl Cancer Inst, 2012, 104 (6): 488-492.

[ 19 ] 国家消化系疾病临床医学研究中心, 国家消化道早癌防治中心联盟, 中华医学会消化病学分会幽门螺杆菌学组, 等 . 中国幽门螺杆菌根除与胃癌防控的专家共识意见 (2019 年, 上海) [J]. 中华消化杂志, 2019, 39 (5): 310-316.

[ 20 ] COUTURI E R M R, MARSHALL B J, GOODMAN K J, et al. *Helicobacter pylori* diagnostics and treatment: could a lack of universal consensus be the best consensus [J]. Clin Chem, 2014, 60 (4): 589-594.

[ 21 ] MATSUMOTO H, SHIOTANI A, KATSUMATA R, et al. *Helicobacter pylori* eradication with proton pump inhibitors or potassium-competitive acid blockers: the effect of clarithromycin resistance [J]. Dig Dis Sci, 2016, 61 (11): 3215-3220.

[ 22 ] INATOMI N, MATSUKAWA J, SAKURAI Y, et al. Potassium-competitive acid blockers: advanced therapeutic option for acid-related diseases [J]. Pharmacol Ther, 2016, 168: 12-22.

[ 23 ] TANABE H, ANDO K, SATO K, et al. Efficacy of vonoprazan-based triple therapy for *Helicobacter pylori* eradication: a multicenter study and a review of the literature [J]. Dig Dis Sci, 2017, 62 (11): 3069-3076.

[ 24 ] COKER O O, DAI Z, NIE Y, et al. Mucosal microbiome dysbiosis in gastric carcinogenesis [J]. Gut. 2018, 67 (6): 1024-1032.

[ 25 ] FERREIRA R M, PEREIRA-MARQUES J, PINTO-RIBEIRO I, et al. Gastric microbial community profiling reveals a dysbiotic cancer-associated microbiota [J]. Gut. 2018, 67 (2): 226-236.

[ 26 ] GOTODA T, TAKANO C, KUSANO C, et al. Gut microbiome can be restored without adverse events after *Helicobacter pylori* eradication therapy in teenagers [J]. Elicobacter, 2018, 23 (6): 12541.

[ 27 ] HSU P I, PAN C Y, KAO J Y, et al. *Helicobacter pylori* eradication with bismuth quadruple therapy leads to dysbiosis of gut microbiota with an increased relative abundance of *Proteobacteria* and decreased relative abundances of *Bacteroidetes* and *Actinobacteria* [J]. Helicobacter. 2018, 23 (4): e12498.

［28］ CHEN L, XU W, LEE A, et al. *Helicobacter pylori* eradication causes perturbation of the human gut microbiome in young adults [J]. EBio Medicine, 2018, 35: 87-96.

［29］ JAKOBSSON H E, JERNBERG C, ANDERSSON A F, et al. Short-term antibiotic treatment has differing long-term impacts on the human throat and gut microbiome [J]. PLoS One, 2010, 5 (3): 9836.

［30］ YAP T W, GAN H M, LEE Y P, et al. *Helicobacter pylori* eradication causes perturbation of the human gut microbiome in young adults [J]. PLoS One, 2016, 11 (3): e0151893.

［31］ MARTÍN-NÚÑEZ G M, CORNEJO-PAREJA I, COIN-ARAGÜEZ L, et al. *H. pylori* eradication with antibiotic treatment causes changes in glucose homeostasis related to modifications in the gut microbiota [J]. PLoS One. 2019, 14 (3): e0213548.

［32］ OLEKHNOVICH E I, MANOLOV A I, SAMOILOV A E, et al. Shifts in the human gut microbiota structure caused by quadruple *Helicobacter pylori* eradication therapy [J]. Front Microbiol, 2019, 10: 1902.

［33］ LIOU J M, CHEN C C, CHANG C M, et al. Long-term changes of gut microbiota, antibiotic resistance, and metabolic parameters after *Helicobacter pylori* eradication: a multicentre, open-label, randomised trial [J]. Lancet Infect Dis, 2019, 19 (10): 1109-1120.

［34］ GUO Y, ZHANG Y, GERHARD M, et al. Effect of *Helicobacter pylori* on gastrointestinal microbiota: a population-based study in Linqu, a high-risk area of gastric cancer [J]. Gut, 2019, 69 (9): 1598-1607.

［35］ 李佃贵, 史纯纯, 崔建从, 等. 中医"治未病"思想在胃癌防治中的应用 [C]. 中华中医药学会脾胃病分会. 中华中医药学会第二十一届全国脾胃病学术交流会暨 2009 年脾胃病诊疗新进展学习班论文汇编. 北京: 中华中医药学会脾胃病分会, 2009: 3.

［36］ 周英武, 陈家旭, 孙龙吉, 等. 基于中医"治未病"思想理念的慢性萎缩性胃炎防治研究 [J]. 中医药管理杂志, 2019, 27 (11): 229-232.

［37］ 张秀娟. 中药治疗慢性萎缩性胃炎临床观察 [J]. 辽宁中医杂志, 2010, 37 (2):266-267.

［38］ 廖仲伟. 补中益气汤加减治疗慢性萎缩性胃炎 98 例 [J]. 中医临床研究, 2011, 3(5): 59-60.

［39］ 霍永利, 李佃贵, 马小顺. 化浊解毒法治疗胃癌前病变患者 61 例 [J]. 中医杂志, 2011, 52 (8): 698-699.

［40］ 陈希源, 厉秀云, 李振民. 中医辨证论治胃癌前病变 30 例 [J]. 辽宁中医杂志, 2009, 36 (9): 1522-1523.

［41］ 谢朝远. 中医辨证治疗慢性萎缩性胃炎对照观察 [J]. 实用中医内科杂志, 2012, 26 (17): 24-25.

［42］ 张可堂. 辨证治疗慢性萎缩性胃炎 86 例 [J]. 实用中医药杂志, 2005, 21 (10): 600-601.

［43］ 李洁, 李敏, 王伟, 等. 扶正解毒通络汤在防治胃癌前病变中的应用及对患者胃功能的影响 [J]. 肿瘤药学, 2018, 8 (6): 947-950.

［44］ 李乾构, 周学文, 单兆伟. 中医消化病诊疗指南 [M]. 北京: 中国中医药出版社, 2006: 21-28.

［45］ 厉秀云, 李振民. 疏肝健胃清热解毒法治疗胃癌前病变 65 例 [J]. 陕西中医, 2009, 30 (1): 7-8.

［46］ 王学好. 疏肝和胃方治疗胃癌前病变疗效观察 [J]. 中国中医药信息杂志, 2012, 19 (4): 83-84.

［47］ 温艳东, 姜艾利, 马唯, 等. 中医药治疗胃癌前病变的研究进展 [J]. 中医药导报, 2019, 25 (13): 57-60.

［48］ 邱静, 刘庆生. 中医药治疗胃癌前病变研究进展 [J]. 新中医, 2019, 51 (2): 22-24.

［49］ 于存国, 徐扬, 周超, 等. 中西医防治胃癌前病变的临床研究进展 [J]. 世界中西医结合杂志, 2017, 12 (7): 897-900.

［50］ 孙志文, 谢晶日. 欣胃颗粒治疗胃癌前病变气阴两虚兼瘀毒证的临床观察 [J]. 中国中西医结合消化杂志, 2018, 26 (6): 516-519.

［51］ 谢晶日, 孙涛, 张杨. 欣胃颗粒治疗胃癌前病变的临床研究 [J]. 中医药导报, 2015, 21 (18): 48-50.

［52］ 谢晶日, 韩翔, 王静滨, 等. 欣胃颗粒治疗胃癌前病变气阴两虚挟瘀挟毒型的临床研究 [J]. 中华中医药学刊, 2017, 35 (2): 263-265.

［53］ 徐方方, 周洲. 中药抗幽门螺旋杆菌感染研究现状 [J]. 实用中医药杂志, 2016, 32 (9): 945-947.

［54］ 谭祥, 李军祥. HP 感染的中西医结合诊治进展 [C]// 第二十九届全国中西医结合消化系统疾病学术会议论文集. 2017.

［55］ 张阳阳, 郝微微, 史佳宁, 等. 中西医结合治疗幽门螺旋杆菌相关性慢性胃炎研究进展 [J]. 陕西中医, 2017, 38 (4): 543-544.

［56］ MA F, CHEN Y, LI J, et al. Screening test for anti-*Helicobacter pylori* activity of traditional Chinese herbal medicines [J]. World J Gastroenterol, 2010, 16 (44): 5629-5634.

［57］ TOSHIO FUKAI, AI MARUMO, KIYOSHI KAITOU, et al. Anti-*Helicobacter pylori* flavonoids from licorice extract [J]. Life Sciences, 2002, 71 (12): 1449-1463.

［58］ 王迪, 张文将. 中医药治疗幽门螺旋杆菌感染用药规律分析 [J]. 中国医药导报, 2018, 15 (36): 121-124.

［59］ 徐甜, 叶冠成, 樊姝宁, 等. 半夏泻心汤治疗慢性萎缩性胃炎的网络药理学研究 [J]. 辽宁中医杂志, 2019, 46 (12): 2527-2530.

［60］ FORD A C. Chemoprevention for gastric cancer [J]. Best Pract Res Clin Gastroenterol, 2011, 25 (4-5): 581-592.

（何兴祥　秦治初　刘孟婷）

# 第八章
## 早期胃癌的诊断

## 第一节　早期胃癌相关概念及临床表现

### 一、相关概念

1. 早期胃癌：① 早期胃癌指癌组织仅局限于胃黏膜层或黏膜下层，不论有无淋巴结转移。② 早期胃癌的特殊类型，微小胃癌（microgastric cancer）为病灶最大直径≤5 mm 的早期胃癌，小胃癌（small gastric cancer）为病灶最大直径为 5～10 mm 的早期胃癌。

2. 胃癌前状态（precancerous condition）：包括癌前疾病（precancerous diseases）和癌前病变（precancerous lesions）两个概念。癌前疾病指与胃癌相关的胃良性疾病，有发生胃癌的危险性，为临床概念，如慢性萎缩性胃炎、胃溃疡、胃息肉、手术后胃、肥厚性胃炎（Menetrier 病）、恶性贫血等；癌前病变指已证实与胃癌发生密切相关的病理变化，即异型增生［上皮内瘤变（intraepithelial neoplasia）］，为病理学概念。

3. 上皮内瘤变：国际癌症研究机构（International Agency for Research on Cancer，IARC）在 2000 年版《消化系统肿瘤病理学和遗传学》中把上皮内瘤变的概念引入胃肠道癌前病变和早期癌。上皮内瘤变是一种形态学上以细胞学和结构学异常，遗传学上以基因克隆性改变，生物学行为上以易进展为具有侵袭和转移能力的浸润性癌为特征的癌前病变。上皮内瘤变分为二级，即低级别上皮内瘤变（low-grade intraepithelial neoplasia，LGIN）和高级别上皮内瘤变（high-grade intraepithelial neo-plasia，HGIN）。LGIN 相当于轻度和中度异型增生，HGIN 相当于重度异型增生和原位癌。

4. 整块切除（en bloc resection）：病灶在内镜下被整块切除并获得单块标本。

5. 水平 / 垂直切缘阳性：内镜下切除的标本固定后每隔 2 mm 垂直切片，若标本侧切缘有肿瘤细胞浸润称为水平切缘阳性，若基底切缘有肿瘤细胞浸润则称为垂直切缘阳性。

6. 完全切除（complete resection/R0 resection）：整块切除标本水平和垂直切缘均为阴性称为完全切除。

7. 治愈性切除（curative resection）：达到完全切除且无淋巴结转移风险。

8. 局部复发（local recurrence）：指术后 6 个月以上原切除部位及周围 1 cm 内发现肿瘤病灶。

9. 残留（residual）：指术后 6 个月内原切除部位及周围 1 cm 内病理检查发现肿瘤病灶。

10. 同时性复发（synchronous recurrence）：指内镜治疗胃癌后 12 个月内发现新的病灶，即内镜治疗时已存在但被遗漏的、术后 12 个月内经内镜发现的继发性病灶。

11. 异时性复发（metachronous recurrence）：指治疗后超过 12 个月发现新的病灶[12]。大部分病灶出现在胃内原发病灶的邻近部位，且病理组织类型相同。

## 二、临床表现

胃癌的报警症状包括消化道出血、呕吐、消瘦、上腹部不适、上腹部肿块等，而早期胃癌无特殊的临床表现，多数患者无特殊不适，最常见的症状为上腹部不适（84%），部分患者可表现为恶心、食欲不振、早饱等。国内单中心对超过 10 万例高 *H. pylori* 感染背景人群的分析结果显示，对上消化道癌以及胃癌来说，上述报警症状的作用都非常有限。有个别病例报道因其他疾病首发而发现早期胃癌，如以 Krukenberg 瘤为首发症状的早期胃癌，有行胃切除十二指肠空肠旁路术后 1 年常规胃镜检查发现早期胃癌的病例，而多数患者是通过体检发现的。

# ▎第二节　机会性筛查和内镜精查

## 一、机会性筛查

上消化道内镜即食管 - 胃 - 十二指肠镜检查（esophagogastroduodenoscopy，EGD）是目前诊断胃癌的主要手段。机会性筛查及对高风险人群的内镜精查（intensive endoscopic examination）是目前诊断早期胃癌的主要策略[1]。机会性筛查是指在因各种原因接受胃镜检查的患者中发现早期胃癌。各种上腹不适及体检人群均可接受 EGD。提倡对胃癌高危人群进行筛查。

## 二、基于胃蛋白酶原、血清胃泌素 17（G-17）、幽门螺杆菌抗体的筛查

三木等[9] 在 2006 年提出了检测血清胃蛋白酶原（PG I、PG II）和血清幽门螺杆菌抗体的内镜筛查方案。其原理为胃底腺区域主要产生 PG I，而非胃底腺区域主要产生 PG II，胃黏膜发生萎缩时，PG I 值及 PG I / II 比值会降低，一般把 PG I ＜70 ng/mL 和 PGI/PG II 小于 3 作为 PG 阳性的判断标准。

其中 *H. pylori* 抗体阳性、PG 法阳性的患者（伴随 *H. pylori* 感染的萎缩）和 *H. pylori* 抗体阴性但 PG 法阳性的患者（萎缩性胃炎、高度肠上皮化生）发生胃癌的风险高，需每年接受胃镜检查，而 *H. pylori* 阳性 PG 阴性者，需隔年接受胃镜检查，而 *H. pylori* 阴性、PG 阴性人群为胃癌发生低危人群，可不接受内镜检查。

我国推出了基于高危目标人群，包括 PG 检测、*H. pylori* 检测、血清胃泌素 17 检测，并结合年龄、性别因素进行危险评分系统以及胃癌筛查流程（图 8-1、表 8-1）。

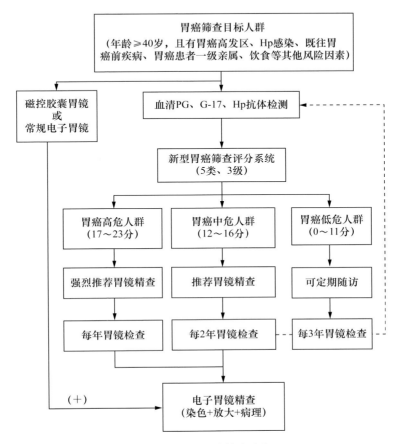

图 8-1 我国胃癌筛查流程

我国的胃癌高危人群包括：①胃癌高发地区人群；② *H. pylori* 感染者；③既往患有慢性萎缩性胃炎、胃溃疡、胃息肉、手术后残胃、肥厚性胃炎、恶性贫血等胃癌前疾病；④胃癌患者一级亲属；⑤存在其他胃癌相关高危因素（高盐饮食、腌制饮食、吸烟、重度饮酒等）。

表 8-1 胃癌风险评分

| 变量名称 | | 分值 |
| --- | --- | --- |
| 年龄 / 岁 | 40～49 | 0 |
| | 50～59 | 5 |
| | 60～69 | 6 |
| | >69 | 10 |
| G-17/（pmol/L） | <1.5 | 0 |
| | 1.5～5.7 | 3 |
| | >5.7 | 5 |

续表

| 变量名称 | | 分值 |
| --- | --- | --- |
| 性别 | 男 | 4 |
| | 女 | 0 |
| *H. pylori* 抗体 | 阴性 | 0 |
| | 阳性 | 1 |
| PGI/Ⅱ | ≥3.89 | 0 |
| | <3.89 | 3 |

注：危险分层：高危组（17～23 分），中危组（12～16 分），低危组（0～11 分）。

## 三、内镜规范筛查及精查

（1）内镜检查前准备参见第三章第二节。

（2）检查过程：患者取左侧卧位，头部略向前倾，双腿屈曲。经口插镜后，在内镜直视下从食管上端开始循腔进镜，依次观察食管、贲门、胃体、胃窦、幽门、十二指肠球部及十二指肠降部。退镜时依次从十二指肠、胃窦、胃角、胃体、胃底、贲门、食管退出。依次全面观察，应用旋转镜身、屈曲镜端及倒转镜身等方法，观察全部上消化道，尤其是胃壁的大弯、小弯、前壁及后壁，观察黏膜色泽、光滑度、黏液、蠕动及内腔的形状等。如发现病变则需确定病变的具体部位及范围，并在记录表上详细记录。检查过程中，如有黏液和气泡，用清水或祛泡剂和黏液祛除剂及时冲洗，再继续观察。

（3）保证内镜留图数量和质量：为保证完全观察整个胃腔，国内专家推荐留图 40 张，但国内临床常用 22 张留图法。22 张留图方法为在直视下，胃窦、胃体下部和胃体中上部，分别按前壁、后壁、大弯、小弯各留 1 张图；在翻转视角下，胃底贲门部留图 4 张，胃体中上部和胃角各留图 3 张（图 8-2）。如果发现病灶，另需额外留图。同时，需保证每张图片的清晰度。

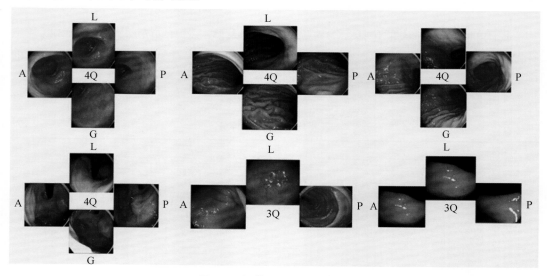

**图 8-2　规范化胃镜检查图片**

（4）上消化道精查内镜是以传统白光内镜检查为基础，全面清晰地观察整个胃黏膜，结合目前能获取的所有内镜技术，包括化学染色内镜及 NBI 在内的图像增强内镜发现可疑病变，再结合放大内镜（magnifying endoscopy，ME），精细查看，取得准确内镜诊断结果的技术。精查内镜的对象为胃癌高危患者、既往曾因上消化道早期癌接受过 ESD 治疗的患者、在基层医院已经诊断为可疑早期胃癌需要进一步确诊的患者、主动要求接受内镜精查的就诊者。

## 第三节　早期胃癌的内镜诊断

### 一、传统白光内镜

#### （一）胃癌的大体分型

胃癌可分为早期胃癌和进展期胃癌，其中早期胃癌指局限于黏膜层（mucosa，M）及黏膜下层（submucosa，SM）的胃癌，进展期胃癌指浸润深度到达或超过固有肌层（muscularis propria，MP）的癌，包括固有肌层癌（mp 癌）、浆膜下层（subserosa，SS）癌和到达浆膜层的（serosa，S）癌（表 8-2、图 8-3）。

表 8-2　胃癌的浸润深度分型

| 早期癌 | M 癌：黏膜内癌（黏膜癌） |
| | SM 癌：黏膜下层浸润癌 |
| 进展期癌 | MP 癌：固有肌层浸润癌 |
| | SS 癌：浆膜下层浸润癌 |
| | S 癌：浆膜层浸润的癌 |

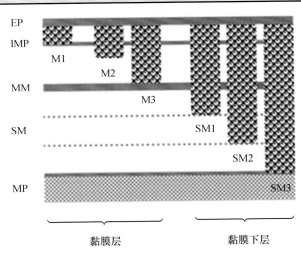

注：EP：epithelium，上皮；LMP：lamina propria，黏膜固有层；MM：muscularis mucosa，黏膜肌层；SM：submucosa 黏膜下层

图 8-3　早期胃癌的浸润深度示意图

胃癌的大体肉眼分类：早期胃癌分为 0 型，即表浅型；根据巴黎分型，早期胃癌又可进一步分为 0-Ⅰ 隆起型、0-Ⅱ 表浅型和 0-Ⅲ 凹陷型（表 8-3、图 8-4）。

表 8-3　早期胃癌的巴黎分型

| | |
|---|---|
| 0-Ⅰ 隆起型 | 明显隆起的病变 |
| 0-Ⅱ 表浅型 | 没有明显的隆起及凹陷 |
| 0-Ⅱa 表浅隆起型 | 表浅的低的隆起 |
| 0-Ⅱb 表浅平坦型 | 无肉眼可见的凹陷及隆起 |
| 0-Ⅱc 表浅凹陷型 | 类似于轻度糜烂的浅凹陷 |
| 0-Ⅲ 凹陷型 | 比较明显的深度凹陷 |

注意：0-Ⅱa 表浅隆起型与 0-Ⅰ 隆起型的分界标准为隆起高度是否超过 2.5 mm，即普通活检钳闭合时竖起来的高度，0-Ⅱc 表浅凹陷型和 0-Ⅲ 凹陷型的分界为凹陷的深度是否超过 1.2 mm，即活检钳张开单个钳厚度。

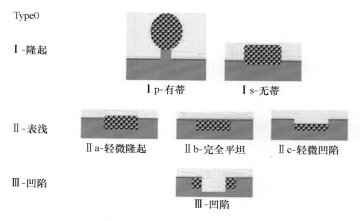

图 8-4　早期胃癌的巴黎分型

进展期胃癌采用 Borrmann 分型，即 1 型：肿瘤型；2 型：溃疡局限型；3 型：溃疡浸润型；4 型：弥漫型；难以分类型为 5 型。

**混合型：**单一的大体肉眼分型难以描述的病变归为混合型。以主要病变类型＋合并病变类型的方式来记录，如以表浅凹陷为主合并深凹陷的记为Ⅱc＋Ⅲ，表浅凹陷合并表浅隆起的记为Ⅱc＋Ⅱa。

### （二）胃癌的组织学分类和病理学分型

**1. 组织学分类**

原发性胃癌可分为一般型和特殊型两大类。一般型又分为分化型和未分化型。分化型癌也可根据组织的腺管类型分为 tub1、tub2、pap；未分化型癌包括低分化腺癌（por）、印戒细胞癌（sig）及黏液腺癌（muc）。按产生黏液种类的不同，胃腺癌分为肠型、胃型、胃肠混合型及不能分类型。切除标本的免疫组化染色有助于鉴别。胃腺窝上皮生物标志物为 MUC5AC、HGM；胃幽门腺生物标志物为 M-GGMC-1、MUC6 及 Con Ⅲ，肠杯状细胞生物标志物为 MUC2、CDX2，小肠生物标志物 CD10（表 8-4）[7]。

表 8-4 胃癌的组织学分型

| | |
|---|---|
| 一般型 common type | |
| 乳头腺癌 | papillary adenocarcinoma（pap） |
| 管状腺癌 | tubular adenocarcinoma（tub.） |
| 高分化 | well differentiated type（tub1） |
| 中分化 | moderated differentiated type（tub2） |
| 低分化腺癌 | poor differentiated adenocarcinoma（por） |
| 实性 | solid type（por1） |
| 非实性 | non-solid type（por 2） |
| 印戒细胞癌 | signet-ring cell carcinoma（sig） |
| 黏液癌 | mucinous adenocarcinoma（muc.） |
| 特殊型 special type | |
| 鳞腺癌 | adenosquamous carcinoma |
| 鳞癌 | squamous cell carcinoma |
| 类癌（神经内分泌瘤） | carcinoid tumor（neuroendocrine tumor，NET） |
| 其他 | miscellaneous carcinomas |

注：括号内为对应的缩写。

有时胃癌的组织学可呈混合型，则根据细胞成分的多少进行排列，如 tub1＞tub2＞por。

**2. 胃癌标本的病理学分型**

早期胃癌标本的病理分类根据浸润深度进行，主要包括维也纳分类和 WHO 分类。维也纳分类在日本接受度高，因为它与内镜下表现的对应性较好，被越来越多的内镜医生所接受。WHO 分类较简单，是欧美国家及我国的病理医生广泛接受的分类方法（表 8-5、表 8-6）[8，9]。

表 8-5 改良的维也纳分类

| |
|---|
| Group x：不适合进行诊断的活检材料 |
| Group1：正常，非肿瘤 |
| Group2：难以判定有无肿瘤 / 异型增生 |
| Group3：腺瘤（低级别上皮内瘤变） |
| Group4：黏膜高级别上皮内瘤变 |
| 　　　　4.1 高级别上皮内瘤变 |
| 　　　　4.2 非侵袭癌（原位癌） |
| 　　　　4.3 可疑侵袭癌 |
| 　　　　4.4 黏膜内癌 |
| Group5 黏膜下侵袭癌 |

表 8-6 早期胃癌的 WHO 分类

| |
|---|
| 低级别上皮内瘤变 LGIN：轻度异型增生 LGD＋中度异型增生 MGD |
| 高级别上皮内瘤变 HGIN：重度异型增生 HGD＋原位癌 |
| 侵袭癌：侵犯黏膜固有层 |

### （三）胃癌内镜下表现

胃癌的内镜诊断从白光开始，70% 以上的胃癌可仅通过白光而被发现，早期胃癌的浸润深度主要通过白光下的大体表现来判断，未分化癌的诊断也主要依靠白光。

#### 1. 整体观察

白光内镜的诊断首先包括**整体观察**，如是否存在萎缩，萎缩的范围（木村 - 竹本分类），是否有幽门螺杆菌的感染（如有无 *H. pylori* 感染的胃黏膜，*H. pylori* 是现感染还是既往感染），是否有药物引起的黏膜损伤。

*H. pylori* 感染后会出现萎缩性胃炎，黏膜萎缩后胃的皱襞会消失，首先胃小弯侧的皱襞消失，同时会出现黏膜下层血管透见增强，有时萎缩呈颗粒样，会出现红白相间的改变；另外 *H. pylori* 感染还会引起胃黏膜的活动性炎症，表现为大弯侧皱襞的肿胀，黏液的增多，黏膜弥漫发红；正常情况下胃底腺分布区，从贲门下方到胃角的小弯侧都可见到规律分布的集合静脉（regular arrangement of collecting venule，RAC），*H. pylori* 感染后会出现 RAC 的消失。RAC 存在则表示未感染 *H. pylori*，诊断的准确性可达 90% 以上[8]。

2013 年，第 85 届日本消化内镜学会明确内镜下 *H. pylori* 相关胃炎的内镜表现并对胃癌风险的胃炎制定了评分系统，2014 年整理为《京都胃炎分类》。《京都胃炎分类》指出分化型癌与未分化型癌均发生于 *H. pylori* 感染导致的炎症黏膜，发生于无 *H. pylori* 感染黏膜的胃癌在 1% 之下。内镜发现萎缩范围为 C0～C1 的胃癌概率为 0，C2～C3 者为 2.2%，O1～O2 者为 4.4%，O3～全胃者为 10.3%[12]。胃癌风险的评分主要指标为萎缩、肠上皮化生、皱襞肿大、鸡皮样及弥漫发红（表 8-7、表 8-8）。

表 8-7　木村 - 竹本分类方法

| 按照萎缩部位和范围，分为 Closed 型与 Open 型 |
| --- |
| 萎缩境界未超过贲门者定义为 closed 型，分为 C1、C2、C3 |
| 超过贲门者定义为 open 型，亦分为 O1、O2、O3 |
| 萎缩边界的变化可反映萎缩的范围和程度，C1-C2-C3-O1-O2-O3 为连续的变化过程，萎缩严重程度逐级递增 |
| C1～C2，轻度：褪色的萎缩黏膜点状、斑状存在 |
| C3～O1，中度：黏膜下细小的血管显露 |
| O2～O3，重度：黏膜下网格状血管透见 |

表 8-8　木村 - 竹本分类

Closed 型

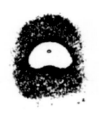 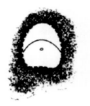 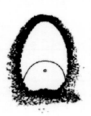

| C1 | C2 | C3 |

续表

Open 型

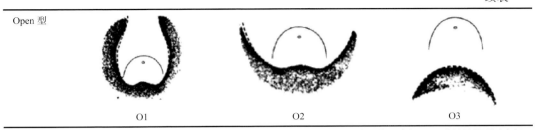

| O1 | O2 | O3 |

注：C1 萎缩界限局限于胃窦部；C2 萎缩界限超过胃角；C3 萎缩界限超过胃角且接近贲门。O1 萎缩界限刚过贲门；O2 萎缩界限已遍及胃底；O3 萎缩界限延伸至胃体。

早期胃癌组织学上可分为**分化型癌**与未**分化型癌**，两者的内镜下表现存在差异。分化型胃癌多见于伴有萎缩变化的以胃体部为主的胃炎，未分化癌常见于胃窦部和胃体部胃炎均较严重的全胃炎中，但并非绝对。在萎缩区域出现的未分化癌，常表现为边界明显不清。鸡皮样胃炎主要见于胃窦，有时可延伸至胃角及胃体，呈颗粒状或均一小结节状改变，与儿童或较年轻时的 *H. pylori* 感染相关，鸡皮样胃炎被认为是未分化胃癌的高危因素，遇到此类患者也要提高警惕，注意是否有未分化癌[13]（图 8-5）。

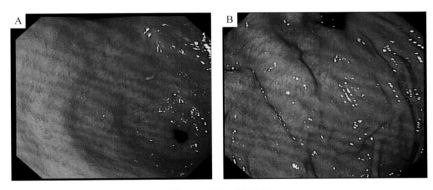

**图 8-5　鸡皮样胃炎**

### 2．局限病变的诊断

1）确定是否存在病变，白光内镜下早期胃癌的预警改变有：①色调变化；②黏膜表面构造变化；③血管透见性改变；④自发性出血。

2）明确病变的性质，包括肉眼类型、鉴别诊断、进展范围、浸润深度和组织类型的判断。

主要从三个要点考虑：①病变的高低；②表面性状；③色调和光泽度的变化，如局部黏膜变红或发白的色泽变化，局部黏膜细颗粒状或小结节状，粗糙不平，局部黏膜隆起或凹陷，局部黏膜浅表糜烂或溃疡，黏膜下血管网消失，黏膜皱襞中断或消失，黏膜组织脆，易自发出血，胃壁局部僵硬或变形等。**小胃癌**指癌灶最大直径为 5～10 mm 者，癌灶最大直径小于 5 mm 者为**微小胃癌**。

平坦型病变白光下表现为颜色的变化和表面凹凸的异常。局限性发红需鉴别是分化型胃癌还是轻度糜烂，褪色性改变，需鉴别是未分化癌还是 MALT 淋巴瘤；隆起型早期胃癌包括 0-Ⅱa、0-Ⅱa＋Ⅱc 和 0-Ⅰ型，病理组织类型几乎均为分化型。0-Ⅱa＋Ⅱc 为早期胃癌在形状基本不变的前提下，肿瘤局部自发坏死，可出现自发的溃疡，但很少像凹陷型的胃癌恶性循环那样逐渐缩小。胃的早期病变从 5 mm 进展至 10～20 mm 需数年，再发展为进展期癌需 2～5 年。凹陷型的胃癌常伴有溃疡，且表现为溃疡、愈合反复交替出现，称恶性周期或恶性循环。

**恶性周期（malignant cycle）**：是指凹陷型早期胃癌癌灶内的溃疡逐渐缩小成瘢痕，然后再次发生溃疡的现象。0-Ⅲ型胃癌的主体形态就是这种恶性周期的某个时候发生的短期的溃疡性变化。如果溃疡基底均匀、边缘整齐，可判断不是癌性溃疡而是消化性溃疡。对于伴有溃疡的癌可给予 PPI 治疗，溃疡治愈后实施 ESD 治疗。

3）病变深度的判断

隆起型：①2 cm 以下的 0-Ⅰ型为 M 癌；2 cm 以上的 0-Ⅰ型病变，无论有蒂与否，只要呈息肉样，未见胃壁僵硬的，大部分也为 M 癌；无蒂的 0-Ⅰ型病变，如基底缩窄消失而整体呈半球形、表面呈结节状或局部形成溃疡或凹陷，考虑为 SM 浸润。②2 cm 以下的 0-Ⅱa 病变均为 M 癌；2 cm 以上的 0-Ⅱa 高度低且呈扁平隆起者，大多也为 M 癌，如果隆起的局部出现结节或凹陷，考虑 SM 浸润，不超过 5 cm 的浅表扩大型，大多也是 M 癌。

凹陷型：①不伴皱襞集中的 0-Ⅱc 型，2 cm 以下、呈浅凹陷且凹陷基底呈轻微的凹凸改变的，大多为 M 癌，伴有周围反应性增生的病变，充气后周围的隆起消失，也为 M 癌；凹陷边缘呈黏膜下肿瘤样隆起，或整个凹陷面呈台状隆起的，多为 SM 以下浸润。②伴有皱襞集中的 0-Ⅱc、0-Ⅱc＋Ⅲ型病变深度较难判断，操作者容易判断过深，溃疡越深或 SM 层炎症和纤维化程度越重，皱襞集中越明显，提示反复恶性周期，浸润深度为 SM 或更深；皱襞先端变细、蚕食和中断提示为 M 癌，皱襞融合提示浸润深度超过 SM。

4）病变范围的判断

主要依靠：①色调差异的范围；②黏膜构造差异的范围；③图像增强内镜的范围：如靛胭脂染色、乙酸＋靛胭脂染色（0.6% 的乙酸＋0.04% 靛胭脂混合液，或乙酸、靛胭脂三明治法），NBI 放大判断边界；④必要时（尤其考虑为未分化癌时，需在预设边缘内外各 1 cm 取活检）采用阴性活检技术确定病变范围。

**3. 鉴别诊断**

对于隆起性病变，颜色发红的可能为分化型腺癌、炎症或增生性息肉；白色或与周围黏膜颜色一致，最常见的有腺瘤，其次可能为胃底腺息肉、肠上皮化生和黏膜下肿瘤（submucosal tumor，SMT）；其次我们要观察病变的性状，肠上皮化生的上皮多为形状规则但边界不清，而高分化腺癌轮廓线条不规则但边界清晰；肿瘤性病变的侧面与周围黏膜呈锐角，而非肿瘤性病变如炎症和 SMT 与周围黏膜呈钝角；还需观察病变表面结构是否光滑，颗粒大小是否均一，中央是否有凹陷。

凹陷性病变可能是分化型腺癌也可能是未分化型腺癌，还要与糜烂、MALT 和局灶萎缩相鉴别。分化型腺癌有腺管结构，常伴有间质的增生，因此多呈红色；未分化腺癌不形成腺管结构，血管增生少，因此多呈白色。边界清晰、形态不规则的发红凹陷多为分化型腺癌；边界不清晰而形态规则，考虑局部炎症性糜烂；边界清晰的发白凹陷要考虑未分化腺癌，边界不规则的发白凹陷多为局限性萎缩。要注意红色未分化腺癌，病变呈红色的原因可能为未分化腺癌发生糜烂，修复过程中有非癌上皮覆盖，或者是一些未分化 II c 病变中间存在残存的正常黏膜，该部分黏膜出现炎症，此时病变表面红色部分为非癌上皮，白色部分为癌性上皮。

**4. 诊断困难**

诊断困难的早期胃癌主要见于以下情况：特殊类型的胃癌（混合型胃癌、低异型性分化型癌，超高分化型癌）；*H. pylori* 除菌后胃癌；背景的干扰（如明显萎缩下的未分化癌）。与胃型胃癌相比，肠型或以肠型为主的胃癌多发生在高度肠化的背景黏膜中；胃型胃癌多为较淡的褐色，易呈褪色改变，边界不清。

*H. pylori* 除菌后，胃黏膜炎症细胞浸润消退，胃黏膜如果能恢复至近乎未感染的状态，则胃癌的风险会明显降低。关于 *H. pylori* 除菌后的胃癌，八木一方总结其特点为：①根除 *H. pylori* 后发现早期胃癌，中位时间 31.7 个月；②病变直径减少；③病变肉眼分型以浅表凹陷型居多；④以胃体、胃角病变居多；⑤几乎全部为分化型腺癌，主要为管状和乳头状；⑥被覆两种上皮：a. 非肿瘤性上皮，下方肿瘤与非肿瘤性上皮混合存在，非肿瘤性腺管伴有肠上皮化生；b. 低异型性肿瘤上皮：肿瘤表面的柱状上皮，核杆状或椭圆形，极向尚在，但与周围上皮区分明显，p53（−），Ki67（−）；⑦肿瘤性上皮与非肿瘤性上皮出现马赛克样现象；⑧非癌腺管的伸长现象；⑨分化型癌的上皮层下方肿瘤进展；⑩癌巢周围的胃黏膜以萎缩、肠上皮化生改变为主；⑪ 免疫组化 p53 意义不大，ki67 较低。

### （四）早期胃癌病例（图 8-6）

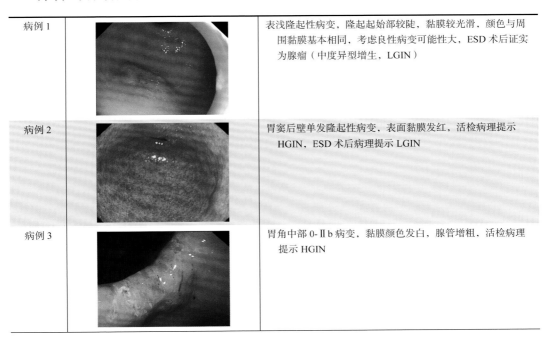

| 病例 1 | 表浅隆起性病变，隆起起始部较陡，黏膜较光滑，颜色与周围黏膜基本相同，考虑良性病变可能性大，ESD 术后证实为腺瘤（中度异型增生，LGIN） |
| --- | --- |
| 病例 2 | 胃窦后壁单发隆起性病变，表面黏膜发红，活检病理提示 HGIN，ESD 术后病理提示 LGIN |
| 病例 3 | 胃角中部 0-II b 病变，黏膜颜色发白，腺管增粗，活检病理提示 HGIN |

续表

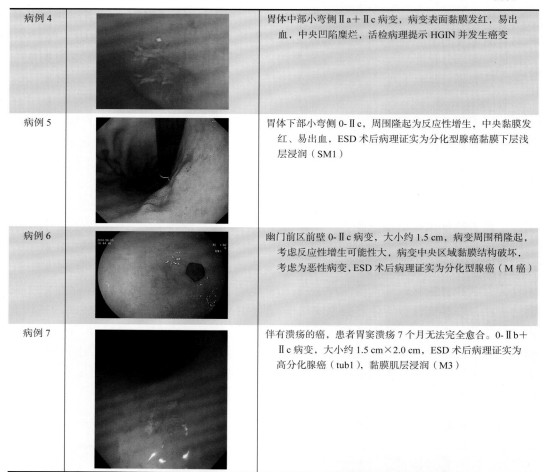

| 病例 4 | | 胃体中部小弯侧Ⅱa＋Ⅱc病变，病变表面黏膜发红，易出血，中央凹陷糜烂，活检病理提示HGIN并发生癌变 |
| 病例 5 | | 胃体下部小弯侧0-Ⅱc，周围隆起为反应性增生，中央黏膜发红、易出血，ESD术后病理证实为分化型腺癌黏膜下层浅层浸润（SM1） |
| 病例 6 | | 幽门前区前壁0-Ⅱc病变，大小约1.5 cm，病变周围稍隆起，考虑反应性增生可能性大，病变中央区域黏膜结构破坏，考虑为恶性病变，ESD术后病理证实为分化型腺癌（M癌） |
| 病例 7 | | 伴有溃疡的癌，患者胃窦溃疡7个月无法完全愈合。0-Ⅱb＋Ⅱc病变，大小约1.5 cm×2.0 cm，ESD术后病理证实为高分化腺癌（tub1），黏膜肌层浸润（M3） |

**图 8-6　早期胃癌病例**

## 二、染色内镜

染色内镜也称为图像增强内镜，包括化学染色和电子染色。

### （一）化学染色

胃内最常用的化学染色剂为靛胭脂，还有亚甲蓝染色、乙酸染色及靛胭脂＋乙酸染色等。

**1. 靛胭脂染色**

常用浓度为1%～2%，靛胭脂为非结合性染色，有利于凸显黏膜凹凸变化（图8-7）。

胃体小弯侧近胃角可见一小片发红凹陷，靛胭脂染色后病变形态更加清晰，近距离观察病变形态欠规则，Ⅱc＋Ⅱa病变肿瘤性可能性大。

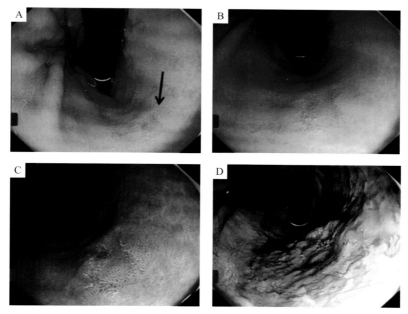

胃体小弯可见一Ⅱc＋Ⅱa病变，Ⅱc病变形态不规则，小弯侧近胃角可见一小片发红凹陷，靛胭脂染色后病变形态更加清晰，近距离观察病变形态欠规则，Ⅱc＋Ⅱa病变肿瘤可能性大

**图 8-7　病例 8 胃体小弯 HGIN**

**2．亚甲蓝染色**

常用于肠上皮化生黏膜的染色，局部喷洒亚甲蓝后，合并肠上皮化生的胃黏膜会着色，不易被冲去。作为对比染色，较少用。

**3．乙酸染色**

一般常用 1.5% 的乙酸进行染色，乙酸染色有以下 4 种方法：①乙酸轮廓法；②动态化学法：观察黏膜白化的持续时间，胃黏膜遇乙酸然后会出现普遍的"白化"，正常黏膜白化可维持 2～3 min，但肿瘤性黏膜白化最快可在 10 s 内消退；③乙酸染色后，进行 ME-NBI，可以看到如扫描电镜般清晰的腺管微结构，可以更清楚地鉴别网状血管 "mesh" 与环状血管 "loop"，但此时微血管往往不可见，需等待白化消退后，再观察；④靛胭脂＋乙酸染色，也称为"三明治法"，先后进行靛胭脂染色和白醋染色，在靛胭脂染色后冲掉所有靛胭脂，再喷洒白醋，常用于病变性质的诊断，而对于病变范围不清晰的病变，可在白醋染色后喷洒靛胭脂，因为白醋会刺激黏液的分泌，靛胭脂复染后病变区域着色更为不良，从而使病变范围更为清晰（图 8-8）。

**（二）电子染色**

**1．I-scan 及 OE**

I-scan 及 OE 为 PANTAX 内镜提供的电子染色功能[14]，I-scan 图像对比能力有限，且不具备放大功能，限制了其使用；OE 为 2018 年新推出的电子染色系统，其中 OE2 模式与 NBI 图像接近，但颜色更亮，且具有放大功能，OE1 模式则与白光图像类似，但颜色稍发红。其具体原理及操作方法参见第三章（图 8-9～图 8-11）。

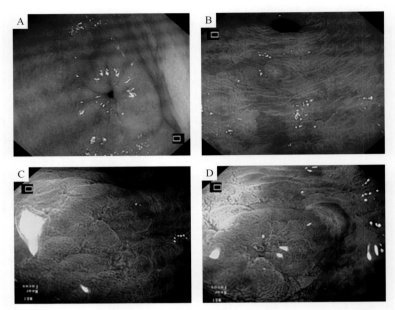

A. 白光下胃窦呈萎缩性胃炎改变；B. 白醋染色后，可见黏膜白化，小弯侧部分黏膜白化欠佳；C. NBI 近聚焦观察腺管微结构如雕塑般清晰；D. 病变与周围黏膜腺管结构呈连续性，DL（－），微结构稍紊乱，IMSP（＋）

**图 8-8　病例 9 胃窦 LGD（轻度异型增生）**

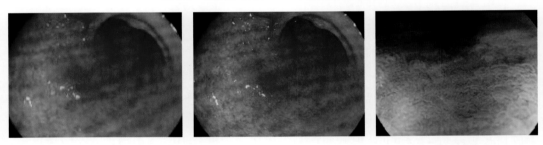

白光＋OE 模式 2[双模式使用，指示 2∶3]　　　　　　　　OE 模式 1[放大图像]

白光模式检查时，萎缩性黏膜出现淡红色斑块。在 OE 模式 2 中，萎缩黏膜周围呈黄色，红斑与周围黏膜色差明显。结合 OE 模式 1，影像放大有利于病变区域识别，并且病变区域边缘可以通过病变表面微血管进行跟踪识别

**图 8-9　萎缩性胃炎**

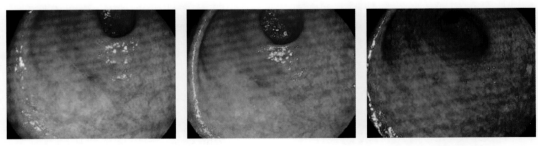

白光　　　　　　　　　　OE 模式 2　　　　　　　　靛胭脂染色＋OE 模式 2

本案例是一例未分化腺癌患者，Ⅱc（浅表凹陷型）胃窦区胃大弯前壁病灶。在普通白光的诊断过程中，此例胃大弯小红斑病灶边缘模糊不清，不易与其周围的黏膜区分。在 OE 模式 2 结合靛胭脂染色诊断时，则可以清晰显示病灶的边缘

**图 8-10　未分化腺癌**

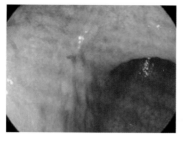
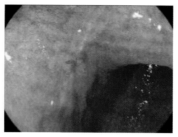
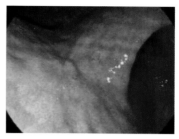

| 白光 | OE 模式 2 | OE 模式 2 |

在白光模式检查时，仅观察到胃下部前壁出现疤痕样微红色区域。在 OE 模式 2 中，微红区域周围呈现淡黄色。因此，诊断为 Ⅱ b 型病变并伴随扩展

**图 8-11　早期胃癌**

### 2. BLI、LCI 及 FICE

BLI、LCI 及 FICE 为富士内镜的功能，其中 BLI（包括 BLI-bri）的颜色与 NBI 接近，一些内镜已具有放大功能，具体原理及操作方法参见第三章。LCI 模式下可见红色、紫色、白色和黄色 4 种基本颜色的图像，其在早期胃癌诊断中的作用越来越受到重视[15-18]。LCI 颜色对比鲜明，有利于发现早期病变。LCI 模式下肠上皮化生黏膜呈淡紫色调（称为 lavender purple，薰衣草紫或 purple in mist，氤氲紫），肿瘤病灶呈红色或白色[19]。对呈红色并有凹陷型特征病灶提出了 CVS（color-vascular- structure，颜色 - 血管 - 结构）流程，即在 LCI 下观察到红黄混合或混杂，提示早期胃癌；如病灶周围观察到淡紫色背景，则提示分化型早期胃癌，如未观察到淡紫色背景，则提示未分化型可能性大，在颜色诊断的基础上，进一步结合放大内镜对微血管和微结构的诊断标准进行早期胃癌诊断（图 8-12～图 8-14）。

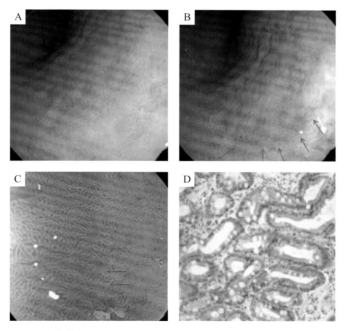

A. 白光图像；B. 联动成像模式下肠上皮区域呈淡紫色；C. 联动成像模式下放大观察腺体周围呈白色；
D. 病理图像 HE×40

**图 8-12　胃黏膜肠上皮化生**

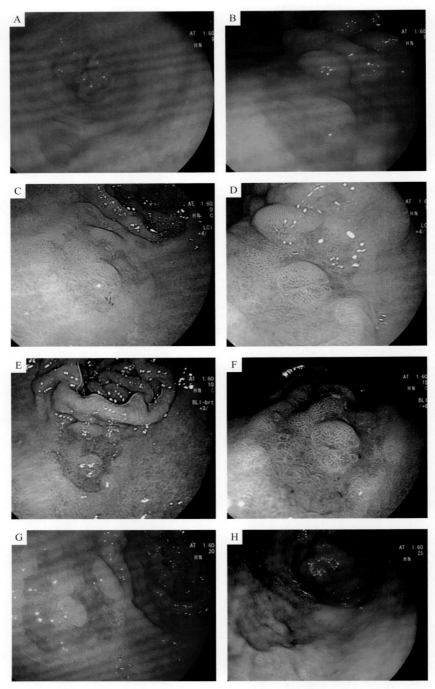

A. 白光下可见胃窦大弯表浅凹陷性病变，表面黏膜发红，中央可见残存的正常黏膜；B. 白光近距离观察，凹陷处黏膜腺管结构不清，凹陷中间隆起的黏膜腺管规则；C. LCI 观察凹陷黏膜部分呈淡紫色及黄色，提示恶性可能；D. LCI 近距离观察凹陷部位腺管大小不一，黏膜呈淡紫色及黄色；E. BLI-bri 观察病变黏膜呈茶褐色；F. BLI 近距离观察凹陷处黏膜，腺管大小不一，呈乳头样结构；G. 乙酸染色后周围正常黏膜白化明显，病变黏膜白化快速消退；H. 乙酸染色后靛胭脂染色，病变范围清晰

**图 8-13　胃窦大弯侧 0-Ⅱc 病变**

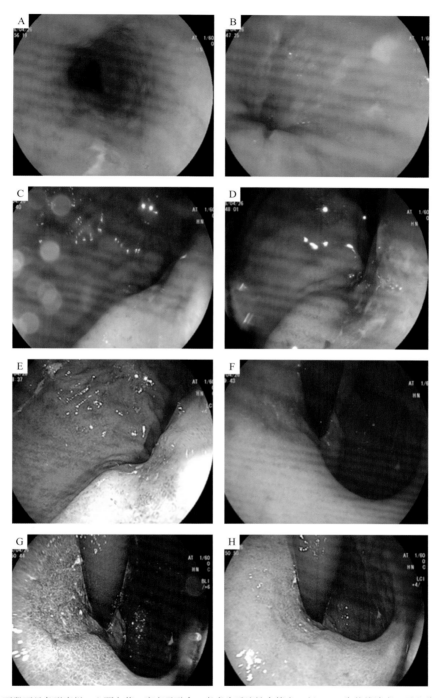

A. 食管中下段可见条形糜烂，上覆白苔，病变无融合，考虑为反流性食管炎B级；B. 齿状线清晰，无上移，齿状线上方可见不连续的纵向糜烂；C. 顺镜齿状线下小弯侧近后壁可见黏膜发红；D. 小弯侧0-Ⅱc病变，白光下表面黏膜发红，有白色黏液附着；E. LCI病变更清晰；F. 倒镜下可见胃体上部近贲门小弯侧0-Ⅱc病变，较顺镜显示更清楚；G. BLI见病变呈茶褐色，腺管密集小型化；H. LCI下病变呈红色至淡紫色

**图8-14 贲门高分化腺癌（M癌）**

### 3. NBI

NBI 为目前应用最广的电子染色系统，可以凸显浅表结构的改变，结合放大内镜（ME-NBI）在早期胃癌的诊断上具有重要意义（图 8-15）。

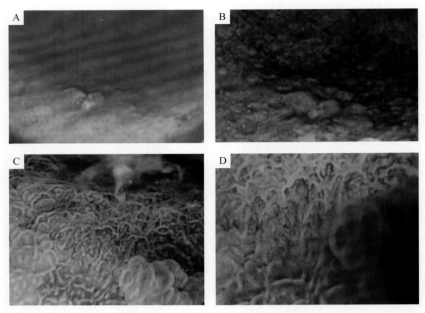

A. 白光下见胃体中下部大弯侧皱襞中断；B. 靛胭脂染色近距离观察见Ⅱc病变；C. NBI 下低倍放大，DL（＋）IMVP（＋），IMSP（＋）；D. NBI 下高倍放大，可以看到不规则的 MV、MS 构造，形成不规则的开放袢样或者闭合袢样 MV，不规则的 MS 包括不规则的弧形或锯齿状的构造

**图 8-15 胃体大弯高分化腺癌**

## 三、放大内镜

放大内镜可将胃黏膜放大几十倍甚至上百倍，可以观察胃黏膜腺体表面小凹结构和黏膜微血管网形态特征的细微变化，与电子染色内镜结合后，黏膜特征显示更为清楚[4, 5]。

### （一）VS 分型

VS 分型（VS classification）由八尾建始教授提出。胃早期可疑病变的大体特征可采用 GUP 系统（GUP system）来描述，其中 G 为胃炎样病变（gastritis-like lesion），U 指溃疡样病变（ulcer-like lesion），而 P 指息肉样病变（polyp-like lesion）；胃炎样病变可能为胃炎或表浅癌（0-Ⅱa，0-Ⅱb，0-Ⅱc），溃疡样病变可能为消化性溃疡或合并溃疡的早期胃癌（0-Ⅲ），息肉样病变可能为息肉或息肉样的早期胃癌（0-Ⅰa）。

VS 分型将黏膜微血管构造（microvascular，MV）和表面微结构（microsurface，MS）分为规则、不规则、消失三类，另外强调病变与非病变区域之间的分界线（demarcation line，DL）的重要性（图 8-16）。在此基础上日本消化内镜学会（the Japan Gastroenterological Endoscopy Society，JGES）、日本胃癌学会（Japanese Gastric Cancer

Association，JGCA）、世界内镜组织（World Endoscopy Organization，WEO）联合提出早期胃癌放大胃镜简易诊断流程（magnifying endoscopy simple diagnostic algorithm for early gastric cancer，MESDA-G），即如果发现可疑病变有清楚的边界线（demarcation line，DL），且边界线内有不规则的微血管结构（irregular microsurface pattern，IMVP）或不规则的表面微细结构（irregular microstructure pattern，IMSP），诊断为癌，反之则诊断为非癌（图 8-17）[23~25]。

V (microvascular pattern)

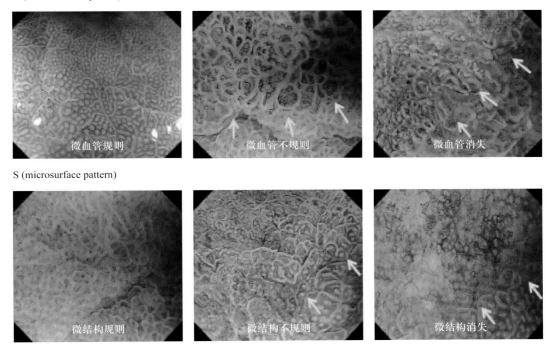

S (microsurface pattern)

**图 8-16 VS 分型图示**

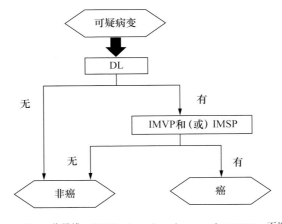

DL：demarcation line，分界线；IMVP：irregular microvascular pattern，不规则微血管；
IMSP：irregular microsurface pattern，不规则微结构

**图 8-17 早期胃癌放大胃镜简易诊断流程**

　　另外，MS 观察还有一些标志性指标，亮蓝嵴（light blue crest，LBC）是位于上皮细胞表面 / 脑回样结构嵴部的纤细、蓝白色的线样结构；白色不透明物质（white opaque substance，WOS）是某些上皮性肿瘤黏膜表面存在的一种白色不透明物质，可降低黏膜表面的透明度，影响对黏膜上皮下血管的观察，是内镜诊断胃黏膜肠上皮化生的有效标志（图 8-18）[26，27]。

　　但 VS 分型仅适用于分化性胃癌，对于褪色性病变，若怀疑未分化癌，则应取活组织进行病理检查。因此建议胃镜诊断可疑病变的流程为：传统白光内镜检查观察病变颜色，若为红色或与周围组织相同的颜色，则进行 NBI 放大检查，对预测信心较高的病变可以不取活检，预测信心低的病例取活检，而白光下发白的病变，一律取活检（图 8-19～图 8-21）[28]。

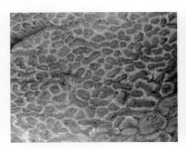 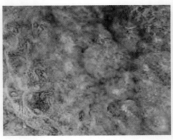 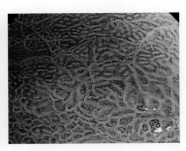

A．腺瘤 WOS 形态及分布规则　　　B．早期胃癌 WOS 形态及分布不规则　　　C．亮蓝脊（LBC）

**图 8-18　标志性指标——白色不透明物（WOS）和亮蓝脊（light blue crest，LBC）**

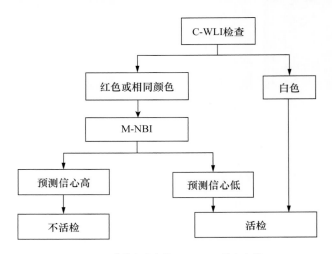

C-WLI：传统白光内镜；M-NBI：放大内镜

**图 8-19　NBI 放大胃镜筛查策略**

## （二）小山恒男的 villi 和 pit 分类

　　小山恒男将表面构造按照"绒毛样（villi）"和"小凹样（villi）"分类。villi 指白区包绕的指状或绒毛状构造，贲门腺、幽门腺呈"绒毛状"；小凹样即孔状，大的孔呈

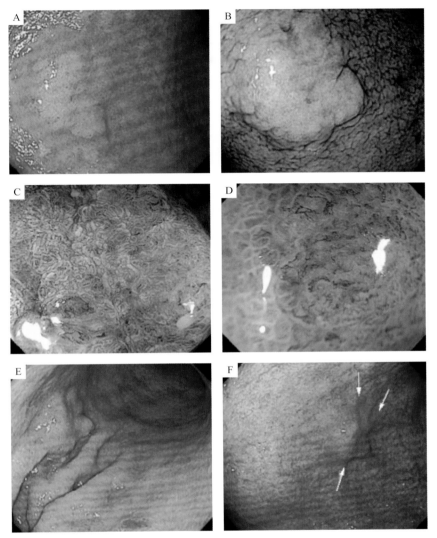

A. 白光观察图像，胃体下部前壁的扁平隆起病变；B. 色素染色图像，隆起边缘呈菊花状；C. 使用乙酸的 NBI 放大图像，呈不完整的腺管形态；D. NBI 放大图像，可见不完整的血管纹理；E. 吸气时的图像，可见胃壁有较软的形态表现；F. 充气时的图像，隆起周围突出，可见伸展不良

**图 8-20 胃体Ⅱa病变 NBI 观察**

黑色，小的孔可显示为白点，没有萎缩的胃底腺呈"小凹样"。要观察这些构造有无不规则、大小不等和密度改变，绒毛有无融合，和背景黏膜有无分界线（图 8-22）[29]。

## （三）八木一芳的分类

### 1. 分化型胃癌

（1）mesh pattern：白区看不到或难以辨认，分为 complete mesh pattern（黏膜内高分化腺癌）和 irregular mesh pattern（中分化腺癌，SM 浸润不少见）；mesh pattern 也见

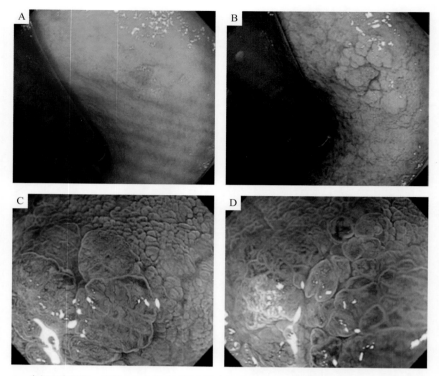

A. 常规观察图像，胃体中部小弯处可见扁平隆起性病变；B. 色素散布图像，隆起表面呈凹凸颗粒状；C. NBI 放大图像，与正常黏膜不同的不完整的腺管形态；D. NBI 放大图像，可见不完整的血管纹理。分化型黏膜内癌，病理组织学观察，M/Less-Post，Type 0-Ⅱa，tub1，14 mm×8 mm，pT1a（M），ly0，v0，HM0，VM0

**图 8-21　胃黏膜内癌**

于胃炎。癌与非癌鉴别：①有无异常血管像（irregular vascular pattern）；②有无分界线（demarcation line）。

（2）loop pattern：存在呈鳞状、绒毛状或类似胃炎状的黏膜微结构中。在白区包绕的封闭区域内，可见从深部向表层走行的祥状（loop）血管：微绒毛状，颗粒状/乳头状，萎缩黏膜样，大脑沟回样。

loop pattern 血管像：口径不一，形状不一致。

loop pattern 的白区所见：小型不规则化，不鲜明化，形状不一，方向不同。

**2. 未分化胃癌**

未分化胃癌的血管像 corkscrew pattern、wavy micro vessels（血管间无相互连接，呈曲线或螺旋状，逐渐变细，消失）、raimon vessels 如表 8-8、图 8-23 所示。

## 三、细胞内镜在早期胃癌诊断中的应用

细胞内镜系统（endocytoscopy system，ECS）是在超高倍放大内镜的基础上发展而来的，使用的细胞内镜（XEC300-u，Olympus）直径为 3.2 mm，可插入到普通治

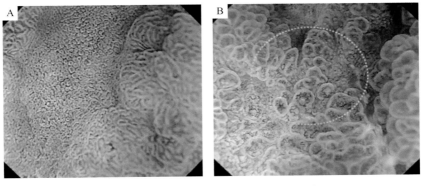

不规则的小凹状和绒毛状结构——高分化腺癌

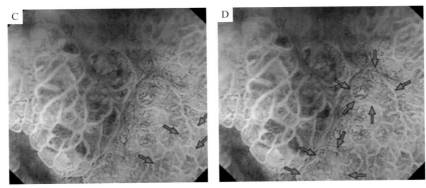

有绒毛融合，血管轻度异型——中分化腺癌

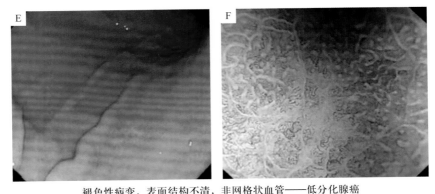

褪色性病变，表面结构不清，非网格状血管——低分化腺癌

图 8-22　pit 分型图示

疗性胃镜的工作孔道中。操作时，普通胃镜头端安装透明帽，以吸引局部黏膜组织，使细胞内镜与黏膜充分接触而便于观察。细胞内镜物镜的放大倍数多为 450 倍（观察范围 300 μm×300 μm）和 1125 倍（观察范围 120 μm×120 μm），一般内镜下放大 80～100 倍可以观察到结构的异型，400～1000 倍超高倍放大可以观察到细胞的异型。

染色是细胞内镜观察之前最关键的一步，细胞内镜需要在活体上进行染色，要求染色所用的染料对人体无害；染色后细胞及组织结构对比鲜明，便于区分细胞及组织结构；染色过程对原有的细胞及组织结构没有破坏；染色操作简洁方便。

表 8-8　未分化胃癌的血管像

| | 分化型管状腺癌 | | 乳头状腺癌 | 未分化型癌 |
|---|---|---|---|---|
| 隐窝边缘上皮 | 弧形 | 不可见 | 环形 | 模糊<br>幽灵般消失 |
| 血管形态 | loop pattern | mesh pattern | loop pattern | wary micro vessels |
| NBI 放大内镜图像 | | | | |
| 图示 | | | | |

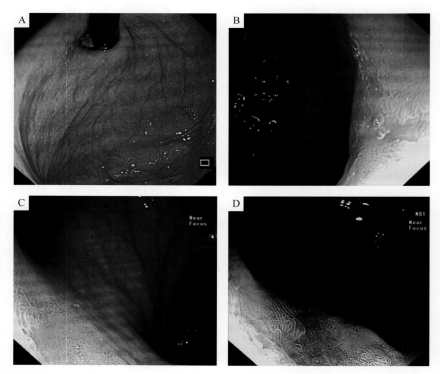

A. 普通白光见贲门后壁 0-Ⅱc 病变；B. 白光下病变的口侧端，可见绒毛状大小不一的 loop 结构；C. 白光近聚焦病变中央呈完全网状结构（complete mesh pattern），考虑黏膜内高分化腺癌；D. NBI 近聚焦亦显示病变中央呈完全网状结构；可见残存的 loop 构造；E. NBI 近聚焦病变口侧可见 mesh 结构，F. NBI 近聚焦病变肛侧可见 mesh 结构

**图 8-23　贲门黏膜慢性炎，局灶上皮高级别内瘤变合并癌变，侵及黏膜肌层**[38]

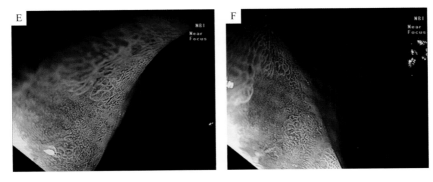

图 8-23（续）

细胞内镜使用超高倍放大图像，使用活体染色可以观察活体胃肠细胞，可以用于区分癌与非癌组织。

## 五、超声内镜在早期胃癌诊断中的应用

### （一）概述

胃癌淋巴结转移（lymph node metastasis，LNM）率与肿瘤浸润深度相关，当肿瘤局限于黏膜层（M）及黏膜下层浅层（浸润黏膜下层深度＜500 μm，SM1）时，LNM比例低于 3.0%。超声内镜自 20 世纪 80 年代问世以来，被广泛用于消化道肿瘤的分期诊断，并成为胃癌术前分期的标准诊断手段[2]。超声胃镜是将传统胃镜与超声技术相结合，在观察消化管道形态同时，还能通过超声扫描获得管壁层次结构以区分黏膜层和黏膜下层病灶，以及周围淋巴结、邻近脏器的超声图像；内镜超声能通过淋巴结回声类型、边界及大小等判断标准，发现最大径 5 mm 以上的淋巴结，若＞1 cm 且为圆形、类圆形低回声结构则需考虑转移性淋巴结，其回声常与肿瘤组织相似或更低，边界清晰，内部回声均匀，因此能够更准确地判断肿瘤浸润深度[32-34]。

### （二）适应证与禁忌证

适应证：诊断明确的胃癌，进行侵犯深度及周围淋巴结转移情况的判断，进行术前 TNM 分期或者可切除性判断；可疑胃溃疡的良恶性鉴别；恶性胃溃疡的分期；胃内隆起性病变的诊断和鉴别诊断；胃淋巴瘤的诊断和化疗疗效观察；对其他检查发现胃壁僵硬者，进行病因诊断。

禁忌证：疑有胃肠道穿孔者及有其他内镜检查绝对禁忌证者，应避免超声内镜检查。

### （三）早期胃癌超声内镜图像

在超声胃镜下，当超声的频率为 5～20 MHz 时，胃壁从黏膜面起可显示出高回声→

低回声→高回声→低回声→高回声5个胃壁层次，分别对应胃壁组织的上皮层→黏膜肌层→黏膜下层→固有肌层→浆膜层。胃癌在 EUS 表现为局部低回声不规则病灶，一层或多层结构模糊、不规则、中断、增厚或消失。

早期胃癌（T1）的 EUS 诊断标准：①黏膜内癌（T1a，m：胃壁第1、2层受累，第3～5层结构完整；②黏膜下层癌（T1b，sm）：胃壁第1～3层受累，第4～5层结构完整。进展期胃癌的 EUS 诊断标准：胃壁第4/5层结构受累（图8-24）。

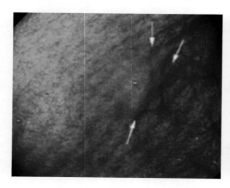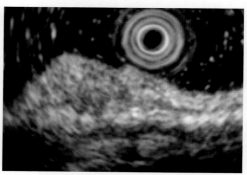

图 8-24　胃早癌 EUS：隆起部正下方的第三层上缘有显示低回声的肿块

对于早期胃癌，超声小探头优于常规 EUS。有文献报道采用 20 MHz 小探头 EUS 判断 EGC 浸润深度的准确率为 48.3%～91.0%。虽然小探头 EUS 在 EGC 浸润深度评估及治疗方式选择中实用性良好，但受病变自身特征、EUS 设备以及操作者经验等影响[35]。应当通过联合多种检查手段（如普通内镜）以提高 EGC 浸润深度评估准确率，使患者获得最大的收益。

## ▌第四节　早期胃癌的影像学诊断

### 一、钡剂造影

早期胃癌浸润较浅，但仍然可引起胃壁的凹凸不平及局部顺应性的改变，仔细观察发现胃壁舒缩异常、腔壁平直、腔壁轻微凹陷及隆起、黏膜皱襞中断等有助于发现早期胃癌。

平坦型早期胃癌容易漏诊，但通过观察局部胃壁僵硬、黏膜粗糙，有时也可发现病变。隆起型早期胃癌的气钡双对比像，正面观肿瘤形态可呈半球形、平皿型、不规则花朵型等，隆起肿块边缘清楚，表面光滑或呈颗粒样改变，病变形成较大表面溃疡，可出现小钡斑，切线位观察，可见隆起病变基底部内凹或毛糙改变。凹陷型早期胃癌的 X 线诊断主要通过分析凹陷的边界、表面特点及周围黏膜的聚集情况来诊断。凹陷病变形态通常不规则，呈星芒状，边界清晰者可能为低分化癌，凹陷表面多高低不平、钡剂分布不均，可呈颗粒样，凹陷病变周围的聚集黏膜可呈突然变细的锥形、杵状，可出现皱襞的中断与融合[36]。

## 二、CT 表现

上腹 CT 要清楚地显示胃的结构，要求患者在接受 CT 检查前饮水 1000～2000 mL，以保证胃腔扩张。水是良好的对比剂，泛影葡胺水溶液因伪影较强，已不推荐使用。良好的胃 CT 图像可以显示胃癌造成的胃壁增厚及肿瘤在腔内及向腔外的生长情况，还可发现淋巴结的转移。但 CT 尚不能分辨胃壁的各层结构，对早期胃癌诊断的敏感度不高[36, 37]。

## 三、MRI 表现

胃腺癌 T1WI 上与正常胃黏膜等信号，T2WI 略高于胃黏膜信号；弥漫浸润型胃癌因肿瘤组织中纤维成分较多，T1WI 和 T2WI 均呈信号减弱，增强后 T1WI 呈不均匀强化，Gd-DPTA 和抑脂图像能显示强化的转移淋巴结[36]。

## 参 考 文 献

[ 1 ] 中华医学会消化内镜学分会, 中国抗癌协会肿瘤内镜专业委员会. 中国早期胃癌筛查及内镜诊治共识意见 (2014 年, 长沙) [J]. 中华消化内镜杂志, 2014, 31 (7): 361-377.

[ 2 ] 今井幸纪, 钱冬梅. 早期胃癌的内镜诊断要点 [J]. 日本医学介绍, 2000, 21 (10): 440-441.

[ 3 ] 国家消化系统疾病临床医学研究中心, 中华医学会消化内镜学分会, 中华医学会健康管理学分会, 等. 中国早期胃癌筛查流程专家共识意见 (草案) (2017 年, 上海) [J]. 中华消化杂志, 2018, 38 (2): 87-92.

[ 4 ] 柏愚, 李兆申. 早期胃癌的内镜诊断技术临床应用进展 [J]. 中华消化内镜杂志, 2008, 25 (11): 614-616.

[ 5 ] Participants in the Paris Workshop. The Paris endoscopic classification of superficial neoplastic lesions: esophagus, stomach, and colon: November 30 to December 1, 2002 [J]. Gastrointest Endosc, 2003, 58 (6 Suppl): 3-43.

[ 6 ] Endoscopic Classification Review Group. Update on the Paris classification of superficial neoplastic lesions in the digestive tract [J]. Endoscopy, 2005, 37 (6): 570-578.

[ 7 ] YADA T, YOKOI C, UEMURA N. The current state of diagnosis and treatment for early gastric cancer [J]. Diagn Ther Endosc, 2013, 20 (3): 241320.

[ 8 ] SCHLEMPER R J, KATO Y, STOLTLE M. Review of histological classifications of gastrointestinal epithelial neoplasia: differences in diagnosis of early carcinomas between Japanese and Western pathologists [J]. J Gastroenterol, 2001, 36: 445-456.

[ 9 ] SCHLEMPER R J, RIDDELL R H, KATO Y, et al. The Vienna classification of gastrointestinal epithelial neoplasia [J]. Gut, 2000, 47: 251-255.

［10］ YAGI K, ARUGA Y, NAKAMURA A, et al. Regular arrangement of collecting venules (RAC): a characteristic endoscopic feature of *Helicobacter pylori*-negative normal stomach and its relationship with esophago-gastric adenocarcinoma [J]. J Gastroenterol, 2005, 40 (5): 443-452.

［11］ 春間賢, 加藤元嗣, 井上和彦, 等. 胃炎の京都分類 [M]. 東京: 日本メディカルセンター, 2014.

［12］ MASUYAMA Y, YOSHITAKE N, SASAI T, et al. Relationship between the degree of endoscopic atrophy of the gastric mucosa and carcinogenic risk [J]. Digestion, 2015, 91 (1): 30-36.

［13］ KAMADA T, TANAKA A, YAMANAKA Y, et al. Nodular gastritis with *Helicobacter pylori* infection is strongly associated with diffuse-type gastric cancer in young patients [J]. Dig Endosc, 2007, 19 (4): 180-184.

［14］ KODASHIMA S, FUJISHIRO M. Novel image-enhanced endoscopy with i-scan technology [J]. World J Gastroenterol, 2010, 16 (9): 1043-1049.

［15］ 余世界, 廖燕, 沈磊. FICE 染色内镜的临床应用进展 [J]. 临床消化病杂志, 2011, 23 (5): 312-314.

［16］ NEGREANU L, PREDA C M, IONESCU D, F et al. Progress in digestive endoscopy: flexible spectral imaging colour enhancement (FICE) -technical review [J]. J Med Life, 2015, 8 (4): 416-422.

［17］ OSAWA H, YAMAMOTO H. Present and future status of flexible spectral imaging color enhancement and blue laser imaging technology [J]. Dig Endosc, 2014, 26 (Suppl 1): 105-115.

［18］ 黄洁丽, 王江红. FICE 和 BLI 技术在消化道病变中的应用 [J]. 重庆医学, 2015, 44 (36): 5173-5176.

［19］ FUKUDA H, MIURA Y, HAYASHI Y, et al. Linked color imaging technology facilitates early detection of flat gastric cancers [J]. Clin J Gastroenterol, 2015, 8 (6): 385-389.

［20］ YAO K. Microanatomies as visualized using magnifying endoscopy with narrow band imaging in the stomach: which microanatomical structures can we visualize in the glandular epithelium using narrow band imaging, and how is this achieved?//Yao K. Zoom gastroscopy [M]. Tokyo: Springer, 2013: 57-69.

［21］ UEDO N, ISHIHARA R, IISHI H, et al. A new method of diagnosing gastric intestinal metaplasia: narrow-band imaging with magnifying endoscopy [J]. Endoscopy, 2006, 38: 819-824.

［22］ YAO K. The vessels plus surface (VS) classification system in the diagnosis of early gastric cancer// Yao K. Zoom gastroscopy [M]. Tokyo: Springer, 2013: 89-98

［23］ YAO K, ANAGNOSTOPOULOS G K, RAGUNATH K. Magnifying endoscopy for diagnosing and delineating early gastric cancer [J]. Endoscopy, 2009, 41: 462-467.

［24］ SUGANO K, SATO K, YAO K. New diagnostic approaches for early detection of gastric cancer [J]. Dig Dis, 2004, 22 (4): 327-333.

［25］ MUTO M, YAO K, KAISE M, et al. Magnifying endoscopy simple diagnostic algorithm for early gastric cancer (MESDA-G) [J]. Dig Endosc, 2016, 28 (4): 379-393.

［26］ YAO K, IWASHITA A, TANABE H, et al. White opaque substance within superficial elevated gastric neoplasia as visualized by magnification endoscopy with narrow-band imaging: a new optical sign for differentiating between adenoma and carcinoma [J]. Gastrointest Endosc, 2008, 68: 574-580.

［27］ MATSUSHITA M, MORI S, UCHIDA K, et al. "White opaque substance" and "light blue crest" within gastric flat tumors or intestinal metaplasia: same or different signs? [J]. Gastrointest Endosc, 2009, 70: 402

［28］ YAO K, DOYAMA H, GOTODA T, et al. Diagnostic performance and limitations of magnifying narrow-band imaging in screening endoscopy of early gastric cancer: a prospective multicenter feasibility study [J]. Gastric Cancer, 2014, 17: 669-679.

［29］ OYAMA T, TOMORI A, KISHINO T, et al. Histopathological diagnosis of gastric cancers by magnifying endoscopy with NBI [J]. Stomach and Intestine, 2011, 46: 933-942.

［30］ YAGI K, NAKAMURA A, SEKINE A. Characteristic endoscopic and magnified endoscopic findings in the normal stomach without *Helicobacter pylori* infection [J]. J Gastroenterol Hepatol, 2002, 17 (1): 39-45.

［31］ YAGI K, HONDA H, YANG J M, et al. Magnifying endoscopy in gastritis of the corpus [J]. Endoscopy, 2005, 37 (7): 660-666.

［32］ INGRAM M, ARREGUI M E. Endoscopic ultrasonography [J]. Surg Clin North Am, 2004, 84 (4): 1035 -1059.

［33］ KIM G H, PARKDO Y, KIDA M, et al. Accuracy of high-frequency catheter-based endoscopic ultrasonography according to the indications for endoscopic treatment of early gastric cancer [J]. J Gastroenterol Hepatol, 2010, 25 (3): 506-511.

［34］ YAMAMOTO S, NISHIDA T, KATO M, et al. Evaluation of endoscopic ultrasound image quality is necessary in endosonographic assessment of early gastric cancer invasion depth [J]. Gastroenterol Res Pract, 2012, 2012 (3): 194530.

［35］ LEE H H, LIM C H, PARK J M, et al. Low accuracy of endoscopic ultrasonography for detailed T staging in gastric cancer [J]. World J Surg Oncol, 2012, 10: 190.

［36］ 尚克中, 程英生. 中华影像医学: 胃肠卷 [M]. 2 版. 北京: 人民卫生出版社, 2011: 100-120.

［37］ MOURI R, YOSHIDA S, TANAKA S, et al. Evaluation and validation of computed virtual chromoendoscopy in early gastric cancer [J]. Gastrointest Endosc, 2009, 69 (6): 1052-1058.

［38］ 胃肠编委会. 胃肠诊断图谱 [M]. 令狐恩强, 韩英, 译. 2 版. 沈阳: 辽宁科学技术出版社, 2016.

（秦治初　梁芬芬　吴礼浩）

# 第九章 早期胃癌的内镜治疗

早期胃癌的内镜治疗包括 EMR、ESD 等，对 LGIN 等癌前病变可内镜下切除，也可进行消融治疗（APC、RFA 等参考第三章早期食管癌内镜下治疗章节）。ESD 因能完整地切除病变，提供准确的病理评估，是目前早期胃癌内镜下治疗的主要方式。

## 第一节 术前评估

内镜治疗前应明确：①组织病理学类型：通常通过活检标本的组织病理学检测来判定（内镜活检钳在病灶处取 1~3 块组织进行组织病理学检查）；②病变大小；③浸润深度；④有无溃疡存在。EGC 乙酸联合靛胭脂染色内镜已被广泛用于评估病变的表面结构及病变范围；NBI 放大内镜可以较好地评估 EGC 的病变深度和范围。EUS 及 CT 常用于协助确定病变的浸润深度并可明确是否存在淋巴结转移。有经验的内镜医师也可单独借助染色内镜及 NBI，根据病变的大体形态准确地预测病变的深度。

不是所有的早期胃癌都适合内镜下切除，胃 ESD/EMR 操作与食管及结肠相比较为简单，基本不存在技术原因的非适应证，适应证主要根据淋巴转移的风险而定。Gotoda 等[1] 根据 5265 例因胃癌接受外科手术患者病理标本的资料，分析淋巴转移率与肿瘤特点（大小、浸润深度、分化类型、脉管浸润情况、是否合并溃疡），得出的结论如表 9-1 所示，并成为胃癌内镜下切除适应证制定的重要依据。

表 9-1 早期胃癌的淋巴转移率[1]

| 条件 | M 癌 未分化癌 Ly 0 V0 肿瘤大小≤30 mm UL（+/-） | M 癌 分化癌 Ly 0 V0 无论大小 UL（-） | SM1 癌（500 μm 以内） 分化癌 Ly 0 V0 肿瘤大小≤30 mm UL（-） | M 癌 未分化癌 Ly 0 V0 肿瘤大小≤20 mm UL（-） |
|---|---|---|---|---|
| 转移率 /% | 1/1230（0） | 0/929（0） | 0/145（0） | 0/141（0） |
| 95%CI | 0~0.3% | 0~0.4% | 0~2.5% | 0~2.6% |

注：Ly 0：淋巴转移阴性；V0：静脉转移阴性；UL：溃疡；95%CI：95% 可信区间。

其中，关于未分化癌是否可作为内镜下治疗的适应证很长时间内都存在争议。一般认为淋巴转移率在 1% 以内，可以理解为淋巴转移风险低，在 Gotoda 的研究中 141 例直径不超过 2 cm、无溃疡的未分化胃癌患者淋巴转移者为 0，但因样本量少，95% 可信区间的上限为 2.6%。2009 年 Hirasawa 等对 3843 例未分化胃癌胃切除标本的研究发现 310 例符合扩大适应证的未分化癌患者淋巴转移率为 0，95% 可信区间为 0~0.96%[2]。

EMR 的适应证为：①肉眼判断为黏膜内的分化型癌；②可完整切除，一般＜2 cm。2015 年日本消化器官内镜学会指南中早期胃癌 ESD 治疗的绝对适应证为：肿瘤直径≤20 mm、无合并溃疡的分化型黏膜内癌；扩大适应证为：①不论病灶大小、不合并溃疡的分化型黏膜内癌；②肿瘤直径≤30 mm、合并溃疡的分化型黏膜内癌；③肿瘤直径≤20 mm、无合并溃疡的未分化型黏膜内癌（表 9-2）。

表 9-2　根据肿瘤相关因素制定的适应证分级（《2015 日本消化器内视镜学会指南》）

| 浸润深度 | 溃疡 | 分化型 | | 未分化型 | |
| --- | --- | --- | --- | --- | --- |
| cT1a（M） | | ≤2 cm | >2 cm | ≤2 cm | >2 cm |
| | UL（-） | | | | |
| | UL（+） | ≤3 cm | >3 cm | | |
| cT1b（SM） | | | | | |

　■ 绝对适应证　　■ 扩大适应证　　□ 非适应证

注：cT1a（M）：术前诊断为黏膜内癌；cT1b（SM）：术前诊断为黏膜下癌；UL：溃疡形成（瘢痕）。

cT1b，即黏膜下层浅层（sm1，浸润深度小于 500 μm）。过去（1990—2001 年）认为是 ESD 的扩大适应证，但近些年（2015—2018 年）的日本指南中，扩大适应证均限定在黏膜内癌（cT1a）。但在 2015 年的 ESD 术后治愈性切除的评估标准中，仍认为黏膜下层浅层浸润（sm1，浸润深度小于 500 μm）的分化型胃癌符合治愈性切除（表 9-3）。后来出现的 eCura 评分，浸润深度小于 500 μm，评 0 分，因此似乎仍可将直径≤3 cm，浸润深度不超过 sm1 的分化型胃癌视为 ESD 的扩大适应证[3-7]。

表 9-3　早期胃癌的治愈性切除评估（《2015 日本消化器内视镜学会指南》）

| 浸润深度 | 溃疡 | 分化型 | | 未分化型 | |
| --- | --- | --- | --- | --- | --- |
| cT1a（M） | UL（-） | ≤2 cm | >2 cm | ≤2 cm | >2 cm |
| | | | | | |
| | UL（+） | ≤3 cm | >3 cm | | |
| | | | | | |
| cT1b（SM） | | ≤3 cm | >3 cm | | |
| | | | | | |

　■ 治愈性切除　　■ 符合扩大适应证的治愈性切除*　　□ 非治愈性切除

注：*限于整块切除且垂直、水平切缘阴性，无脉管侵犯，同时存在一些例外情况。

适应证和扩大适应证以外的病例就是非适应证，非适应证淋巴转移率高，因此推荐外科切除，但是如果因为年龄、合并症等原因无法外科手术时，可考虑内镜下治疗[8]。禁忌证与食管 ESD 类似：患者不同意或不能配合；有严重出血倾向、严重心肺功能异常不能耐受内镜治疗者；生命体征不平稳者。

## ▌第二节　开展内镜下黏膜剥离术的设备、条件

　　实施 ESD 的操作室应设施完备，如配备麻醉呼吸机和心电、血压、脉搏、血氧饱和度监护设备、供氧及吸引装置、规定的急救药品和抢救器材。开展 ESD 最基本的设备包括胃肠镜、切开刀、黏膜下注射液、注射针、透明帽、内镜专用的高频电发生器、金属夹和止血钳等。所有器械应符合相关消毒灭菌要求，一次性物品应按有关规定处理，常用易损器械应有备品。（详见第三章）

　　须有合法资质的医师、助手及护士协同完成。术者应熟练掌握各种术前诊断法，如染色、放大、超声内镜（EUS）等，同时能熟练掌握内镜黏膜切除术（EMR）和内镜分片黏膜切除术（EPMR）。

## ▌第三节　具体操作步骤

### 一、术前准备

　　术前患者进行血常规、肝肾功能、凝血功能、心电图、胸片检查，并进行超声内镜检查或 CT 检查，明确病变范围、浸润深度且无淋巴结转移。手术当天禁食。

　　术者应在术前向患者及家属详细讲解 ESD 操作过程、可能的结果及存在的风险，并签署知情同意书。知情同意书应明确说明 ESD 可能发生的并发症及后果。对接受 ESD 的消化道早期癌患者，应术前告知患者术后可能存在复发或转移的风险，以及追加外科手术等其他治疗的可能。

### 二、操作步骤

　　ESD 手术耗时较长，患者在清醒状态下难以耐受，特别是上消化道手术过程中分泌物及胃腔内血性液体、染色剂等易造成患者呛咳、误吸、窒息等，一般在全身麻醉、气管插管的状态下进行较为安全。术前应对患者的病情及全身状况进行全面评估，以便决定麻醉方式。对不具备以上麻醉条件的单位，不主张开展 ESD。建议上消化道 ESD 采用气管插管全身麻醉的方式（图 9-1）。

#### （一）标记

　　首先行常规内镜检查，了解病灶部位、大小、形态，结合染色和放大内镜检查，确定病灶范围、性质、浸润深度。确定病变范围后，距病灶边缘 2～3 mm 处进行电凝标记（可用电切刀标记，也可用 APC 探头）。

## （二）黏膜下注射

注射液体包括生理盐水、甘油果糖、透明质酸钠等。在病灶边缘标记点外侧进行多点黏膜下注射，将病灶抬起，使之与肌层分离，有利于 ESD 完整地切除病灶，而不容易损伤固有肌层，减少穿孔和出血等并发症的发生。

## （三）黏膜切开

沿标记点或标记点外侧缘切开病变周围部分黏膜，再深入切开处黏膜下层切开周围全部黏膜。切开部位一般为病变远侧端，如切除困难可用翻转内镜法。在切开过程中，一旦发生出血，冲洗创面明确出血点后电凝止血。

## （四）黏膜下剥离

在进行剥离前，要判断病灶的抬举情况。随着时间延长，黏膜下注射的液体会被逐渐吸收，必要时可反复进行黏膜下注射以便维持病灶的充分抬举，按病灶具体情况选择合适的治疗内镜和附件。在剥离过程中，如果始终难以暴露肿瘤，视野不清，可利用透明帽推开黏膜下层结缔组织，以便更好地显露剥离视野。根据不同病变部位和术者操作习惯，选择不同的刀具进行黏膜下剥离。剥离中可通过拉镜或旋镜沿病变基底切线方向进行剥离，还可根据不同需要改变患者体位，利用重力影响，使病变组织牵引垂挂，改善 ESD 的操作视野，便于切开及剥离。

## （五）创面处理

病变剥离后，对创面上所有可见血管行预防性止血处理；尽量用电凝钳处理掉所有未出血的可见血管（non-bleeding visible vessels），对局部剥离较深、肌层有裂隙者应予金属夹加固。局部可喷洒硫糖铝或铝镁加混悬液，减少胃酸的腐蚀，降低出血的风险。

## （六）标本回收及固定

标本处理详见第十六章。具体 ESD 步骤如图 9-1 所示。

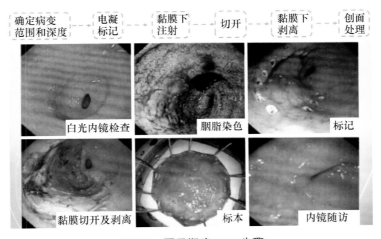

**图 9-1　胃早期癌 ESD 步骤**

## 第四节 术后处理

### 一、常规处理

（1）监护及吸氧、饮食、止血药、抗生素等的应用参考第三章。

（2）PPI 的使用。一般静脉给予标准剂量的 PPI 2～3 天，随后改为口服（参考第三章）。对有迟发出血高危因素的患者，应在术后加大 PPI 的剂量，如艾司奥美拉唑 80 mg 静脉注射，随后再以 8 mg/h 持续静脉应用 72 小时，必要时还可延长用药时间[9-13]。出血的高危因素包括：①病变大，肿瘤直径＞40 mm；②服用抗凝药物；③平坦或凹陷型病变；④伴有溃疡；⑤病变位于胃小弯侧；⑥与合并心脏病、肝硬化、慢性肾病等因素有关；⑦手术操作时间超过 60 min。

### 二、根除幽门螺杆菌

接受胃 ESD 治疗的 *H. pylori* 阳性患者应先根除 *H. pylori*。早期胃癌术后根除 *H. pylori*，甚至可减少异时性胃癌的发生。

### 三、特殊人群的围手术期用药

围手术期用药的调整主要涉及服用抗血栓药物的患者，抗血栓药物主要包括抗血小板药物和抗凝药物。常见的抗血小板药物主要包括阿司匹林、噻吩吡啶类（如氯吡格雷）、非噻吩吡啶类（如替格瑞洛）、其他抗血小板药物（如西洛他唑）等；常用抗凝药物包括华法林、达比加群酯等[14-16]。

（1）服用抗栓药物的患者围手术期用药调整必须权衡出血和血栓栓塞的风险。胃 ESD 属于高危出血风险的操作，内镜医师需了解血栓风险分层（表 9-4），在充分评估胃 ESD 的紧迫性、患者发生血栓栓塞和出血的风险后，制订手术计划和抗栓药物的调整方案。

（2）低危血栓栓塞风险患者行胃 ESD，建议临时停用抗栓药物：服用抗血小板药物者术前应至少停用 5 天；服用华法林患者，一般术前应停用 5 天，并使国际标准化比值（international normalized ratio，INR）降低至 1.5 以下。

（3）高危血栓栓塞风险患者的围手术期抗栓用药调整：需要多学科（心血管科、神经科、血液科和消化内镜科等）会诊，选择优化治疗策略，决策须根据患者具体情况充分个体化。对于近期置入冠状动脉支架而行双联抗血小板治疗的患者，建议尽可能将 ESD 操作推迟至置入裸金属支架 6 周或药物洗脱支架 12 个月后；如必须尽快行

ESD 治疗，应尽量避免完全停用抗血小板药物，可尝试保留阿司匹林，建议停用噻吩吡啶类药物。服用华法林的患者如存在较高血栓栓塞风险，建议使用肝素（普通肝素或低分子量肝素）替代治疗，但应密切关注迟发出血风险。

（4）停用抗栓药物时间过长的患者血栓栓塞风险升高，胃 ESD 术后当确证无出血后应尽快恢复原抗栓方案。根据术中出血和止血情况，在术后 12～24 h 恢复抗栓治疗。评估认为出血风险高的患者，可酌情延迟到术后 48～72 h 恢复抗栓治疗。恢复抗栓治疗后，应继续密切监测出血征象。

（5）噻吩吡啶类药物（如氯吡格雷）联合应用 PPI 时，尽量避免使用对细胞色素 CYP2C19 竞争性抑制作用较强的 PPI，如奥美拉唑；建议使用对 CYP2C19 竞争性抑制作用弱的 PPI，如泮托拉唑。

（6）部分 H2RA 可作为使用氯吡格雷患者胃 ESD 术后的备选用药。法莫替丁、雷尼替丁与氯吡格雷之间未见药物相互作用，因其效能弱于 PPI，仅作为临床备选。应避免使用西咪替丁，因其为 CYP2C19 强效抑制剂，可显著影响氯吡格雷的疗效。

（7）抗凝药物（如华法林）联合应用 PPI 时，应更加密切监测 INR，及时调整用药。

表 9-4　血栓栓塞风险分层

| 风险分层 | 临床情况 |
| --- | --- |
| 低血栓风险 | 非瓣膜性和非复杂性心房颤动 |
| | 主动脉机械瓣膜置换 |
| | 人工生物瓣膜置换 |
| 高血栓栓塞风险 | 冠脉药物洗脱支架置入术后≤12 个月，需行双联抗血小板治疗 |
| | 近期冠脉置入裸金属支架 |
| | 心房颤动伴瓣膜性心脏病 |
| | 心房颤动伴以下危险因素 |
| | 　充血性心力衰竭 |
| | 　高血压 |
| | 　年龄>75 岁 |
| | 　糖尿病 |
| | 　卒中或脑缺血发作史 |
| | 二尖瓣机械瓣膜置换 |
| | 任何机械瓣膜置换伴既往栓塞事件史 |
| | 高凝状态 |
| | 近期缺血性卒中或短暂性脑缺血发作史 |
| | 近期静脉血栓史 |

注："近期"的定义，美国消化内镜学会（American Society of Digestive Endoscopy，ASGE）、英国胃肠病学会（British Society of Gastroenterology，BSG）指南为≤1 个月，欧洲消化内镜学会（European Society of Gastroenterology，ESGE）为≤6 周，日本消化内镜学会（Japan Gastroenterological Society，JGES）为≤2 个月。

# 第五节 内镜黏膜下剥离术的并发症

## 一、术中并发症

### （一）术中出血

术中出血可用切开刀、止血钳或金属夹等处理；对裸露血管进行预防性止血，预防出血比止血更重要；对较小的黏膜下层血管，可用各种切开刀直接电凝；对较粗血管，用止血钳钳夹后电凝[4-6]。在黏膜剥离过程中，一旦发生出血，可用生理盐水冲洗创面，明确出血点后，用热止血钳钳夹出血点电凝止血。若上述止血方法不成功，可采用金属夹夹闭出血点，但常影响后续黏膜下剥离操作[13, 14]。

我国的《早期胃癌内镜下规范化切除的专家共识意见（2018年，北京）》[17]（简称"2018共识"）提出了内镜切除出血（endoscopic resection bleeding，ERB）分级，根据止血的困难程度，将ERB分为3级（表9-5）。

表 9-5　消化内镜手术出血 ERB 分级

| 分级 | 定义 | 表现 |
| --- | --- | --- |
| ERB-0 | 无出血 | 手术操作全过程中未见明显出血 |
| ERB-c | 能控制的出血 | 内镜下能控制的出血 |
| ERB-c1 | 易控制的出血 | 术中患者生命体征平稳，术中及术后无须输血治疗 |
| ERB-c2 | 可控制出血 | 出血情况介于c1级和c3级之间 |
| ERB-c3 | 难控制的出血 | 内镜下能控制出血，但术中或术后需输血治疗 |
| ERB-unc | 无法控制的出血 | 术中出血内镜下无法控制，需转外科行外科手术或血管栓塞治疗 |

注：c（controlled），能控制的；unc（uncontrolled），不能控制的。

### （二）穿孔

一旦发生术中穿孔，可用金属夹缝合裂口后继续剥离病变，也可先行剥离再缝合裂口[7]。ESD操作时间长，消化道内积聚大量气体，压力较高，有时较小肌层裂伤也会造成穿孔，必须时刻注意抽吸消化道腔内气体。当穿孔较大时，会有大量气体进入腹腔，形成气腹，可使生命体征（如血压、脉搏、呼吸等）发生变化，出现腹腔间隙综合征。一旦腹腔内大量积气，应用空针经皮穿刺抽气，以缓解腹腔内压力。在ESD操作中，用$CO_2$代替空气注气可减少胃ESD穿孔所致气腹症的发生率[8]。一旦发生穿孔，$CO_2$注气可预防气腹引起的呼吸、循环功能不稳定，并减轻术后呕吐、腹胀等症状，同时还可预防空气栓塞发生[9]。而对于术中忽视的小穿孔，由于术前患者多处于禁食状态，穿孔所致感染相对较轻，经禁食、胃肠减压、抗感染等保守治疗后，小穿孔一般可自行闭合。

《早期胃癌内镜下规范化切除的专家共识意见（2018年，北京）》建议采用固有肌层损伤分级（muscularis propria injury，MPI）来精确评估固有肌层损伤程度，以助于围手术期后患者的管理和监测[17]。MPI分级采用三级五分法（表9-6）。

表9-6　消化内镜固有肌层损伤 MPI 内镜分级[17]

| 固有肌层损伤程度分级 | 表现 |
| --- | --- |
| MPI-0 | 固有肌层无损伤 |
| MPI-i | 固有肌层有损伤，但未穿破 |
| MPI-ia | 固有肌层未完全穿破，加压后腔内气体不渗透到腔外 |
| MPI-ib | 固有肌层未完全穿破，但加压后腔内气体渗透到腔外 |
| MPI-p | 固有肌层完全穿破 |
| MPI-pa | 固有肌层穿破，内镜下可成功修补 |
| MPI-pb | 固有肌层穿破，内镜下无法处理，需外科处理的固有肌层损伤 |

注：i（injury）损伤；p（perforation），穿破；MPI：固有肌层损伤分级。

## 二、术后并发症

术后并发症包括迟发性出血、穿孔及狭窄。

### （一）迟发性出血

**1. 定义**　指内镜治疗术后出血且需要再次行内镜下止血的情况。一般具备以下至少2项者，即可诊断：①症状：呕血、黑便、头晕等症状；②内镜治疗前后血红蛋白下降>20 g/L；③内镜下治疗前后血压下降>20 mmHg（1 mmHg＝0.133 kPa）或心率增加>20次/min；④胃镜检查示 ESD 术后溃疡出血。

**2. 预防**　迟发性出血的预防在于除术中止血外，应在手术结束前电凝创面所有可见的未出血血管，对有迟发出血高危因素的患者，应在术后加大 PPI 的剂量。手术结束时留置胃管，观察引流液的颜色，在术后第二天进行第二次内镜（second-look endoscopy）检查，处理创面血管，过去认为这可减少迟发出血的可能，现已不再常规使用。

**3. 处理**　术后迟发出血首选内镜下止血治疗，根据镜下情况选用钛夹封闭、热活检钳、药物注射或喷洒等，如不能内镜下止血，应尽快用介入或外科手术止血。

### （二）迟发性穿孔

迟发性穿孔是指 ESD 结束后出现气腹征或腹膜刺激征。胃壁较厚，迟发性穿孔较少见，如出现多与操作中反复电凝所致胃壁损伤有关。如发现较早，可内镜下闭合，用金属夹、尼龙绳或 over-stitch、OTSC 等闭合，如穿孔未能闭合，应当及时进行外科修补。

### （三）狭窄

对于切除范围涉贲门及幽门的 3/4 环周的病变，术后有发生狭窄的可能性。反复球囊扩张是治疗 ESD 术后幽门狭窄的主要方法，其次还有局部注射糖皮质激素或口服糖皮质激素等。

## ▮第六节　内镜黏膜下剥离术的评估及随访监测

## 一、内镜黏膜下剥离术的评估

### （一）评估标准

以往用治愈性切除与非治愈性切除来评价 ESD 的结果。治愈性切除的判定要通过切除标本的组织病理学检查来完成。凡符合 ESD 适应证的，切缘阴性、腺管阴性的为治愈性切除。对非治愈切除的判断，首先分片切除不能判断切缘的情况，而且影响浸润深度与脉管浸润的判断；术前诊断为分化型，术后诊断为未分化型为主的，内镜下未见溃疡瘢痕，组织学上见溃疡瘢痕的，均须按未分化型及合并溃疡的来判断[8]。未达到治愈性切除的，因有淋巴结转移的可能，应进行外科手术治疗，而这有过度治疗的可能。

2017 年，Hatta W. 推出了 eCura 系统（表 9-7），根据肿瘤的大小、垂直切缘、淋巴管浸润、静脉浸润、浸润深度进行评分，并根据总分的多少划分低危、中危和高危。低危患者不需额外的治疗[6, 18]。

表 9-7　胃 ESD 术后 eCura 评分系统

| 项目 | 结果 | 评分 |
| --- | --- | --- |
| 肿瘤直径 | >30 mm | 1 |
| | ≤30 mm | 0 |
| 垂直切缘 | 阳性 | 1 |
| | 阴性 | 0 |
| 淋巴管浸润 | 阳性 | 3 |
| | 阴性 | 0 |
| 血管浸润 | 阳性 | 1 |
| | 阴性 | 0 |
| 浸润深度 | 达 SM2 | 1 |
| | 未达 SM2 | 0 |

注：低危：0~1 分；中危：2~4 分；高危：5~7 分。

### （二）淋巴结转移风险与分级

评估淋巴结转移风险与分级的规则如表 9-8 所示。

表 9-8 eCura 评分规则

| 危险分级 | 评分 | 淋巴结转移率 |
|---|---|---|
| 低危 | 0～1 | 2.5% |
| 中危 | 2～4 | 6.7% |
| 高危 | 5～7 | 22.7% |

eCura 系统还将胃 ESD 术后结果分为 4 级：A、B、C1、C2。eCura A（0～1 分）、eCura B（2～4 分）、eCura C-1（0～4 分；符合 eCura A 或 B 的其他条件，但未实现完整切除或水平切缘为阳性）、eCura C-2（5～7 分）。eCura-A，符合绝对适应证的病变，满足整块切除、垂直切缘、水平切缘阴性，淋巴管、脉管浸润阴性，建议每 6～12 个月进行内镜随访；eCura-B，符合扩大适应证的病变及病灶为 3 cm 分化型黏膜下癌，满足整块切除、垂直切缘、水平切缘阴性，淋巴管、脉管浸润阴性，建议每 6～12 个月进行内镜及腹部彩超或 CT 随访，以监测有无转移发生。eCura-C1，建议补充治疗（手术或非手术）或密切随访。eCura-C2，即超适应证病变，淋巴结转移风险高，建议手术治疗或患者充分知情后，医生随访（表 9-9）。

表 9-9 胃 ESD 术后的 eCura 分级[6]

| 分期 | 溃疡／深度 | 分化型 | | 未分化型 | |
|---|---|---|---|---|---|
| pT1a（M） | UL（−） | ≤2 cm | >2 cm | ≤2 cm | >2 cm |
| | UL（+） | ≤3 cm | >3 cm | | |
| pT1b（SM） | SM1 | ≤3 cm | >3 cm | | |
| | SM2 | | | | |

eCura A*  eCura B*  eCura C-2

注：*满足 en bloc 整块切除，水平及垂直切缘阴性，无脉管转移。

eCura C-1：在分化型癌中，满足 eCura A 或 B 的其他条件，但未满足 en bloc 切除或水平切缘阴性。

## 二、内镜黏膜下剥离术后随访及监测

对癌前病变患者，在 ESD 术后第 1 年及第 2 年各行内镜检查 1 次，以后每 3 年连续随访 1 次。早期胃癌 ESD 治愈性切除术后 3、6、12 个月定期内镜随访，并进行肿瘤指标和影像学检查；无残留或无复发者术后每年随访 1 次；有残留或复发者视情况继续进行内镜下治疗或追加外科手术切除，每 3 个月随访 1 次，病变完全清除后每年连续随访 1 次。或根据 eCura 分级进行随访。

参 考 文 献

[1] GOTODA T, YANAGISAWA A, SASAKO M, et al. Incidence of lymph node metastasis from early gastric cancer: estimation with a large number of cases at two large centers [J]. Gastric cancer, 2000, 3 (4): 219-225.

［2］ HIRASAWA T, GOTODA T, MIYATA S, et al. Incidence of lymph node metastasis and the feasibility of endoscopic resection for undifferentiated-type early gastric cancer [J]. Gastric Cancer. 2009, 12 (3): 148-152.

［3］ 赵恩昊, 曹晖. 从日本《胃癌治疗指南》变更分析早期胃癌治疗策略演变趋势和发展方向 [J]. 中国实用外科杂志, 2019, 39 (5): 428-432.

［4］ 中华医学会消化内镜学分会, 中国抗癌协会肿瘤内镜专业委员会. 中国早期胃癌筛查及内镜诊治共识意见 (2014 年, 长沙) [J]. 中华消化内镜杂志, 2014, 31 (7): 361-377.

［5］ 韩方海, 杨斌. 从日本《胃癌治疗指南》(第 5 版) 修订谈日本胃癌外科发展趋势 [J]. 中国实用外科杂志, 2018, 38 (5): 529-534.

［6］ HATTA W, GOTODA T, KOIKE T, et al. History and future perspectives in Japanese guidelines for endoscopic resection of early gastric cancer [J]. Dig Endosc, 2020, 32 (2): 180-190.

［7］ ONO H, YAO K, FUJISHIRO M, et al. Guidelines for ESD and EMR for early gastric cancer [J]. Dig Endosc, 2016, 28 (1): 3-15.

［8］ 小山恒男. ESD 胃癌术前诊断 [M]. 东京: 南江堂, 2010: 2-7.

［9］ MURAKI Y, ENOMOTO S, IGUCHI M, et al. Management of bleeding and artificial gastric ulcers associated with endoscopic submucosal dissection [J]. World J Gastrointest Endosc, 2012, 4 (1): 1-8.

［10］ ODAI, SUZUKI H, NONAKA S, et al. Complications of gastric endoscopic submucosal dissection [J]. Dig Endosc, 2013, 25 (S1): 71-78.

［11］ PARK C H, LEE S K. Preventing and controlling bleeding in gastric endoscopic submucosal dissection [J]. Clin Endosc, 2013, 46 (5): 456-462.

［12］ MINAMI S, GOTODA T, ONO H, et al. Complete endoscopic closure of gastric perforation induced by endoscopic resection of early gastric cancer using endoclips can prevent surgery (with video) [J]. Gastrointest Endosc, 2006, 63 (4): 596-601.

［13］ NONAKA S, SAITO Y, TAKISAWA H, et al. Safety of carbon dioxide insufflation for upper gastrointestinal tract endoscopic treatment of patients under deep sedation [J]. Surg Endosc, 2010, 24 (7): 1638-1645.

［14］ SAITO I, TSUJI Y, SAKAGUCHI Y, et al. Comlications related to gastric endoscopic submucosal dissection and their managements [J]. Clin Endosc, 2014, 47 (5): 398-403.

［15］ UDEO N, TAKEUCHI Y, ISHIHARA R. Endoscopic management of early gastric cancer: endoscopic mucosal resection or endoscopic submucosal dissection: data from a Japanese high-volume center and literature review [J]. Ann gastroenterol, 2012, 25 (4): 281-290.

［16］ 中华医学会消化内镜学分会. 胃黏膜病变内镜黏膜下剥离术围手术期用药专家建议 (2015 年, 苏州) [J]. 中华内科杂志, 2015, 54 (10): 905-908.

［17］ 北京市科委重大项目 "早期胃癌治疗规范研究" 专家组. 早期胃癌内镜下规范化切除的专家共识意见 (2018, 北京) [J]. 中华胃肠内镜电子杂志, 2018, 5 (2): 49-60.

［18］ HATTA W, GOTODA T, OYAMA T, et al. A scoring system to stratify curability after endoscopic submucosal dissection for early gastric cancer: eCura system [J]. Am J Gastroenterol, 2017, 112 (6): 874-881.

（袁　瑜　吴礼浩　秦治初）

# 第十章
# 早期胃癌的预后

## 第一节 早期胃癌术后病理与预后

我国胃癌发病率居恶性肿瘤第二位，每年胃癌新发病例约 40 万，死亡 35 万。随着内镜检查的普及以及诊断水平的提高，早期胃癌（early gastric cancer，EGC）的检出率不断上升，因此，EGC 的预后受到越来越多的学者关注。文献统计[1]显示，中国 EGC 的 5 年生存率约为 78%，美国 EGC 的 5 年生存率为 90%（表 10-1）。

表 10-1　中美两国胃癌 5 年生存率的比较

| 国家 | 例数 | I | II | III | IV |
|---|---|---|---|---|---|
| 中国 | 958 | 78% | 48% | 28% | 14% |
| 美国 | 711 | 90% | 60% | 44% | 21% |

因此，对影响 EGC 预后的因素进行深入的研究并尽早制定相应的监测和治疗策略，有助于进一步提高早期胃癌的生存率。目前的研究发现，早期胃癌的预后与多种因素有密切的关系。

### 一、年龄和性别

以往关于年龄和性别与 EGC 预后关系的研究较少。最近，Suh[2]对 2085 名 EGC 患者进行临床研究发现，性别和年龄可能是影响总生存率（OS）的独立预后因素，但对无复发生存率（relapse free survival，RFS）则无影响。在年轻人群（年龄＜55 岁）中，男女之间的 RFS 和 OS 无明显差异；在老年组（年龄＞55 岁）中，男性的 OS 较低，而女性的 RFS 较低。另外，年轻女性患者的胃癌相关死亡比例要明显高于年轻男性。

### 二、肿瘤大小、组织类型和数目

多数研究认为肿瘤大小对 EGC 的预后有一定的影响，因为随着肿瘤增大，淋巴管和静脉受侵犯的可能性就越大，从而影响患者的生存时间。但是目前对与预后相关的 EGC 肿瘤直径大小的截点仍存在争议。Moghimi-Dehkordi 的研究显示，以 3.5 cm 的肿瘤大小为界点，＞3.5 cm 的 EGC 患者的死亡率是＜3.5 cm 的 EGC 患者的死亡率的

5 倍[3]。另外，两项国内研究分别以 2.3 cm 和 2.0 cm 作为 EGC 的肿瘤大小的截点来评价患者的预后[4, 5]。现有研究结果显示，虽然作为评估 EGC 预后的肿瘤直径大小的截点尚未完全界定清楚，但可以明确的是肿瘤越大，EGC 患者的预后越差。

日本胃肠道协会制定的标准按生长方式将胃癌的组织类型分为 3 种：Ⅰ型（隆起型）、Ⅱ（浅表型）和Ⅲ型（溃疡型），但是已有的研究均显示 EGC 无论是哪种组织类型，均与患者的预后无明显的联系[6, 7]。另外，也有一部分学者研究早期胃癌的数目是否与患者的预后相关。Isobe 对 146 位多发 EGC 患者和 1194 位单发 EGC 患者在手术后进行随访研究，发现两组之间的生存率无明显差异[8]。Borie[9]也对多病灶 EGC 和单病灶进行了对比，发现两组之间的 5 年生存率没有显著性差异（单发：92%；多发：90%）。

## 三、淋巴结转移和肿瘤的浸润深度

在众多影响早期胃癌预后的因素中，淋巴结是否转移可能是最重要的因素之一。已有研究统计发现，EGC 的淋巴结转移率为 12%～15%[10, 11]。Li[12] 对 1004 例 EGC 患者资料进行统计，发现 EGC 的淋巴结转移率为 12.3%，EGC 不伴有或伴有淋巴结转移的 3 年生存率分别为 100% 和 91%，EGC 不伴有或伴有淋巴结转移的肿瘤复发率为 2.4% 和 7.8%，结果提示淋巴结的转移情况对 EGC 患者的生存率有明显影响。另外，淋巴结转移的个数可能对 EGC 的复发转移和 5 年生存率也有明显的影响。Gunji[13] 对 305 例 EGC 行 D2 淋巴结清扫的患者进行随访，发现 1～3 个淋巴结转移组没有出现复发转移，而 4 个以上淋巴结转移组的 7 例患者中有 6 例出现临床复发转移，其中 3 例出现骨转移，2 例腹膜转移，1 例同时合并骨转移和腹膜转移。因此，目前临床专家达成的共识是淋巴结清扫有助于改善患者的预后。但同时，淋巴结清扫的范围对 EGC 患者的预后也有一定的影响。崔长青的研究显示，对于淋巴结阳性的 EGC，采用 D2 淋巴结清扫术的患者的生存时间要明显长于 D1 清扫术[14]。但是对于淋巴结阴性的 EGC，清扫范围与 EGC 患者的预后是否相关存在一定的争议，部分研究显示扩大清扫范围可以提高患者的 5 年和 10 年生存率[15]，另外一部分研究则显示淋巴结清扫范围与患者生存率无关[14]，因此未来需要大规模的多中心临床研究才能得出结论。随着分子病理学和免疫组织化学技术的发展，近年来临床上发现部分 EGC 的淋巴结内存在微小转移灶（micrometastasis），这是常规病理技术无法检测出来的，关于淋巴结微转移是否影响早期胃癌的预后，目前仍存在较大的争议[16, 17]。

另外，EGC 的浸润深度也是影响预后的一个重要因素。大量的研究已经基本证实 EGC 侵及黏膜下层的预后要比局限于黏膜层的差（表 10-2），这可能与侵及黏膜下层的 EGC 更容易发生淋巴结转移有关[12]。

表 10-2 日本、意大利、中国三个国家的学者对 EGC 肿瘤浸润深度与术后生存率相关性的研究

| | Jatzko[18] | | Basili[19] | | 王聪[7] | |
|---|---|---|---|---|---|---|
| | 黏膜内癌 | 黏膜下癌 | 黏膜内癌 | 黏膜下癌 | 黏膜内癌 | 黏膜下癌 |
| 例数 | 52 | 39 | 43 | 73 | 286 | 173 |
| 5 年生存率 /% | 100 | 81.1 | 97.5 | 82.5 | 96.9 | 85.1 |
| 10 年生存率 /% | 100 | 72.3 | — | — | — | — |

## 第二节 早期胃癌治疗方式与预后

以往早期胃癌的主要治疗方式是胃切除＋淋巴结清扫术，但是该术式对患者创伤较大，术后并发症较多，恢复期较长，因此更多的学者探讨是否可以用更"微创"的方式治疗 EGC。目前，越来越多的医疗中心将 ESD 技术运用于早期胃癌的治疗，特别是治疗淋巴结转移阴性的 EGC。到目前为止，多项长期临床研究的结果表明，ESD 在治疗 EGC 方面的成果是令人满意的，治愈率达 90% 以上，几乎没有远处复发，并且有微创、费用低和疗效好等特点（表 10-3）。

表 10-3 ESD 治疗早期胃癌后的长期随访研究

| 项目 | Choi，2013[20] | | Kosaka，2014[21] | | Nakamura，2015[22] | |
|---|---|---|---|---|---|---|
| | 绝对适应证 | 扩大适应证 | 绝对适应证 | 扩大适应证 | 绝对适应证 | 扩大适应证 |
| 中位随访时间 / 月 | 24 | 24 | >60 | >60 | 29.2 | 29.6 |
| 病例数 | 343 | 179 | 297 | 107 | 907 | 425 |
| 全部切除 /% | 97.1 | 96.1 | 98.0 | 89.7 | 99.0 | 97.4 |
| 治愈切除 /% | 91.5 | 82.1 | 96.0 | 72.0 | 96.4 | 93.4 |
| 局部复发 /% | 1.8 | 7 | 1 | 4 | 2 | 4 |
| 远处复发 /% | 0 | 0 | 0 | 0 | 0 | 0.2 |

那么，ESD 治疗早期胃癌的效果是否逊于传统的胃切除术呢？Song[23] 的研究显示，对 EGC 患者分别采用 ESD 和胃切除术治疗，两种治疗方式的肿瘤清除率几乎相同，但是 ESD 在患者术后恢复方面有更大的优势（ESD 组的并发症发生率只有 6.9%，胃切除组的并发症发生率是 15.3%，ESD 组的平均住院日为 14.3±3.7 天，而胃切除组的平均住院日为 21.7±9.3 天）。一部分学者担心如果术后病理证实为非治愈性切除、存在脉管转移可能等，需要追加胃切除＋淋巴结清扫，担心这种 ESD 术后追加胃切除会对早期胃癌预后有负面的影响，但是国内外多项研究已经表明，ESD 术后追加胃切除术的疗效与直接行胃切除术无明显差别，提示 ESD 诊疗不会对 EGC 患者的预后产生负面的影响[24-26]，因此在符合适应证的前提下，推荐将 ESD 作为 EGC 的初始治疗手段，避免不必要的胃切除术。

# 参 考 文 献

［1］ STRONG V E, WU A W, SELBY L V, et al. Differences in gastric cancer survival between the U. S. and China [J]. J SURG ONCOL, 2015, 112 (1): 31-37.

［2］ SUH D D, OH S T, YOOK J H, et al. Differences in the prognosis of early gastric cancer according to sex and age [J]. Therap Adv Gastroenterol, 2017, 10 (2): 219-229.

［3］ MOGHIMI-DEHKORDI B, SAFAEE A, POURHOSEINGHOLI M A, et al. Effect of demographic and clinicopathologic factors on prognosis of early gastric cancer in Iran [J]. Asian Pac J Cancer Prev, 2008, 9 (4): 585-588.

［4］ 付建成, 陈宏. 肿瘤大小与早期胃癌预后探讨 [J]. 现代中西医结合杂志, 2011, 20 (27): 3431-3433.

［5］ 陆俊, 黄昌明, 郑朝辉, 等. 肿瘤大小对早期胃癌患者预后的影响 [J]. 中国实用外科杂志, 2012, 32 (9): 758-761.

［6］ 李腾飞, 刘鹏飞, 项斌. 早期胃癌的临床病理特征及预后分析 [J]. 胃肠病学和肝病学杂志, 2013, 22 (9): 861-863.

［7］ 王聪, 孙益红, 沈振斌, 等. 早期胃癌患者临床病理因素与预后的关系 [J]. 中华消化外科杂志, 2009, 8 (5): 338-340.

［8］ ISOBE T, HASHIMOTO K, KIZAKI J, et al. Characteristics and prognosis of synchronous multiple early gastric cancer [J]. World J Gastroenterol, 2013, 19 (41): 7154 -7159.

［9］ BORIE F, PLAISANT N, MILLAT B, et al. Treatment and prognosis of early multiple gastric cancer [J]. Eur J Surg Oncol, 2003, 29 (6): 511-514.

［10］ 武治铭, 武爱文, 李子禹, 等. 157 例早期胃癌淋巴结转移特点及预后分析 [J]. 中华胃肠外科杂志, 2009, 12 (4): 350-353.

［11］ FOLLI S, MORGAGNI P, ROVIELLO F, et al. Risk factors for lymph node metastases and their prognostic significance in early gastric cancer (EGC) for the Italian research group for gastric cancer (IRGGC) [J]. JPN J CLIN ONCOL, 2001, 31 (10): 495-499.

［12］ LI X, LIU S, YAN J, et al. The characteristics, prognosis, and risk factors of lymph node metastasis in early gastric cancer [J]. Gastroenterol Res Pract, 2018, 2018: 6945743.

［13］ GUNJI Y, SUZUKI T, HORI S, et al. Prognostic significance of the number of metastatic lymph nodes in early gastric cancer [J]. Dig Surg, 2003, 20 (2): 148-153.

［14］ 崔长青, 赵凤林. 早期胃癌淋巴结转移阳性的淋巴结清扫范围对患者预后的影响 [J]. 临床和实验医学杂志, 2014, 13 (15): 1280-1282.

［15］ BABA H, MAEHARA Y, TAKEUCHI H, et al. Effect of lymph node dissection on the prognosis in patients with node-negative early gastric cancer [J]. Surgery, 1995, 117 (2): 165-169.

［16］ LEE E, CHAE Y, KIM I, et al. Prognostic relevance of immunohistochemically detected lymph node micrometastasis in patients with gastric carcinoma [J]. Cancer, 2002, 94 (11): 2867-2873.

［17］ YASUDA K, ADACHI Y, SHIRAISHI N, et al. Prognostic effect of lymph node micrometastasis in patients with histologically node-negative gastric cancer [J]. ANN SURG ONCOL, 2002, 9 (8): 771-774.

［18］ JATZKO G R, LISBORG P H, DENK H, et al. A 10-year experience with Japanese-type radical lymph node dissection for gastric cancer outside of Japan [J]. Cancer, 1995, 76 (8): 1302-1312.

［19］ BASILI G, NESI G, BARCHIELLI A, et al. Pathologic features and long-term results in early gastric cancer: report of 116 cases 8-13 years after surgery [J]. WORLD J SURG, 2003, 27 (2): 149-152.

［20］ CHOI M K, KIM G H, PARK D Y, et al. Long-term outcomes of endoscopic submucosal dissection for early gastric cancer: a single-center experience [J]. SURG ENDOSC, 2013, 27 (11): 4250-4258.

［21］ KOSAKA T, ENDO M, TOYA Y, et al. Long-term outcomes of endoscopic submucosal dissection for early gastric cancer: a single-center retrospective study [J]. Dig Endosc, 2014, 26 (2): 183-191.

［22］ NAKAMURA K, HONDA K, AKAHOSHI K, et al. Suitability of the expanded indication criteria for the treatment of early gastric cancer by endoscopic submucosal dissection: Japanese multicenter large-scale retrospective analysis of short- and long-term outcomes [J]. Scand J Gastroenterol, 2015, 50 (4): 413-422.

［23］ SONG W C, QIAO X L, GAO X Z. A comparison of endoscopic submucosal dissection (ESD) and radical surgery for early gastric cancer: a retrospective study [J]. WORLD J SURG ONCOL, 2015, 13: 309.

［24］ 朱袭嘉. ESD 术后追加胃切除术对早期胃癌患者预后的影响 [J]. 中国现代手术学杂志, 2017, 21 (3): 187-190.

［25］ GOTO O, FUJISHIRO M, KAKUSHIMA N, et al. Endoscopic submucosal dissection as a staging measure may not lead to worse prognosis in early gastric cancer patients with additional gastrectomy [J]. Dig Liver Dis, 2008, 40 (4): 293-297.

［26］ 朱俊宇, 时强, 周平红, 等. 内镜黏膜下剥离术后追加胃切除术对早期胃癌患者预后的影响 [J]. 中华胃肠外科杂志, 2016, 19 (8): 912-916.

（周慧敏　谢文瑞　张　冉）

# 第三篇
# 早期结直肠癌

# 第十一章
## 早期结直肠癌的预测

结直肠癌（colorectal cancer，CRC）是起源于结直肠黏膜上皮的恶性肿瘤，是临床常见的恶性肿瘤之一。我国每年结直肠癌新发病例超过 25 万，死亡病例约 14 万，新发和死亡病例均占全世界同期结直肠癌病例的 20%[1]。结直肠癌的转归和预后与病变分期密切相关，早期结直肠癌的预后明显好于晚期结直肠癌，局部进展期结直肠癌患者 5 年生存率为 70%，而发生远处转移的晚期结直肠癌患者 5 年生存率仅为 12%[2]，且生活质量低。但目前我国结直肠癌的早期诊断率较低，明显低于欧美国家。早期结直肠癌是指病变浸润深度局限于黏膜及黏膜下层的任意大小的结直肠上皮来源的肿瘤，无论有无淋巴结转移，其发现主要依赖于肠镜检查。但在我国，肠镜作为结直肠癌的筛查方法尚未得到普通人群的广泛认可，因此，根据高危因素划分高危人群，有针对性地进行肠镜筛查，并做好随访工作是发现早期结直肠癌、降低晚期结直肠癌死亡率的有效途径。

## 第一节　早期结直肠癌的无创预测

结直肠癌的病因虽尚不明确，但对其发病危险因素已有较多研究。目前认为结直肠癌是环境、饮食、生活方式、遗传等若干因素协同作用的结果[3]，因此评估人群暴露的高危因素，对预测结直肠癌有一定的价值。

### 一、人口学因素

年龄是结直肠癌明确的危险因素，结直肠癌发病率随年龄增长而增加。我国结直肠癌的发病率和死亡率从 40 岁开始呈快速增长趋势，发病率在 80 岁以上年龄组达到高峰（197.4/10 万）[4]。男性结直肠癌发病风险高于女性。

### 二、家族史

结直肠癌是一种有明显遗传倾向的恶性肿瘤。Meta 分析显示，有一名以上一级亲属患结直肠癌时，该个体患结直肠癌的总体风险比为 2.24；家族中有两名以上亲属患结直肠癌时，总体风险比将上升至 3.97；50 岁的成年人如有一名以上一级亲属患结直肠癌，其患结直肠癌的风险由 1.8% 升至 3.4%，如有两名以上一级亲属患结直肠癌，其患结直肠癌的风险上升至 6.9%[5]。中国台湾地区的一项研究发现，结直肠癌患者的直系亲属患结直肠腺瘤的风险为对照组的 2.33 倍，高危腺瘤的风险为对照组的 4.5 倍，且腺瘤发生年龄提前，因此建议结直肠癌患者的直系亲属提前至 40 岁行结肠镜筛查[6]。中国香港特别行政区学者的研究表明，结直肠癌患者的无症状兄弟姐妹发生结直肠癌、结直肠进展期腺瘤的风险均显著增加[7]。

## 三、炎症性肠病

炎症性肠病（inflammatory bowel disease，IBD）是结直肠癌明确的危险因素。曾有研究指出，约 20% IBD 患者可在发病后 10 年内发生结直肠癌，其发生结直肠癌的风险是正常人群的 2～4 倍[8]。但另有 Meta 分析显示，溃疡性结肠炎（ulcerative colitis，UC）患者平均随访 14 年后汇总标准化发病比为 2.4（95% CI：2.1～2.7）[9]。我国一项多中心回顾性研究[10]表明，病程 10 年、20 年、30 年的 UC 患者发生结直肠癌的累积风险分别为 1.2%、3.6% 和 14.4%。

## 四、生活方式和饮食因素

### （一）饮食

已有多项研究证明以摄入大量肉类、脂肪、糖和甜品为特点的西式膳食模式可增加结直肠癌发生风险[11]。高纤维饮食是结直肠癌的保护因素[12]。常吃腊肠、腌肉、高温烧烤和油炸食品与大肠癌发病明显相关，这很可能与腌制食品中含亚硝胺类化合物和高蛋白食物经高温或油炸后产生的有毒物质有关。

### （二）吸烟

吸烟人群结直肠癌发病风险是不吸烟人群的 1.27 倍，结直肠癌风险随日吸烟量、烟龄和累积吸烟量的增加而增高，烟龄＞50 年的人群发病风险较不吸烟人群增加 38%。结直肠癌发病风险可随戒烟时间的延长和戒烟年龄的提前而降低[13]。

### （三）超重或肥胖

超重或肥胖影响结直肠腺瘤的发生和癌变过程。体重指数（BMI）每增加 5 个，结直肠腺瘤的风险增加 19%（RR 1.19），其发生风险独立于种族、地理分布、研究设计、性别等混杂因素[14]。

### （四）2 型糖尿病

与非糖尿病患者相比，2 型糖尿病患者的结直肠癌发生率增加 27%，死亡率增加 20%[15]。

### （五）精神、心理和社会因素

随着医学模式的转变，精神、心理、社会因素对恶性肿瘤的影响，越来越受到人们的关注。长期精神压抑、不适应环境、不能自我调节、焦虑等所谓 C 型行为模式被认为是癌症的易感行为模式[16]。

暴露于以上风险因素中的人群为结直肠癌发病的平均风险人群。经风险评估问卷，将各种风险因素赋予分值，通过综合评估，确定需要进一步检查的高危人群。或当出现以下预警症状，也应进一步针对性地进行检查，明确是否已出现癌变。

### 1. 预警症状

关于消化道出血（黑便、血便等）、消瘦、腹泻、腹部肿块、排便习惯改变等预警症状对结直肠癌的预测作用，学界一直存在较多争议。国内大规模单中心研究[17]对超过 1 万例因下消化道症状就诊患者的结肠镜资料进行分析后发现，除腹部肿块外，其余报警症状对结直肠癌的预测作用极为有限，但有腹部肿块的患者绝大多数为晚期结直肠癌。因此在我国，有无报警症状并不能作为是否行结肠镜检查的决定因素。

### 2. 风险评估问卷

对不同人群进行个体化风险分层，可筛选出高危受检者，这具有重要临床意义。风险评估问卷是一种经济、可行的筛查方法，可通过病史、症状、家族史等筛选出高危人群，已在我国部分地区使用[18, 19]，如表 11-1 所示。我国一项研究[20]发现，年龄、性别、吸烟史、糖尿病以及绿色蔬菜、腌制食品、油炸食品和白肉的摄入是结直肠癌的独立预测因素。2014 年的亚太风险评分可作为结直肠肿瘤高危人群的初步筛选工具，适用于亚太地区无症状人群的结直肠癌筛查[21]。我国目前使用的风险评分：推荐高危患者（3～6 分）行结肠镜检查，低危患者（0～2 分）可考虑粪便隐血筛查和（或）血清（浆）标志物筛查（如 Septin 9 基因甲基化检测等）。

**表 11-1　预测结直肠肿瘤风险评分[22]**

| 危险因素 | 标准 | 分值 |
| --- | --- | --- |
| 年龄 | 50～55 岁 | 0 |
|  | 56～75 岁 | 1 |
| 性别 | 女性 | 0 |
|  | 男性 | 1 |
| 家族史 | 一级亲属无结直肠癌 | 0 |
|  | 一级亲属有结直肠癌 | 1 |
| 吸烟 | 无吸烟史 | 0 |
|  | 吸烟史（包括戒烟者） | 1 |
| BMI | $<25 \ kg/m^2$ | 0 |
|  | $\geqslant 25 \ kg/m^2$ | 1 |
| 糖尿病 | 无 | 0 |
|  | 有 | 1 |

### 3. 其他

粪便脱落细胞学检查，健康人结直肠黏膜上皮细胞 3～4 天更新 1 次，而肿瘤细胞比正常细胞更新速度快且黏附力差，比正常上皮细胞更易脱落，因此，检测粪便脱落细胞中的长片段 DNA 成为预测结直肠癌的一个潜在的非侵入性方法[23]。

## ┃第二节　早期结直肠癌生物标志物预测

　　我国人口众多，直接采用结肠镜检查对人群进行普查需消耗大量的人力、物力，且结肠镜检查有一定的并发症风险，因此对平均风险人群进行初筛时，可辅以抽血查血肿瘤指标、生物标志物等。根据检查结果确定高危人群，再针对高危人群行结肠镜精查，以提高早期结直肠癌的诊断率。

### 一、大便隐血检查

　　大便隐血检查（fecal occult blood test，FOBT）是结直肠癌无创筛查的重要手段，目前常用方法为愈创木脂法和免疫化学法。愈创木脂 FOBT（gFOBT）法：价格低廉、检查便捷，人群筛查参与率相对较高，研究证实它能降低结直肠癌的死亡率，但其检查结果易受食物、药物等多种因素影响，假阳性率相对较高[24, 25]。免疫化学 FOBT 法（iFOBT）：与 gFOBT 相比，它有更高的敏感性和特异性，且更为实用，检查结果不受食物或药物的影响，更适用于人群普查。序贯法 FOBT 方案：在 gFOBT 阳性的基础上加做 iFOBT，如仍为阳性则行结肠镜检查[26]。该方案具有较高的敏感性和特异性，可节约费用、降低结肠镜检查的工作量和患者的风险。

### 二、血浆肿瘤蛋白的检测

　　血浆肿瘤蛋白是肿瘤细胞在发生、发展、浸润及转移的过程中分泌产生的一种活性物质，大多数为非特异性相关抗原。至今没有任何一种单一的肿瘤标志物可以兼顾检测的敏感性和特异性。国内研究纳入 186 例消化道肿瘤患者与 60 例健康体检者，让他们做常用肿瘤标志物检测，检测结果表明 CEA、CA19-9、CA724 联合检测可使结直肠癌检出阳性率提高至 82.9%[27]。

## ┃第三节　早期结直肠癌代谢组学预测

　　代谢组学是继基因组学、蛋白质组学之后迅速崛起的一门"组学"。分析肿瘤相关的代谢产物，可对早期结直肠癌进行初筛。有研究分析了 249 种血清代谢物，主要包括糖类代谢物（19.2%）、氨基酸类代谢物（14.1%）、脂类代谢物（26.9%）、短链羧酸（12.8%）、核酸代谢物（3.6%）、肠道菌群代谢产物（10.0%）、胺类（3.6%）、胆酸类（3.6%）、其他（16.1%）。在分析结直肠癌患者及健康人检测数据之后，研究人员发现二者在三羧酸循环、尿素循环、谷氨酰胺、脂肪酸和肠道菌群代谢等方面有明显区别，因此血清代谢产物可作为早期诊断结直肠癌的潜在无创检查方法[28]。

# 第四节 早期结直肠癌基因组学预测

## 一、基因甲基化水平检测

甲基化 Septin 9 基因是结直肠癌早期发生、发展过程中的特异性分子标志物，血浆 Septin 9 基因甲基化检测已经过国内外多中心临床验证[29]。Septin 9 基因甲基化检测已获国家药品监督管理局批准，可用于早期结直肠癌的筛查。外显子基因甲基化水平检测。通过对 5 个目标基因（CNRIP1、HIC1、RUNX3、p15 和 SFRP2）检测，CNRIP1 和 RUNX3 是结直肠癌 DNA 甲基化的生物标志物，对早期结直肠癌的发生有预测价值[30]。

## 二、肠道菌群检测

越来越多的研究发现，肠道恶性肿瘤的发生与肠道菌群的变化密切相关，包括菌群种类的变化，菌属门类的此消彼长。因此，检查粪便中特定菌群的变化，对早期结直肠癌有一定的预测价值。香港中文大学于君教授团队通过对 439 名（203 名结肠癌患者，236 名健康者作为对照）研究对象的粪便进行细菌宏基因组分析[31]，他们发现具核梭杆菌（Fn）的变化对早期结直肠癌的筛查有较好的临床意义（灵敏度 77.7%，特异性 79.5%），再联合海瑟薇梭菌（*Clostridium hathewayi*）、一种标记为 m7 的未识别菌种以及 clarus 拟杆菌（*Bacteroides clarus*）可进一步提高筛查的灵敏度和特异性。日本一项小样本研究针对健康人群、患有管状腺瘤人群以及结肠癌患者的粪便进行菌群测序分析，研究者发现，该三类人群粪便中的菌群分布有显著性差异。管状腺瘤属于结肠癌癌前病变之一，说明可以通过检测粪便中的微生物来筛查早期结直肠癌[32]。

## 参 考 文 献

[ 1 ] International Agency for Research On Cancer. World Health Organization. GLOBOCAN 2012: Estimated Cancer Incidence, Mortality and Prevalence Worldwide in 2012 [EB/OL] [2014-12-15].

[ 2 ] FUJIMOTO K, FUJISHIRO M, KATO M, et al. Guidelines for gastroenterological endoscopy in patients undergoing antithrombotic treatment [J]. Dig Endosc, 2014, 26 (1): 1-14.

[ 3 ] 辛磊, 柏愚, 李兆申. 结直肠癌危险因素研究进展 [J]. 中国实用内科杂志, 2014, 34 (12): 1214-1216.

[ 4 ] 陈琼, 刘志才, 程兰平, 等. 2003—2007 年中国结直肠癌发病与死亡分析 [J]. 中国肿瘤, 2012, 21 (3): 179-182.

[ 5 ] BUTTERWORTH A S, HIGGINS J P, PHAROAH P. Relative and absolute risk of colorectal cancer

for individuals with a family history: a Meta-analysis [J]. Eur J Cancer, 2006, 42 (2): 216-227.

[ 6 ] TUNG S Y, WU C S. Risk factors for colorectal adenomas among immediate family members of patients with colorectal cancer in Taiwan: a case-control study [J]. Am J Gastroenterol, 2000, 95 (12): 3624-3628.

[ 7 ] NG S C, LAU J Y, CHAN F K, et al. Increased risk of advanced neoplasms among asymptomatic siblings of patients with colorectal cancer [J]. Gastroenterology, 2013, 144 (3): 544-550.

[ 8 ] FARRAYE F A, ODZE R D, EADEN J, et al. AGA medical position statement on the diagnosis and management of colorectal neoplasia in inflammatory bowel disease [J]. Gastroenterology, 2010, 138 (2): 738-745.

[ 9 ] JESS T, RUNGOE C, PEYRIN-BIROULET L. Risk of colorectal cancer in patients with ulcerative colitis: a Meta-analysis of population-based cohort studies [J]. Clin Gastroenterol Hepatol, 2012, 10 (6): 639-645.

[ 10 ] GONG W, LV N, WANG B, et al. Risk of ulcerative colitis associated colorectal cancer in China: a multi-center retrospective study [J]. Dig Dis Sci, 2012, 57 (2): 503-507.

[ 11 ] YUSOF A S, ISA Z M, SHAH S A. Dietary patterns and risk of colorectal cancer: a systematic review of cohort studies (2000—2011) [J]. Asian Pac J Cancer Prev, 2012, 13 (9): 4713-4717.

[ 12 ] CHEN H M, YU Y N, WANG J L, et al. Decreased dietary fiber intake and structural alteration of gut microbiota in patients with advanced colorectal adenoma [J]. Am J Clin Nutr, 2013, 97 (5): 1044-1052.

[ 13 ] HANNAN L M, JACOBS E J, THUN M J. The association between cigarette smoking and risk of colorectal cancer in a large prospective cohort from the United States [J]. Cancer Epidemiol Biomarkers Prev, 2009, 18 (12): 3362-3367.

[ 14 ] BEN Q, AN W, JIANG Y, et al. Body mass index increases risk for colorectal adenomas based on Meta-analysis [J]. Gastroenterology, 2012, 142 (4): 762-772.

[ 15 ] JIANG Y, BEN Q, SHEN H, et al. Diabetes mellitus and incidence and mortality of colorectal cancer: a systematic review and Meta-analysis of cohort studies [J]. Eur J Epidemiol, 2011, 26 (11): 863-876.

[ 16 ] YAN W Y, HU J, XIE L, et al. Prediction of biological behavior and prognosis of colorectal cancer patients by tumor MSI/MMR in the Chinese population [J]. Onco Targets Ther, 2016, 9: 7415-7424.

[ 17 ] BAI Y, XU C, ZOU D W, et al. Diagnostic accuracy of features predicting lower gastrointestinal malignancy: a colonoscopy database review of 10 603 Chinese patients [J]. Colorectal Dis, 2011, 13 (6): 658-662.

[ 18 ] MENG W, CAI S R, ZHOU L, et al. Performance value of high risk factors in colorectal cancer screening in China [J]. World J Gastroenterol, 2009, 15 (48): 6111-6116.

[ 19 ] CAI S R, ZHANG S Z, ZHU H H, et al. Performance of a colorectal cancer screening protocol in an economically and medically underserved population [J]. Cancer Prev Res (Phila), 2011, 4 (10): 1572-1579.

[ 20 ] CAI Q C, YU E D, XIAO Y, et al. Derivation and validation of a prediction rule for estimating advanced colorectal neoplasm risk in average-risk Chinese [J]. Am J Epidemiol, 2012, 175 (6): 584-593.

[ 21 ] SUNG J J, NG S C, CHAN F K, et al; Asia pacific working group. an updated asia pacific consensus recommendations on colorectal cancer screening [J]. Gut, 2015, 64 (1): 121-132.

[ 22 ] WONG M C, LAM T Y, TSOI K K, et al. A validated tool to predict colorectal neoplasia and inform

screening choice for asymptomatic subjects [J]. Gut, 2014, 63 (7): 1130-1136.

[ 23 ] ZHANG Y, SUEHIRO Y, SHINDO Y, et al. Long-fragment DNA as a potential marker for stool-based detection of colorectal cancer [J]. Oncol Lett, 2015, 9 (1): 454-458.

[ 24 ] SHAUKAT A, MONGIN S J, GEISSER M S, et al. Long-term mortality after screening for colorectal cancer [J]. N Engl J Med, 2013, 369 (12): 1106-1114.

[ 25 ] LEE C S, RONAN L, O'MORAIN C, et al. Screening for colorectal cancer: what fits best? [J]. Expert Rev Gastroenterol Hepatol, 2012, 6 (3): 301-312.

[ 26 ] JIN P, WU Z T, LI S R, et al. Colorectal cancer screening with fecal occult blood test: a 22-year cohort study [J]. Oncol Lett, 2013, 6 (2): 576-582.

[ 27 ] 潘桂兰, 黄春红. 血清相关肿瘤标志物联合检测对消化道恶性肿瘤的临床价值研究 [J]. 国际检验医学杂志, 2015, 36 (11): 1537-1539.

[ 28 ] TAN B, QIU Y, ZOU X, et al. Metabonomics identifies serum metabolite markers of colorectal cancer [J]. J Proteome Res, 2013, 12 (6): 3000-3009.

[ 29 ] TÓTH K, SIPOS F, KALMÁR A, et al. Detection of methylated SEPT9 in plasma is a reliable screening method for both left-and right-sided colon cancers [J]. PLoS One, 2012, 7 (9): e46000.

[ 30 ] HUANG Q, QIN Y J, MO M, et al. Screening of exon methylation biomarkers for colorectal cancer via LC-MS/MS strategy [J]. J Mass Spectrom, 2017, 52 (12): 860-866.

[ 31 ] LIANG Q, CHIU J, CHEN Y, et al. Fecal bacteria act as novel biomarkers for noninvasive diagnosis of coloretal cancer [J]. Clin Can Res, 2017, 23 (8): 2061-2070.

[ 32 ] KASAI C, SUGIMOTO K, MORITANI I, et al. Comparison of human gut microbiota in control subjects and patients with colorectal carcinoma in adenoma: terminal restriction fragment length polymorphism and next-generation sequencing analyses [J]. Oncol Rep, 2016, 35 (1): 325-333.

（李　兰　谢文瑞）

# 第十二章
## 早期结直肠癌的预防

多数结直肠癌患者确诊时已到中晚期，疗效不佳，故结直肠癌的早期发现和及早预防至关重要。有鉴于此，应重视结直肠癌的预防。结直肠癌的病因学研究表明，其发生发展为内因（遗传因素）和外因（饮食因素、生活方式）相互作用的结果。2016年《中国结直肠癌预防共识意见》显示 70% 的散发性结直肠癌与生活习惯有关，且 66%～78% 的结直肠癌可通过健康的生活习惯避免。内镜下摘除腺瘤可预防 75% 的结直肠癌，但摘除后的再发率高，仍需进行预防。

## 第一节　早期结直肠癌的情志预防

"怒、喜、思、忧、恐"为五志，五志与五脏有着密切的联系，中医认为结直肠癌的病因与情志失调密切相关。情志失调，肠胃不和，造成气滞血瘀，痰湿内生，瘀滞凝结形成肿瘤。西医认为如果人长期处于负面的精神状态，其机体的免疫功能会逐渐下降或受到抑制，一旦遇上致病因素或致癌因素就会引起疾病或肿瘤的发展，而病情加重又将加重其负面情绪，导致恶性循环。因此，情志和畅对结直肠癌的预防尤为重要。

## 第二节　早期结直肠癌的食物预防

### 一、高膳食纤维及减少红肉摄入

饮食中的纤维素能抵抗体内消化酶的降解，主要成分为多糖类，存在于蔬菜、水果、谷物等。纤维素的作用主要有：使粪量增多从而稀释结肠内致癌剂；吸附胆汁酸盐（结直肠癌促进剂）；被细菌酵解产生短链脂肪酸，从而降低 pH，不利于癌细胞生长。摄入高纤维饮食，多吃新鲜蔬菜、水果，有助于降低结直肠癌（colorectal cancer，CRC）发病率。据报道，高纤维饮食可以将 CRC 发病率降低 12%，减少红肉的摄入可将 CRC 的概率降低 21%[1]。纳入 20 项研究 10 948 例结直肠腺瘤患者的 Meta 分析[2] 显示，高膳食纤维摄入与结直肠腺瘤的发生呈负相关，高膳食纤维摄入组与低摄入组的 RR 为 0.72（95% CI：0.63～0.83），进一步亚组分析发现，与低摄入组比较，高水果纤维摄入对结直肠腺瘤发生的 RR 为 0.84（95% CI：0.76～0.94），而高蔬菜纤维摄入为 0.93（95% CI：0.84～1.04），高谷物纤维摄入为 0.76（95% CI：

0.62～0.92）。在一个大型队列研究中[3]，对素食者随访 7.3 年，发现少肉或无肉摄入者（半素食者、鱼素食者、纯素食者）发生 CRC 的相对危险度比非素食者下降 22%，而且鱼素食者发生 CRC 的风险是明显较低的（RR 0.57，95% CI：0.40～0.82）。英国某项前瞻性队列研究[4] 对 61 647 人随访 14.9 年，发现鱼素食者发生 CRC 的相对危险度也是明显下降的（RR 0.66，95% CI：0.48～0.92），而纯素食主义者 RR 是 1.03（95% CI：0.84～1.26）。将每日摄入 100 g 肉类的人作为对照组，提示肉食者每日摄入 50～99 g 发生 CRC 的相对危险度是 0.83（95% CI：0.65～1.06），少于 50 g 是 1.02（95% CI：0.79～1.31），鱼素食者是 0.63（95% CI：0.44～0.90），素食主义者是 0.98（95% CI：0.76～1.26），此研究进一步分析发现鱼素食者比肉食者发生 CRC 的风险下降了 34%，而肉食者与素食者发生 CRC 的风险是没有明显区别的。最新一项 Meta 分析[5] 则对不同类型的红肉与结直肠癌发生风险进行分析，结果提示牛肉与结直肠癌发生的 RR 为 1.11（95% CI：1.01～1.22），牛肉与结肠癌发生的 RR 为 1.24（95% CI：1.07～1.44），风险呈正相关，与直肠癌无明显相关性。羊肉与结直肠癌风险呈正相关，RR 为 1.24（95% CI：1.08～1.44）。猪肉摄入量与结直肠癌风险无明显相关性。

## 二、高钙饮食

结肠上皮细胞的体内和体外试验均证明钙可以通过调节细胞信号传导来减少细胞增殖并促进细胞分化[6, 7]，一项随机对照试验，亦证实补充钙 2000 mg/d 有利于诱发结肠腺瘤患者正常黏膜中 APC/$\beta$- 连环蛋白途径中的基因表达[8]。Keum N.[9] 等纳入多个前瞻性观察研究，对钙进行剂量反应荟萃分析，显示每天膳食中摄入总钙量 300 mg/d 可将 CRC 降低大概 8%（RR 0.92，95% CI：0.89～0.95），而额外再补充钙 300 mg/d 可将 CRC 风险降低 9%（RR 0.91，95% CI：0.86～0.98）。Tantamango-Bartley Y.[10] 等对 77 712 人随访 7.8 年，通过调查问卷的形式（包括 200 种食物）对他们的饮食进行归纳总结，提示乳制品摄入量（与总钙无关）与直肠癌风险呈负相关（HR 0.31，95% CI：0.09～0.88），但与结肠癌无关。但总钙摄入量（除了乳制品之外）与结肠癌的风险是相关的（HR 0.55，95% CI：0.28～0.98），与直肠癌相关性较小，牛奶摄入量与 CRC 呈负相关（HR 0.63，95% CI：0.43～0.89）。

## 三、多不饱和脂肪酸

多不饱和脂肪酸（polyunsaturated fatty acid，PUFA）指含有两个或两个以上双键且碳链长度为 18～22 个碳原子的直链脂肪酸，通常分为 omega-3 PUFA 和 omega-6 PUFA。ω-3 PUFA 中对人体最重要的两种不饱和脂肪酸是 DHA（二十二碳六烯酸）和 EPA（二十碳五烯酸），相关研究[11-13] 认为 ω-3 PUFA 对 CRC 有预防作用，其可能的作用机制是调节细胞的炎症反应或氧化应激反应、细胞信号传导、改变细胞表面受体或影响胰岛素的敏感性，通过比较直肠和结肠不同部位的肿瘤，发现直肠肿瘤明显高

表达环氧合酶 -2（COX-2），COX-2 可以催化花生四烯酸转化为前列腺素和白三烯——炎症到癌变的关键介质，而 ω-3 PUFA 能够抑制环氧合酶 -2 活性，进而抑制花生四烯酸的生物转化，因此 ω-3 PUFA 预防直肠癌可能比结肠癌更有效。Song M.[14] 等追踪随访 123 529 个美国人 24～26 年，对摄入 PUFA 的基线进行评估，并每 4 年更新食物频率调查表的信息，分析发现 ω-3 PUFA 的摄入量与直肠癌风险呈负相关。Sasazuki S[15] 等开展的一项前瞻性研究将 ω-3 PUFA 与远端结肠癌、近端结肠癌和直肠癌的风险进行比较，得出的结论是：ω-3 PUFA 与远端结肠癌相关性比近端更强，与直肠癌的风险则呈 U 形曲线形式。

## 第三节　早期结直肠癌的物理预防

### 一、减肥

目前，肥胖已经确定为 CRC 的危险因素[16-18]，特别是男性患者[19, 20]。流行病学资料显示肥胖可以使 CRC 的风险增加 30%～70%[21]，但肥胖参与 CRC 形成的机制尚不明确，可能与胰岛素抵抗相关[22]。肥胖者往往有胰岛素抵抗或高胰岛素血症，这可能会导致细胞增殖和减少细胞凋亡，最终引发肿瘤生成[23, 24]，另外也可能与肥胖者血清 IL-6、TNFα、脂联素和促炎脂肪因子升高促进结直肠腺瘤生成相关[22]。近年来认为，超重和肥胖是 CRC 的危险因素。有资料表明，体重指数（body mass index，BMI）超过 29 的人群与 BMI 小于 21 的人群相比较，CRC 的相对危险性增加了近 1/2。多项研究显示[25, 26]，积极参加体育活动和维持瘦长体形，有助于降低 CRC 的发生。EPIC 研究[27] 进行多因素分析发现，20～50 岁组的成人每年体重每增加 1 kg，其结肠癌的发病风险提高 60%。Seo I.K.[28] 等通过 CT 成像检测 336 个健康人（＞40 岁）的内脏脂肪及皮下脂肪分布，并计算 BMI，通过结肠镜检查发现有结肠腺瘤的男性的内脏脂肪、内脏脂肪 / 皮下脂肪是高于无结肠腺瘤男性的，并且结肠腺瘤与内脏脂肪分布相关，而结肠腺瘤与女性的内脏脂肪、皮下脂肪和内脏脂肪 / 皮下脂肪无明显相关性。Gathirua-Mwangi[29] 等对 4500 人（50～80 岁）进行调查，记录他们 21 岁及调查时候的 BMI 和腰围（waist circumference，WC），发现 WC（$p=0.006$）比 BMI（$p=0.34$）更能预测 CRC 的风险，WC 增加（OR 1.44，95% CI：1.05～1.96）或维持高危 WC（OR 2.50，95% CI：1.38～4.53）比维持低危 WC 更容易得 CRC，并且在 21 岁调查时肥胖者比 BMI 正常者患 CRC 的风险明显升高（OR 1.87，95% CI：1.08～3.23）。

### 二、切除结直肠腺瘤

大多数 CRC 发生过程为从正常黏膜经异常增生、早期腺瘤、晚期腺瘤发展至癌。其中绒毛状腺瘤、管状绒毛状腺瘤及管状腺瘤的癌变率分别为 40%～45%、20%～30%

及 5%～9%。腺瘤是癌形成前的一个阶段，从腺瘤发展到癌一般经历 5～15 年或更长。近年来有人报道，约 85% CRC 起源于结直肠腺瘤[30]，结直肠腺瘤的发病率与年龄有密切关系，40 岁以下人群的发病率为 20%～30%，而 40 岁以上人群的发病率则上升为 40%～50%。欧洲消化内镜学会[31] 和美国胃肠内镜学会联合美国消化科学院[32] 在 2017 年的指南中建议进行结肠镜筛查，设定内镜操作者的腺瘤检出率（adenoma detection rate，ADR）最低为 25%（50 岁以上男性 / 女性人群）。Kaminski[33] 等通过随访显示接受 ADR<20% 的内镜医师检查者，患 CRC 的风险比接受 ADR=20% 的内镜医师检查者高 10 倍以上。类似地，Corley[34] 等用保险公司的综合数据库进行随机对照试验，提示 ADR 为 28% 时导致 CRC 的死亡风险显著低于 ADR 低于 19%，此外，ADR 增加 1% 能将 CRC 风险降低 3%（HR 0.97，95% CI：0.96～0.98）。英国、欧盟（EU）和美国指南中对低风险腺瘤，建议间隔 5～10 年复查肠镜；对中风险或高风险腺瘤，则推荐间隔 3 年复查肠镜；对高风险腺瘤，建议 12 个月内复查结肠镜并进行额外清除（英国和欧盟）[35-39]。3 年监测的建议是根据一项随机试验的结果提出的。该结果显示，3 年内有 1 次或 2 次结肠镜检查的患者的累积晚期腺瘤检出率相似[40]。英国和美国的 3 年监测标准略有不同，英国标准是 1～2 个腺瘤=10 mm 或 3～4 个腺瘤<10 mm，而美国的标准是 3～10 个腺瘤或=10 mm 的腺瘤，具有绒毛结构或高级别异型增生。

## ▊第四节　早期结直肠癌的药物预防

### 一、硒

目前研究[41, 42]认为硒的生物学行为是通过硒蛋白介导的，硒以硒代半胱氨酸的形式存在于硒蛋白中，硒蛋白的基因多态性主要体现在 GPX4、SEPP1、SELS、GPX1，结合血清硒状态调节 CRC 或炎症反应的风险。例如，在人类结直肠腺瘤细胞模型中，GPX4 对于线粒体发挥功能和 NF-$\kappa$B 对 TNF-$\alpha$ 的反应是必不可少的[43,44]。Kipp A.[45] 等通过给缺硒的小鼠增加硒的摄入，证实硒可以影响结肠 mRNA 以及 mTOR、TNF$\alpha$ 和 NF-$\kappa$B 信号途径。欧洲癌症与营养前瞻性调查研究显示，在大部分欧洲国家，血清硒水平未达到最佳标准，缺硒与女性 CRC 增加的风险有关。Hughes D. J. 等[46] 纳入 966 人进行病例对照研究，检测血清硒、硒蛋白与 CRC 风险的关系，按性别进行亚组分析发现，与男性相比，血清硒含量与女性患 CRC 的风险更相关（IRR 50.83，95% CI：0.70～0.97），并且血清硒蛋白浓度与女性患 CRC 的风险呈明显负相关（IRR 50.89，95% CI：0.82～0.98）。Cai X.[47] 等选定 69 个研究进行荟萃分析、多元回归分析和剂量反应分析，提示硒暴露对 CRC 风险有保护作用（OR 0.78，95% CI：0.73～0.83）。线性及非线性剂量反应分析显示血清硒增加对 CRC 有预防作用。

## 二、维生素 D

维生素 D 可以减少细胞增殖、抑制血管生成、促进细胞分化和刺激细胞凋亡，因此可以降低 CRC 风险[48]，多项研究显示维生素 D 与 CRC 发病相关[49-52]。Maalmi H. 等[53] 检测了 2910 个 CRC 患者血清中维生素 D，明显缺乏［25-（OH）$D_3$ < 30 nmol/L］的占 59%，不足［25-（OH）$D_3$ = 30～50 nmol/L］的占 25%，只有 16% 是足量的 25-（OH）$D_3$（> 50 nmol/L），对这些患者跟踪随访 4.8 年，比较全因死亡率、CRC 特定死亡率、复发率，血清 25-（OH）$D_3$ < 30 nmol/L 的患者明显增高，血清 25-（OH）$D_3$ = 30 nmol/L 的患者却无明显的关系。Tárraga López P. J. 等[54] 进行荟萃分析发现口服维生素 D（1000～2000 U/d）可将 CRC 发生的概率降低 50%。亦有研究显示血清 25-（OH）$D_3$ 水平与结直肠腺瘤发生风险呈负相关[55, 56]，低水平血清 25-（OH）$D_3$ 可增加进展性结直肠腺瘤的风险[57]。

## 三、非甾体抗炎药（nonsteroidal anti-inflammatory drug，NSAIDs）

阿司匹林在 1853 年被首次合成，它有止痛和消炎的作用。阿司匹林作用于环氧合酶（COX），可调节前列腺素和花生四烯酸的合成，它能抑制炎症部位过度表达 COX-1 和 COX-2。大型观察性研究已经证实规律性、长期摄入阿司匹林可以显著降低 CRC 的发病率和死亡率。Rothwell P. M. 等[58] 对 14 033 个服用阿司匹林进行一级和二级预防心血管事件的患者进行随访 20 年，发现连续服用阿司匹林 5 年以上可将结肠癌的风险降低 70%，并可将 CRC 发病时间和死亡时间推迟 8～10 年。

Coghill A. E.[59] 等对 1737 个 CRC 患者（均选自西雅图结肠癌家庭登记处）随访 8 年，数据分析显示在明确诊断 CRC 前服用 NSAIDs，与未服用者相比，CRC 死亡率降低了约 20%（HR 0.79，95% CI：0.65～0.97），提示 NSAIDs 能够提高 CRC 生存率，特别是对于近端 CRC 者（HR 0.55，95% CI：0.37～0.82），而对远端 CRC 影响不大（$p$ = 0.41）。对于有结直肠腺瘤或腺癌史的人群，服用不同剂量阿司匹林 81～325 mg/d 均可明显降低腺瘤的再发[60]，而规律服用阿司匹林可使结直肠腺瘤再发率降低 21%，进展性腺瘤再发率降低 37%[61]。COX-2 抑制剂塞来昔布已被美国 FDA 批准用于预防家族性腺瘤性息肉病患者腺瘤的发生[62]。但有报道[63] 称每日服用 400 mg 或 800 mg 塞来昔布组的心血管疾病、心肌梗死、中风或心力衰竭引起的死亡率为安慰剂组的 2.3 倍（95% CI：0.9～5.5）或 3.4 倍（95% CI：1.4～7.8）。

## 四、益生菌

Sobhani 等[64] 比较了 CRC 患者和健康人群的粪便菌群组成，发现前者存在明显的肠道菌群失调，核心菌群（如双歧杆菌）比正常人明显减少，而在 CRC 患者的肠腔中发现厚壁菌门细菌丰富，并且是黏附于癌前病变腺瘤性息肉上的最主要的细菌。亦有研究[65]显示，与健康个体相比，CRC 患者黏附微生物群中的双歧杆菌也明显减少。双歧杆菌和乳酸菌是目前临床应用最广泛的益生菌，益生菌抑制结肠癌的确切机制可能涉及多种通路，包括细胞周期、活性氧、细胞凋亡、产生特定的细菌酶和对宿主代谢组的影响。Kim 等[66]评估了青春双歧杆菌（SPM021）的抗癌活性和细菌酶抑制作用，该菌株抑制三种人结肠癌细胞系 HT-29、SW480 和 Caco-2 的增殖，并且还剂量依赖性地抑制 TNF-α 的产生和细胞形态的改变。Agah S. 等[67]比较了嗜乳酸杆菌和双歧杆菌对氧化偶氮甲烷（azoxymethane，AOM）诱导的小鼠结肠癌的影响，研究显示 AOM 组的结肠病变发生率为 74%，而对照组为零，病变表现为轻度至重度异型增生和结肠腺癌。与 AOM 组相比，嗜酸乳杆菌组结肠病变的发生率降低了 57%（$p<0.05$），而双歧杆菌组仅降低了 27%（$p>0.05$），嗜酸乳杆菌组结肠肿瘤的大小也明显小于双歧杆菌组。嗜酸乳杆菌组血清 CEA 和 CA19-9 肿瘤标志物水平明显低于 AOM 组（$p<0.05$）。此外，与 AOM 组相比，嗜酸乳杆菌组 IFN-γ 和 IL-10 的血清水平以及 CD4 ＋和 CD8 ＋细胞数量显著增加（$p<0.05$），此研究显示嗜酸乳杆菌比双歧杆菌对小鼠结肠癌的潜在影响更大。Ishikawa H. 等[68]进行了一项大规模临床研究，以验证膳食纤维和干酪乳杆菌（L. casei）是否能阻止大肠肿瘤的发生。受试者为目前无肿瘤但既往至少有 2 处结直肠肿瘤被切除的 398 名男性和女性患者，随机分组到麦麸组、L. casei 组、麦麸＋L. casei 组和空白对照组，主要终点是 2 年和 4 年后通过结肠镜检查确诊是否存在新的结直肠肿瘤。麦麸组发生肿瘤的 OR 为 1.31（95% CI：0.87～1.98），而 L. casei 组为 0.76（95% CI：0.50～1.15）。麦麸组 4 年后发生大肠肿瘤的数量显著增加，而 L. casei 组具有中度异型或更高级别的肿瘤发生率显著降低，提示 L. casei 可以预防结直肠肿瘤异型增生的发生。

70% 的散发性结直肠癌与生活习惯有关[69]，且 66%～78% 的结直肠癌可通过健康的生活习惯而避免[70]。内镜下摘除腺瘤可预防 75% 的结直肠癌[71]，但摘除后的腺瘤再发率高。因此，通过改善饮食、运动等生活习惯和及时切除结直肠腺瘤等方式可有效预防 CRC。

# 参 考 文 献

[ 1 ] PARKIN D M, BOYD L, WALKER L C. 16. The fraction of cancer attributable to lifestyle and environmental factors in the UK in 2010 [J]. Br J Cancer, 2011, 105 (Suppl 2): 1.

[ 2 ] BEN Q, SUN Y, CHAI R, et al. Dietary fiber intake reduces risk for colorectal adenoma: a meta-analysis [J]. Gastroenterology, 2014, 146 (3): 689-699.

[ 3 ] ORLICH M J, SINGH P N, SABATE J, et al. Vegetarian dietary patterns and the risk of colorectal cancers [J]. JAMA Intern Med, 2015, 175 (5): 767-776.

[ 4 ] KEY T J, APPLEBY P N, CROWE F L, et al. Cancer in British vegetarians: updated analyses of 4998

incident cancers in a cohort of 32 491 meat eaters, 8612 fish eaters, 18 298 vegetarians, and 2246 vegans [J]. Am J Clin Nutr, 2014, 100 (Suppl 1): 378-385.

[ 5 ] CARR P R, WALTER V, BRENNER H, et al. Meat subtypes and their association with colorectal cancer systematic review and meta- analysis [J]. Int J Cancer, 2016, 138 (2): 293-302.

[ 6 ] LAMPRECHT S A, LIPIN M. Cellular mechanisms of calcium and vitamin D in the inhibition of colorectal carcinogenesis [J]. Ann N Y Acad Sci, 2001, 952: 73-87.

[ 7 ] BUSET M, LIPIN M, WINAWER S, et al. Inhibition of human colonic epithelial cell proliferation in vivo and in vitro by calcium [J]. Cancer Res, 1986, 46 (10): 5426-5430.

[ 8 ] AHEARN T U, SHAUKAT A, FLANDERS W D, et al. A randomized clinical trial of the effects of supplemental calcium and vitamin $D_3$ on the APC/beta-catenin pathway in the normal mucosa of colorectal adenoma patients [J]. Cancer Prev Res, 2012, 5 (10): 1247-1256.

[ 9 ] KEUM N, LEE D H, GREENWOOD D C, et al. Calcium intake and colorectal adenoma risk: dose-response meta-analysis of prospective observational studies [J]. Int J Cancer, 2015, 136 (7): 1680-1687.

[ 10 ] TANTAMANGO-BARTLEY Y, KNUSTEN S F, JACELDO-SIEGL K, et al. Independent associations of dairy and calcium intakes with colorectal cancers in the Adventist Health Study-2 cohort [J]. Public Health Nutr, 2017, 20 (14): 2577-2586.

[ 11 ] LARSSON S C, KUMLIN M, INGELMAN-SUNBERG M, et al. Dietary long-chain n-3 fatty acids for the prevention of cancer: a review of potential mechanisms [J]. Am J Clin Nutr, 2004, 79 (6): 935-945.

[ 12 ] COCKBAIN A J, TOOGOOD G J, HULL M A. Omega-3 polyunsaturated fatty acids for the treatment and prevention of colorectal cancer [J]. Gut, 2012, 61 (1): 135-149.

[ 13 ] DIMBERG J, SAMUELSSON A, HUGANDER A, et al. Differential expression of cyclooxygenase 2 in human colorectal cancer [J]. Gut, 1999, 45 (5): 730-732.

[ 14 ] SONG M, CHAN A T, FUCHS C S, et al. Dietary intake of fish, ω -3 and ω -6 Fatty acids and risk of colorectal cancer: a prospective study in U. S. men and women [J]. Int J Cancer, 2014, 135 (10): 2413-2423.

[ 15 ] SASAZUKI S, INOUE M, IWASAKI M, et al. Intake of n-3 and n-6 polyunsaturated fatty acids and development of colorectal cancer by subsite: Japan public health center-based prospective study [J]. Int J Cancer, 2011, 129 (7): 1718-1729.

[ 16 ] DE PERGOLA G, SILVESTRIS F. Obesity as a major risk factor for cancer [J]. J Obes, 2013, 291: 546.

[ 17 ] ZENG H, LAZAROVA D L. Obesity-related colon cancer: dietary factors and their mechanisms of anticancer action [J]. Clin Exp Pharmacol Physiol, 2012, 39 (2): 161-167.

[ 18 ] RENEHAN AG, DIVE C. Obesity, insulin and chemoresistance in colon cancer [J]. J Gastrointest Oncol, 2011, 2 (1): 8-10.

[ 19 ] SINICROPE F A, FOSTER N R, SARGENT D J, et al. Obesity is an independent prognostic variable in colon cancer survivors [J]. Clin Cancer Res, 2010, 16 (6): 1884-1893.

[ 20 ] NOCK N L, THOMPSON C L, TUCKER T C, et al. Associations between obesity and changes in adult BMI over time and colon cancer risk [J]. Obesity, 2008, 16 (5): 1099-1104.

[ 21 ] BARDOU M, BARKUN A N, MARTEL M. Obesity and colorectal cancer [J]. Gut, 2013, 62 (6): 933-947.

［22］ SHOELSON S E, HERRERO L, NAAZ A. Obesity, inflammation, and insulin resistance [J]. Gastroenterology, 2007, 132 (6): 2169-2180.

［23］ FREZZA E E, WACHTEL M S, CHIRIVA-INTERNATI M. Influence of obesity on the risk of developing colon cancer [J]. Gut, 2006, 55 (2): 285-291.

［24］ GIOVANNUCCI E. Insulin, insulin-like growth factors and colon cancer: a review of the evidence [J]. J Nutr, 2001, 131 (11): 3109-3120.

［25］ AMERICAN CANCER SOCIETY. Global cancer facts & figures [M]. Atlanta: American Cancer Society, 2007: 12.

［26］ LARSSON S C, RUTEGÅRD J, BERGKVIST L, et al. Physical activity, obesity, and risk of colon and rectal cancer in a cohort of Swedish men [J]. Eur J Cancer, 2006, 42 (15): 2590-2597.

［27］ ALEKSANDROVA K, PISCHON T, BUIJSSE B, et al. Adult weight change and risk of colorectal cancer in the European prospective investigation into cancer and nutrition [J]. Eur J Cancer, 2013, 49 (16): 3526-3536.

［28］ SEO I K, KIM B J, KIM B, et al. Abdominal fat distribution measured using computed tomography is associated with an increased risk of colorectal adenoma in men [J]. Medicine, 2017, 96 (37): 8051.

［29］ GATHIRUA-MWANGI W G, MONAHAN P, SONG Y, et al. Changes in adult BMI and waist circumference are associated with increased risk of advanced colorectal neoplasia [J]. Dig Dis Sci, 2017, 62 (11): 3177-3185.

［30］ STRUM W B. Colorectal adenomas [J]. N Engl J Med, 2016, 374 (11): 1065-1075.

［31］ KAMINSKI M F, THOMAS-GIBSON S, BUGAJSKI M, et al. Performance measures for lower gastrointestinal endoscopy: a European Society of Gastrointestinal Endoscopy (ESGE) quality improvement initiative [J]. United European Gastroenterol J, 2017, 5 (3): 309-334.

［32］ REX D K, SCHOENFELD P S, COHEN J, et al. Quality indicators for colonoscopy [J]. Gastrointest Endosc, 2015, 81 (1): 31-53.

［33］ KAMINSKI M F, REGULA J, KRASZEWSKA E, et al. Quality indicators for colonoscopy and the risk of interval cancer [J]. N Engl J Med, 2010, 362 (19): 1795-1803.

［34］ CORLEY D A, JENSEN C D, MARKS A R, et al. Adenoma detection rate and risk of colorectal cancer and death [J]. N Engl J Med, 2014, 370 (14): 1298-1306.

［35］ ATKIN W S, SAUNDERS B P. Surveillance guidelines after removal of colorectal adenomatous polyps [J]. Gut, 2002, 51 (5): 6-9.

［36］ NICE. Colorectal cancer prevention: colonoscopic surveillance in adults with ulcerative colitis, Crohn's disease or adenomas [M]. Manchester: National Institute for Health and Care Excellence, 2011.

［37］ ATKIN W S, VALORI R, KUIPERS E J, et al. European guidelines for quality assurance in colorectal cancer screening and diagnosis. first edition—colonoscopic surveillance following adenoma removal [J]. Endoscopy, 2012, 44 (3): 151-163.

［38］ LIEBERMAN D A, REX D K, WINAWER S J, et al. Guidelines for colonoscopy surveillance after screening and polypectomy: a consensus update by the US Multi-Society Task Force on Colorectal Cancer [J]. Gastroenterology, 2012, 143 (3): 844-857.

［39］ HASSAN C, QUINTERO E, DUMONCEAU J M, et al. Post-polypectomy colonoscopy surveillance: European Society of Gastrointestinal Endoscopy (ESGE) guideline [J]. Endoscopy, 2013, 45 (10): 842-851.

[ 40 ] WINAWER S J, ZAUBER A G, HO M N, et al. Prevention of colorectal-cancer by colonoscopic polypectomy. The National Polyp Study Workgroup [J]. N Engl J Med, 1993, 329 (27): 1977-1981.

[ 41 ] PETERS U, CHATTERJEE N, HAYES R B, et al. Variation in the selenoenzyme genes and risk of advanced distal colorectal adenoma [J]. Cancer Epidemiol. Biomarkers Prev, 2008, 17 (5): 1144-1154.

[ 42 ] MÉPLAN C, HESKETH J. The influence of selenium and selenoprotein gene variants on colorectal cancer risk [J]. Mutagenesis, 2012, 27 (2): 177-186.

[ 43 ] COLE-EZEA P, SWAN D, SHANLEY D, et al. Glutathione peroxidase 4 has a major role in protecting mitochondria from oxidative damage and maintaining oxidative phosphorylation complexes in gut epithelial cells [J]. Free Radio Biol Med, 2012, 53 (3): 488-497.

[ 44 ] GONG G, MÉPLAN C, GAUTREY H, et al. Differential effects of selenium and knock-down of glutathione peroxidases on TNF-α and flagellin inflammatory responses in gut epithelial cells [J]. Genes Nutr, 2012, 7 (2): 167-178.

[ 45 ] KIPP A, BANNING A, VANSCHOTHORST E, et al. Four selenoproteins, protein biosynthesis, and Wnt signalling are particularly sensitive to limited selenium intake in mouse colon [J]. Mol Nutr Food Res, 2009, 53 (12): 1561-1572.

[ 46 ] HUGHES D J, FEDIRKO V, JENAB M, et al. Selenium status is associated with colorectal cancer risk in the European prospective investigation of cancer and nutrition cohort [J]. Int. J. Cancer, 2015, 136 (5): 1149-1161.

[ 47 ] CAI X, WANG C, YU W, et al. Selenium exposure and cancer risk: an updated meta-analysis and meta-regression [J]. Sci Rep. 2016, 6: 19213.

[ 48 ] CHAN A T, GIVANNUCCI E L. Primary prevention of colorectal cancer [J]. Gastroenterology, 2010, 138 (6): 2029-2043.

[ 49 ] JENAB M, BUENO-DE-MESQUITA H B, FERRARI P, et al. Association between pre-diagnostic circulating vitamin D concentration and risk of colorectal cancer in European populations: a nested case-control study [J]. BMJ, 2010, 340: b5500.

[ 50 ] MA Y, ZHANG P, WANG F, et al. Association between vitamin D and risk of colorectal cancer: a systematic review of prospective studies [J]. J Clin Oncol. 2011, 29 (28): 3775-3782.

[ 51 ] GANDINI S, BONIOL M, HAUKKA J, et al. Meta-analysis of observational studies of serum 25-hydroxy vitamin D levels and colorectal, breast and prostate cancer and colorectal adenoma [J]. Int J Cancer, 2011, 128 (6): 1414-1424.

[ 52 ] TOUVIER M, CHAN D S, LAU R, et al. Meta-analyses of vitamin D intake, 25-hydroxy vitamin D status, vitamin D receptor polymorphisms, and colorectal cancer risk [J]. Cancer Epidemiol Biomarkers Prev, 2011, 20 (5): 1003-1016.

[ 53 ] MAALMI H, ORDONEZ-MENA J M, SCHOTTKER B, et al. Serum 25-hydroxy vitamin D levels and survival in colorectal and breast cancer patients: systematic review and meta-analysis of prospective cohort studies [J]. Eur J Cancer, 2014, 50 (8): 1510-1521.

[ 54 ] TÁRRAGA LÓPEZ P J, ALBERO J S, RODRÍGUEZ-MONTES J A. Primary and secondary prevention of colorectal cancer [J]. Clin Med Insights Gastroenterol, 2014, 7: 33-46.

[ 55 ] YAMAJI T, IWASAKI M, SASAZUKI S, et al. Association between plasma 25-hydroxy vitamin D and colorectal adenoma according to dietary calcium intake and vitamin D receptor polymorphism [J]. Am J Epidemiol, 2012, 175 (3): 236-244.

[ 56 ] HONG S N, KIM J H, CHOE W H, et al. Circulating vitamin D and colorectal adenoma in

asymptomatic average-risk individuals who underwent first screening colonoscopy a case-control study [J]. Dig Dis Sci, 2012, 57 (3): 753-763.

[ 57 ] AHMAD I I, TRIKUDANATHAN G, FEINN R, et al. Low serum vitamin D: a surrogate marker for advanced colon adenoma [J]. J Clin Gastroenterol, 2016, 50 (8): 644-648.

[ 58 ] ROTHWELL P M, WILSON M, ELWIN C E, et al. Long-term effect of aspirin on colorectal cancer incidence and mortality: 20-Year follow-up of five randomised trials [J]. Lancet, 2010, 376 (9754): 1741-1750.

[ 59 ] COGHILL A E, NEWCOMB P A, CAMPBELL P T, et al. Prediagnostic non- steroidal anti-inflammatory drug use and survival after diagnosis of colorectal cancer [J]. Gut, 2011, 60 (4): 491-498.

[ 60 ] FERRÁNDEZ A, PIAZUELO E, CASTELLS A. Aspirin and the prevention of colorectal cancer [J]. Best Pract Res Clin Gastroenterol, 2012, 26 (2): 185-195.

[ 61 ] LOGAN R F, GRAINGE M J, SHEPHERD V C, et al. Aspirin and folic acid for the prevention of recurrent colorectal adenomas [J]. Gastroenterology, 2008, 134 (1): 29-38.

[ 62 ] ROSTOM A, DUBÉ C, LEWIN G, et al. Nonsteroidal anti-inflammatory drugs and cyclooxygenase-2 inhibitors for primary prevention of colorectal cancer: a systematic review prepared for the U. S. preventive services task force [J]. Ann Intern Med, 2007, 146 (5): 376-389.

[ 63 ] SOLOMON S D, MCMURRAY J J, PFEFFER M A, et al. Cardiovascular risk associated with celecoxib in a clinical trial for colorectal adenoma prevention [J]. N Engl J Med, 2005, 352 (11): 1071-1080.

[ 64 ] SOBHANI I, AMIOT A, LE BALEUR Y, et al. Microbial dysbiosis and colon carcinogenesis: could colon cancer be considered a bacteria-related disease [J]. Therap Adv Gastroenterol, 2013, 6 (3): 215-229.

[ 65 ] ZHU Q, GAO R, WU W, et al. The role of gut microbiota in the pathogenesis of colorectal cancer [J]. Tumor Biol, 2013, 34 (3): 1285-1300.

[ 66 ] KIM Y, LEE D, KIM D, et al. Inhibition of proliferation in colon cancer cell lines and harmful enzyme activity of colon bacteria by Bifidobacterium adolescentis SPM0212 [J]. Arch Pharm Res, 2008, 31 (4): 468-473.

[ 67 ] AGAH S, ALIZADEH A M, MOSAVI M, et al. More protection of *Lactobacillus acidophilus* than *Bifidobacterium bifidum* probiotics on azoxymethane-induced mouse colon cancer [J]. Probiotics & Antimicro Prot, 2019, 11 (3): 857-864.

[ 68 ] ISHIKAWA H, AKEDO I, OTANIT, et al. Randomized trial of dietary fiber and *Lactobacillus* casei administration for prevention of colorectal tumors [J]. Int J Cancer, 2005, 116 (5): 762-767.

[ 69 ] BINEFA G, RODRÍGUEZ-MORANTA F, TEULE A, et al. Colorectal cancer from prevention to personalized medicine [J]. World J Gastroenterol, 2014, 20 (22): 6786-6808.

[ 70 ] GIOVANNUCCI E. Modifiable risk factors for colon cancer [J]. Gastroenterol Clin North Am, 2002, 31 (4): 925-943.

[ 71 ] WINAWER S J, ZAUBER A G, HO M N, et al. Prevention of colorectal cancer by colonoscopic polypectomy. The national polyp study workgroup [J]. N Engl J Med, 1993, 329 (27): 1977-1981.

（叶小研　谢文瑞）

# 第十三章
## 早期结直肠癌的诊断

在我国，确诊的结直肠癌患者多数属于中晚期，早期患者仅占 2%～7%，因此提高早期结直肠癌检出率已成为当前迫切需要解决的问题。早期结直肠癌发生时常常因为症状不典型而被患者忽视，患者就医时，医生往往按"痢疾""肠炎"等疾病处理，因此需关注早期结直肠癌相关的临床表现。我国直肠癌约 3/4 位于腹膜折返平面以下，处于手指指检可及的范围，有经验的医师用轻柔的手法即可检测距肛缘9～10 cm 以内的病变，但早期结直肠癌的病变亦可表现为平坦型，不易检出，需要肠镜的检查明确。本章将就早期结直肠癌的临床表现、内镜诊断、非内镜诊断、术前分期以及如何提高早期结直肠癌的检出率来展开论述。

结直肠癌（colorectal cancer，CRC）是起源于结直肠黏膜上皮的恶性肿瘤，是临床最为常见的恶性肿瘤之一。我国结直肠癌的发病率和死亡率均呈上升趋势。2015 年中国癌症统计数据[1]显示：我国结直肠癌发病率、死亡率在全部恶性肿瘤中均位居第 5 位，其中新发病例 37.6 万，死亡病例 19.1 万。多数患者发现时已属于中晚期。结直肠癌的预后取决于早期诊断与手术根治，与病变的分期关系最为密切。据 2014 年美国癌症统计结果分析[2]：局部进展期结直肠癌患者的 5 年癌症相关生存率为 70%，而发生远处转移的晚期结直肠癌患者 5 年生存率仅 12%，且患者生活质量低。大部分早期结直肠癌患者可获得良好的预后，5 年生存率超过 90%，且部分可通过内镜微创治疗获得根治。

## 第一节　早期结直肠癌的定义和分期

根据最新的世界卫生组织定义，早期结肠癌是指癌细胞穿透结直肠黏膜肌层浸润至黏膜下，但未累及固有肌层，为早期结直肠癌，即病理属于 pT1（图 13-1）。我国过去一直沿用日本对早期结直肠癌的定义，即局限于结直肠黏膜层及黏膜下层的癌，即 Tis、T1N0M0，而欧洲以 TNM 的 I 期（T1N0M0、T2N0M0）为早期结直肠癌（表 13-1）。因此，广义上的早期结直肠癌为 T1N0M0、T2N0M0，狭义上的早期结直肠癌为 T1N0M0（即最新 WHO 定义）。

表 13-1　基于 WHO（2017）TNM 分类的结直肠癌分期[3]

| T | M0 | | | | M1 | | |
|---|---|---|---|---|---|---|---|
| | N0 | N1 | N2a | N2b | M1a | M1b | M1c |
| Tis | 0 | | | | | | |
| T1 | I | ⅢA | ⅢA | ⅢB | ⅣA | ⅣB | ⅣC |
| T2 | | | ⅢB | | | | |

续表

| T | M0 | | | | M1 | | |
|---|---|---|---|---|---|---|---|
| | N0 | N1 | N2a | N2b | M1a | M1b | M1c |
| T3 | ⅡA | ⅢB | ⅢC | | | | |
| T4a | ⅡB | ⅢC | | | | | |
| T4b | ⅡC | ⅢC | | | | | |

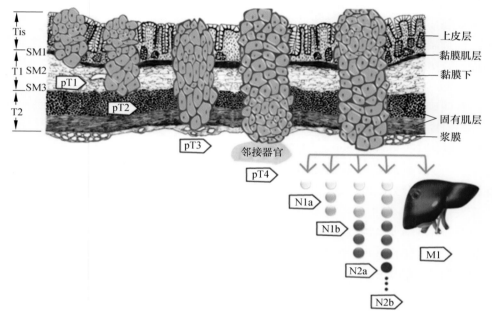

pT1～pT4 为病理学 T 分期，由肿瘤浸润的深度决定；根据淋巴结转移的数目确定 N 分期：N1a～N2b；如有肝脏转移则为 M1。

图 13-1　结直肠癌的分期图 [3]

# 第二节　早期结直肠癌的临床表现

　　早期结直肠癌是指病变仅累及黏膜及黏膜下层的大肠癌，与淋巴结转移与否无关 [1]。早期结直肠癌好发于直肠和右半结肠，症状相对隐匿，可仅表现为腹部不适感、消化不良、贫血等。排便习惯改变常常为早期肠癌的危险信号，主要表现为大便次数增多或便秘、便质稀烂或呈细条状改变、黏液带血、里急后重、排便不尽感等。

　　结直肠癌的主要癌前病变为腺瘤（包括锯齿状腺瘤）、腺瘤病（家族性腺瘤性息肉病、非家族性腺瘤性息肉病）以及炎症性肠病相关的异型增生，畸变隐窝灶，尤其伴有异型增生者，皆视为癌前病变。当然也有完全新发，没有癌前病变的结直肠癌。

　　结直肠腺瘤：可分为管状腺瘤、管状绒毛状腺瘤及绒毛状腺瘤，以绒毛状腺瘤癌变率最高，管状腺瘤最低。大多数结肠癌经由腺瘤 - 腺癌途径形成。进展期腺瘤：指满足以下 1 条或多条标准的腺瘤：a 直径＞10 mm；b 含有绒毛成分；c 有重度异型增生或高级别上皮内瘤变。锯齿状病变：指一组以上皮锯齿状结构为特征的病变，包括增生性息肉（hyperplastic po1yp，HP）、传统锯齿状腺瘤（sessile serrated adenoma/polyps，SSA/P）和广基锯齿状腺瘤（traditional serrated adenoma，TSA）。一般认为 HP 不具有恶变潜能，而 SSA/P 和 TSA 可通过锯齿状途径癌变。侧向发育肿瘤（laterally spreading tumor，LST）：指直径＞10 mm，沿肠壁侧向扩展而非垂直生长的一类表浅性结直肠病变。依据其表面形态可分为颗粒型（颗粒均一型和结节混合型）和非颗粒型（扁平隆起型和假凹陷型），LST 并非组织学分类，其病理可能为腺瘤或锯齿状病变等，有黏膜下浸润风险。

## 第三节  早期结直肠癌的规范内镜筛查

我国人口众多，直接采用结肠镜检查进行人群普查需要消耗大量的人力、物力，而且结肠镜属侵入性检查，有一定的发生并发症风险，因此，只有先对平均风险人群进行初筛，然后再针对高危人群进行结肠镜精查，才是行之有效的方法。

根据我国的国情和结直肠癌的流行病学情况，符合下面任一条者均列入结直肠癌高危人群，建议作为筛查对象：

（1）年龄 50～70 岁，男女不限；

（2）粪便潜血试验阳性；

（3）既往有结直肠腺瘤性息肉、溃疡性结肠炎、克罗恩病（Crohn's disease，CD）等癌前疾病；

（4）一级亲属有结直肠癌病史；

（5）本人有癌症史；

（6）有排便习惯的改变；

（7）符合以下任意 2 项者：慢性腹泻、慢性便秘、黏液血便、慢性阑尾炎或阑尾切除史、慢性胆囊炎或胆囊切除史、长期压抑，有报警信号。

结肠镜下病理活检是目前诊断结直肠癌的金标准。根据患者年龄、粪便潜血检查结果、结直肠癌家族史等危险因素筛选出结直肠癌高风险人群，继而进行有目的的规范结肠镜检查是较为科学的诊断策略[2]。

### 一、结肠镜检查前准备

（1）结肠镜诊断的准确性和治疗的安全性很大程度上取决于肠道准备的质量。推荐服用 2～3 L 聚乙二醇电解质 PEG 等渗溶液，采用分次给药的方式进行肠道准备。PEG 的口感对于患者的依从性尤其重要。近年来，国内研发了 PEG 的新剂型，有不含硫酸钠的聚乙二醇（SF-PEG），由于钾含量下降，以及完全去除硫酸钠而改善了 PEG 的气味及口味，患者耐受性和安全性更好，适合人群更广泛。理想的清洁肠道时间不应超过 24 h，内镜诊疗最好于口服清洁剂结束后 4 h 内进行（麻醉结肠镜检查建议在6 h 后进行），对于不能获得充分肠道清洁的患者，可以清洁灌肠、内镜下泵灌洗或者第二天再次进行加强的肠道准备。

（2）建议患者在结肠镜检查前 1 天开始低纤维饮食，但对于饮食限制的时间不建议超过结肠镜检查前 24 h。

（3）在结肠镜检查前给予解痉药，有条件的单位可在肠道准备时让受检者口服祛泡剂。

（4）有条件的单位可在麻醉医生配合下使用静脉麻醉，也可在有资质医师的监督下给予镇静、镇痛药，以提高受检者内镜检查的接受度。

## 二、内镜检查过程

（1）检查前应向患者做好解释工作，消除患者的恐惧感，进镜前先进行肛门指诊以了解肛门及下段直肠的情况。进镜时患者取左侧卧位，头部略向前倾，双腿屈曲。

（2）内镜直视下从直肠开始循腔进镜直到回盲部，必要时可进入回肠末段进行观察。退镜时依次从回盲部、升结肠、横结肠、降结肠、乙状结肠、直肠退出。退镜时依次全面观察，尤其是皱襞后及转折处，注意观察结肠黏膜的色泽、光滑度、血供情况等，必要时可反转镜身观察升结肠、直肠末段及肛门部，退镜时间应不少于6 min，如发现可疑病变，则需确定病变的具体部位和范围，并详细在内镜报告中记录。在检查过程中，如有黏液和气泡影响内镜视野，可用清水或者祛泡剂及时冲洗。

（3）保证内镜图片数量和质量：为确保完整观察结肠和直肠，建议留图如下：回盲瓣 1 张，阑尾隐窝 1 张，盲肠、升结肠、肝曲、横结肠、脾曲、降结肠、乙状结肠、直肠应至少留 1~2 张。如发现异常，需额外留图。同时，需保证每张图片的清晰度。

## ▌第四节 早期结直肠癌的内镜诊断

早期结直肠癌、息肉的内镜诊断首先是发现病变（存在性诊断），然后是对病变性质的判断，如果是恶性的还要明确病变的深度，以确定是否适合内镜下治疗，或需要采用其他治疗手段（外科手术、放化疗等）。放大内镜、染色内镜有助于判断病变的性质、深度[3]，超声内镜对病变的深度判断也有重要的意义，CT、MRI、体外 B 超可以协助明确肠壁外的浸润和转移灶存在。

X 线在进展期结肠癌的辅助诊断上有重要意义，与内镜相比，X 线造影更有助于了解病变的全貌及病变与周围脏器的关系，但在发现早期病变方面不如内镜敏感，而且不能取活检，处于明显的劣势。

随着放大内镜的应用，结直肠癌的诊断进入到了与病理可以一一对应的阶段，这里将重点讲述工藤进英放大染色内镜下的 PP 分型（pit pattern）和 NBI 非放大下的

NICE 分型和 ME-NBI 下的 JNET 分型。

# 一、传统白光内镜

传统白光内镜包括硬式的肛镜、直肠镜和软式的可完成全结肠检查的电子纤维结肠镜。现在医院绝大多数均采用电子纤维结肠镜。本文所指的传统白光内镜（C-WLI）即为电子纤维结肠镜。

## （一）大体分型

早期结肠癌的大体分型是以早期胃癌的大体分型为基础的。结肠癌大体上可分为 0～5 型，其中 0 型为表浅型，1～4 型与 Borrmann 分型对应，即 1 型为隆起肿块型，2 型为局限溃疡型，3 型为溃疡浸润型、4 型为弥漫浸润型，5 型为无法分类型。其中 0-I 隆起型，隆起型根据是否有蒂，分为有蒂 Ip、无蒂 Is 和有亚蒂 Isp，0-II 表浅型，0-IIa 表浅隆起型、0-IIb 表浅平坦型，0-IIc 表浅凹陷型，0-IIa 表浅隆起型（＜2.5 mm）与 0-I 隆起型（＞2.5 mm）的分界标准为隆起高度是否超过 2.5 mm，即普通活检钳闭合时竖起来的高度。

结直肠癌的黏膜下层（SM 层）按照工藤进英的标准，将黏膜下层等分为三层，分别为 SM1、SM2 和 SM3。从内镜治疗的角度，sm1 指黏膜下浸润不超过 1000 μm，是内镜下治疗与外科手术治疗的分界线。

侧方发育型肿瘤（laterally spreading tumor，LST）最先由工藤进英提出。过去因其形态特殊曾称为匍匐样肿瘤和结节聚集型肿瘤。由于该肿瘤极少向肠壁深层垂直侵犯，而主要沿黏膜表面呈侧向浅表扩散，故称之为侧向发育型肿瘤。其特点：①直径 10 mm 以上，侧向扩展而非垂直生长；②具有比息肉状腺瘤更高的恶性潜能；③多发生在直肠、乙状结肠和盲肠。根据其表面形态可分为颗粒型（granular type，LST-G）和非颗粒型（non-granular type，LST-NG）；颗粒型又分为颗粒均一型和结节混合型；非颗粒型又分为扁平隆起型（LST-F）和假凹陷型。LST 在病理上主要为腺瘤和黏膜癌。

对于结直肠息肉，另一个经常采用的分型是山田分型，根据隆起的高低及是否有蒂，分为四型：山田 I 型，息肉基底宽、平滑、与周围黏膜界限不清楚；山田 II 型，隆起与基底呈直角，界限较明显，但无蒂；山田 III 型，基底较顶部缩小，与周围黏膜界限明显，有亚蒂；山田 IV 型，息肉底部明显狭小，形成蒂。

## （二）结肠癌的组织分型

下消化道的肿瘤可以粗略地分为良性上皮性肿瘤、恶性上皮性肿瘤、神经内分泌瘤（neuroendocrine tumor，NET）、非上皮性肿瘤［如来源于间叶组织的平滑肌瘤（myogenic tumor）、脂肪瘤和脂肪肉瘤（lipoma and lipomatosis）、间质卡哈尔细胞（interstitial Cajal cell）的间质瘤（gastrointestinal stromal tumor，GIST）、脉管瘤（vascular tumor）］、淋巴瘤（lymphoma）、不能分类肿瘤、转移性肿瘤和肿瘤样病变。

早期结直肠癌的组织分型如表 13-2 所示。

**表 13-2　早期结直肠癌的组织分型**

| | |
|---|---|
| 1. 腺癌 adenocarcinoma | |
| 　　乳头腺癌 | papillary adenocarcinoma（pap.） |
| 　　管状腺癌 | tubular adenocarcinoma（tub.） |
| 　　　高分化 | well differentiated type（tub1） |
| 　　　中分化 | moderated　differentiated type（tub2） |
| 　　低分化腺癌 | poor differentiated adenocarcinoma（por1，por 2） |
| 　　印戒细胞癌 | signet-ring cell carcinoma（sig.） |
| 　　黏液癌 | mucinous adenocarcinoma（muc.） |
| 2. 内分泌细胞癌 | endocrine cell carcinoma |
| 3. 腺鳞癌 | adenosquamous carcinoma |
| 4. 鳞癌 | squamous cell carcinoma |
| 5. 其他 | |

### 1. 病变直径与病变性质的关系

有研究发现，直径 5 mm 以内的小病变，腺瘤占 78.5%，黏膜癌占 3.8%，增生性息肉占 17.7%；黏膜下肿瘤；直径超过 21 mm 的病变，癌占 43.8%；比 SM2 更深的肿瘤，不存在 5 mm 以下的病变，6～20 mm 的病变占 2.3%，21 mm 以上占 10.7%。总之病变越大，病变的恶性程度越高，且 SM2 以下浸润的危险性越高。

对于侧方发育型肿瘤（laterally spreading tumor，LST），病变的恶性概率也随着病变的增大而增加（表 13-3）。

**表 13-3　LST 大小与性质的关系**

| Type（*n*/total） | 大小 / 直径 | 恶性病变比例 |
|---|---|---|
| 颗粒型（47/92） | 10～14 mm | 25.0%（2/8） |
| | 15～19 mm | 22.2%（2/9） |
| | ≥20 mm | 63.3%（19/30） |
| 平坦型（45/92） | 10～14 mm | 46.9%（15/32） |
| | 15～19 mm | 80.0%（4/5） |
| | ≥20 mm | 100%（8/8） |

### 2. 病变形态与病变性质的关系

单纯根据肿瘤的外形鉴别息肉与早期结直肠癌有一定的困难，其色泽和糜烂都易受到机械损伤的影响，因此需借助活检及放大内镜对腺管开口的观察来进行鉴别，以下我们列举一些常见的鉴别点。

有蒂、无蒂与隆起性肿瘤的良恶性无关。蒂的有无受肠管蠕动的强度、发生部位的影响，不能反映肿瘤的良恶性。不过有蒂的肿瘤一般累及较浅，是进展期癌的可能性较小。表面凹凸及分叶不能直接反映肿瘤的良恶性，但凹凸明显、质脆的病变，恶性的可能性较大；分叶病变中如果有表浅凹陷外观（Ⅱc），则恶性的可能性较大。糜烂、发红可能与粪便的刺激有关。一般来说，大多数小的增生性息肉呈白色，而大多数的腺瘤和癌则发红。另外黏膜的紧绷感、肠壁的牵拉感、肠壁是否僵硬、有无皱襞的集中也有助于判断肿瘤良恶性。

对于表浅型肿瘤，一般小的Ⅱa病变，发生癌的可能性很小，如果合并凹陷部分，则癌的发生率比较高。在结肠癌的大体形态中，癌的黏膜内病变部分比正常黏膜隆起的称为息肉样生长（polypoid growth，PG）；癌的黏膜内病变部分与边缘增生黏膜高度相同或凹陷，称为非息肉样生长（non-polypoid growth，NPG）。其中NPG没有腺瘤成分，病变容易向深部生长，即使很小，有的也不适合内镜下治疗。

另外黏膜下注射后肿瘤是否浮起也是判断肿瘤深度的重要依据。即在肿瘤基底注射生理盐水，如肿瘤病变不浮起（non-lifting sigh），则提示SM浸润，不是内镜治疗的适应证。

## 二、染色内镜

### （一）化学染色内镜

下消化道最常用的染色剂为靛胭脂和结晶紫。靛胭脂是目前临床上应用最多的染色剂，常用浓度为0.1%～0.2%，不被肠黏膜吸收，也不与肠黏膜结合，喷洒后深蓝色的靛胭脂沉积在黏膜表面的沟槽、间隙中，从而清晰地显示黏膜的结构变化。单用结晶紫染色效果并不理想，多与靛胭脂合并应用以加强染色效果，常用浓度为0.05%。工藤进英提出的**腺窝结构分型（pit pattern，PP）分型**即建立在**放大染色内镜（magnifying chromoendoscopy，MCE）**的基础上，目前仍是判断病变性质、浸润深度最有力的方法之一。

1994年，工藤进英对秋田红十字医院的14 023例患者进行研究，用放大内镜及立体显微镜观察发现内镜下观察的黏膜腺管开口与显微镜下观察的腺管结构与腺体细胞之间（大体所见与组织病理学之间）存在对应关系。工藤分型（Kudo's classification）将隐窝（pit）分为6型：

Ⅰ型为规则圆形（normal round pit），腺窝是直的，无分支，细胞在组织病理学上看起来正常，这些腺窝为正常窝腺（100%）。

Ⅱ型为星形腺窝，包括小的星形（small asteroid pit）腺窝和大星形腺窝（large asteroid pit）。小星形腺窝腺管直、无分支，细胞肿胀但没有异型性，因此腺体诊断为增生性息肉，见于隆起性病变（100%）；大星形腺窝有分支，反复分支至越来越细，细胞肿胀并有轻度的异型性，腺体诊断为增生性或锯齿状腺瘤（serrated adenoma）（100%）；

ⅢL型为大管状或大圆形小窝（oval pit），腺体全有分支，细胞有中度的异型性，见于管状腺瘤；Ⅲs型为小圆形腺窝（small round pit），腺管亦为直的，没有分支，细胞为边界恶性或腺癌细胞，因此腺管为边界恶性（72%）和腺癌（28%）见于凹陷性癌。

Ⅳ型为树枝状或脑回状（Gyrus-like pit），为腺管扩大迂曲所致，见于绒毛状管状腺瘤。

　　Ⅵ型小窝极不规则，部分腺管受癌细胞浸润，见于早期结直肠癌；ⅤN型小窝缺失，呈无结构状，为进展期癌的典型表现（表 13-4）。

表 13-4　工藤进英 PP 分型及治疗指南（1996 年）

| 类型 | 形态 | 腺窝（pit）特点 | 病变及深度 | 治疗方式 |
| --- | --- | --- | --- | --- |
| Ⅰ | | 圆形（正常腺窝） | 正常黏膜 | 无须治疗 |
| Ⅱ | | 星形或乳头状 | 炎性或增生性病变<br>黏膜内病变 | 无须治疗<br>或<br>内镜治疗 |
| Ⅲs | | 管状或圆盘状，比正常腺窝小 | 腺瘤或黏膜癌<br>黏膜内病变 | 内镜治疗 |
| ⅢL | | 管状或棍棒状，比正常腺窝大 | 腺瘤或黏膜癌<br>黏膜内病变 | 内镜治疗 |
| Ⅳ | | 沟槽状，树枝状，或脑回状 | 腺瘤或黏膜癌<br>黏膜内病变 | 内镜治疗 |
| Ⅴ | | Ⅵ（结构紊乱型）：腺管开口不规则、大小不一<br>ⅤN（无结构型）：腺管开口消失，缺乏腺窝结构 | Ⅵ为 M 癌或 SM 癌<br>ⅤN 为 SM 深部浸润癌 | Ⅵ内镜治疗或外科手术<br>ⅤN 外科手术 |

　　Ⅰ型、Ⅱ型为非肿瘤性病变，Ⅲ型、Ⅳ型、Ⅴ型为肿瘤性病变，ⅢS 型见于凹陷性病变，腺癌的分枝状腺体由腺瘤的腺体转化而来，而垂直腺癌的腺体由正常腺体直接恶变（de novo）而来，ⅢS 为正常腺体恶变而来的垂直型腺癌。

　　锯齿状腺瘤属于管状腺瘤的一种，病理表现为腺管结构呈锯齿状排列，右半结肠多见，表面黏液丰富，可见黏液帽，在 NBI 下可见红帽征，因腺管开口增大及周围血管增粗扩张，呈 II-D 或 II-O 型结构，与普通管状腺瘤相比，与恶性肿瘤有更加密切的关系[5-10]。

### （二）电子染色内镜

电子染色技术出现后，除了观察腺管（pit），还可以观察毛细血管（capillary），所以建立在腺管和毛细血管之上的分型称为 CP 分型（capillary and pit classification）。CP 分型的特点为：

（1）基于窄带成像（NBI，BLI）；

（2）同时观察微血管与腺管结构；

（3）分型种类较多，包括佐野分型（Sino）、广岛分型（Hiroshima）、NICE、JNET 等，应用最多的是 NICE 分型和 JNET 分型。

**1. NICE 分型**

NICE 分型由结肠肿瘤 NBI 兴趣组建立（The Colon Tumor NBI Interest Group），全称为 NBI 国际结直肠内镜（NBI International Colorectal endoscopic）分型，适用于放大或非放大内镜。

NICE 分型分类如下：1 型对应的是增生性息肉（hyperplastic polyp，HP）；

2 型指的是其他各种组织类型，包括从 LGD 到黏膜下层浅层侵犯（superficial submucosal invasive，SM-s）癌；

3 型对应的是黏膜下层深层侵犯（deep submucosal invasive，SM-d）癌；

结直肠病变的 NICE 分型如表 13-5 所示。

表 13-5　结直肠病变的 NICE 分型

| | 1 型 | 2 型 | 3 型 |
|---|---|---|---|
| 颜色 | 与背景色相同或略浅 | 相对背景而言，黏膜偏棕色（需确认颜色变化是由血管所致） | 相对背景而言，黏膜呈棕色或深棕色，有时伴有片状白色区域 |
| 血管 | 缺乏血管或可能仅有孤立的丝状血管 | 增粗的棕色血管围绕白色结构 | 部分区域血管明显不规则或缺失 |
| 表面构造 | 均匀一致的深色或白点，或没有明显结构 | 棕色血管围绕下的卵圆形、管状或分支状白色结构 | 不规则或缺乏结构 |
| 最可能病理诊断 | 增生性息肉 | 腺瘤、黏膜癌、黏膜下浅层浸润癌 | 黏膜下深层浸润癌 |
| 举例 | | | |

### 2. JNET 分型

日本 NBI 专家组（Japan NBI Expert Team）2014 年推出 JNET 分型。JNET 分型分为 3 型：

1 型看不到血管构造，表面构造呈黑色或白色点状。

2A 型的特征是血管形态规则，如血管口径或分布规则，表面构造规则；2B 型特点是血管形态不规则，如血管口径多变、分布不规则，表面构造不规则或不明显。

3 型的特点是有血管稀疏的区域或存在中断的粗血管，表面构造消失（表 13-6）。

**表 13-6  结直肠病变的 JNET 分型**

| NBI | 1 型 | 2A 型 | 2B 型 | 3 型 |
| --- | --- | --- | --- | --- |
| 血管构造 | 不可见 | 管径规则<br>走行规则（网状、螺旋状） | 管径多变<br>走行不规则 | 有稀疏血管区域<br>粗血管中断 |
| 表面构造 | 规则的白点或黑点，与周围黏膜相似 | 规则（管状 / 分支状 / 乳头状） | 不规则或模糊 | 无结构区 |
| 最可能病理诊断 | 增生性息肉 / 锯齿状腺瘤 | LGIN | HGIN、表浅浸润癌 | 深部浸润癌 |
| 举例 | | | | |

### 3. 广岛分型

有人建议蓝激光成像（BLI）内镜黏膜微结构及微血管可参考广岛分型。广岛分型（Hiroshima classification）将病变分为 A、B、C 3 型：

A 型为非肿瘤病变，见于增生性或炎症性息肉；

B 型为腺瘤；

C 型为恶性肿瘤。C 型又进一步细分为 C1，黏膜内癌或黏膜下层浅层浸润；C3，黏膜下层深层浸润，而 C2，难以判断肿瘤深度。

广岛分类中的 C1 型与 JNET 分类中的 2A 型相关，C2 型与 2B 型相关 C3 型和 3 型相关。

## 三、结直肠病变的诊断策略

结直肠病变的诊断采用哪种分型和策略要根据各个医院的条件和医生的经验而定。工藤进英提出的 PP 分型，将病变分为 5 型 7 种（Ⅲ型分为ⅢS 和ⅢL，Ⅴ型分为Ⅵ和 VN），易于记忆，分型与病理及治疗方法选择之间对应性好，目前仍是诊断效力最高的分型之一，其缺点是其分型建立在化学染色的基础之上，需要一个喷洒化学染料的步骤。电子染色的优点为一键完成，较为便捷，但对于肿瘤为黏膜下层浅层浸润还是黏膜下层深层浸润的诊断率不如化学染色内镜。

因此，目前对于有放大内镜、染色内镜的中心，可采取以下策略：①用白光内镜或 NBI 内镜发现病变；②观察大体形态规则或不规则；③如果不规则，采用图像增强内镜（NBI、BLI 等）；④如病变分型为 JNET 2B 或 3 型，进行化学染色，观察病变的 PP 分型是否为 V I 或 V N；⑤在此基础上制定治疗策略（息肉切除术 /EMR/ESD）。

## 四、超声内镜

超声内镜（EUS）主要有两类：一类是在内镜前端装上探头，适合隆起病变或腔外病变的诊断；另一类是向内镜活检孔插入微探头，适合表浅病变及表面病变的诊断。超声内镜将超声技术与内镜结合，置入肠腔后，不仅可用内镜直接观察病变，且可进行活检、诊断早期大肠癌的浸润深度和范围，并能判断有无淋巴结转移。它避免了体外 B 超距病变部位远，受肠气及周围脏器干扰大等缺点。在 EUS 下，正常大肠壁根据回声水平可分为五层，分别为高回声（黏膜层、黏膜下层、浆膜下层、浆膜外膜），较低高回声，较高低回声，低回声（黏膜肌层、固有肌层），无回声（囊肿内含液体或脱气水）。早期大肠癌的 EUS 图像显示为癌变位置黏膜增厚，层次紊乱或中断，各层分界模糊甚至消失，不规则低回声影[11-13]。

## 五、病例

### 1. 病例 1（图 13-2）

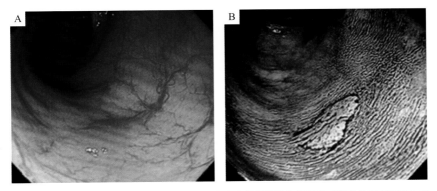

A. 典型的表面隆起型（0-Ⅱa）病变；B. 同一个病变的靛胭脂染色图像可以确认表面凹陷与否；C. 复合型（0-Ⅱa+Ⅱc）病变：扁平隆起型病变的表面可见发红的凹陷面；D. 同一个病变的靛胭脂喷洒图像：尽管可以确认有凹陷面，但不能看到完整的凹陷边缘，判定为假凹陷；E. 表面凹陷型（0-Ⅱc）病变：白光观察下可见伴有边缘隆起的发红面；F. 同一个病变的靛胭脂染色图像：凹陷面有色素沉积；G. 除去同一个病变沉积的靛胭脂的弱放大图像：小型的椭圆形 pit pattern（Ⅲs）；H. 同一个病变的结晶紫染色放大观察图像：Ⅲs 型腺窝结构分型

**图 13-2　表面型（0-Ⅱ）腺瘤**

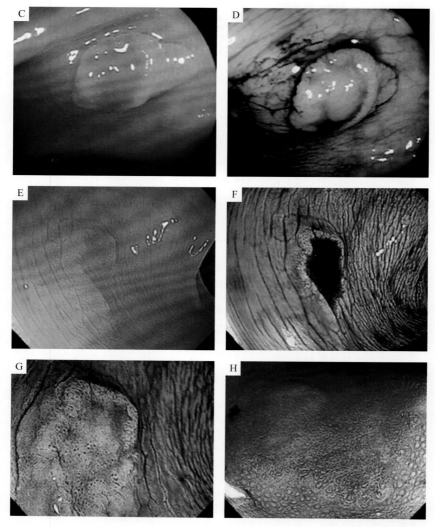

图 13-2（续）

## 2. 病例 2（图 13-3）

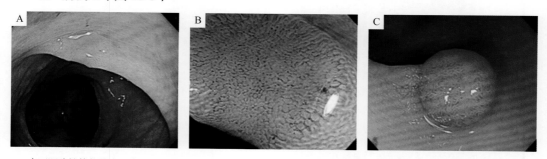

A. 表面凹陷性管状肿瘤的常规内镜观察；B. 同一个病变的 NBI 放大观察图像：表面结构不明显，可以看到规则的微小血管的网状构造，诊断为腺瘤性病变；C. 无蒂性隆起型管状腺瘤的常规内镜观察；D. 同一个病变的 NBI 放大观察图像：对微小血管较难评估，因为能观察到完整的管状表面结构，可诊断为管状腺瘤；E. 无蒂性隆起型绒毛腺瘤的常规内镜观察；F. 同一个病变的 NBI 放大观察图像：微小血管结构不完整，因为能观察到完整绒毛状的表面结构，可诊断为绒毛腺瘤

**图 13-3　不同类型腺瘤 NBI 放大内镜下的表现**

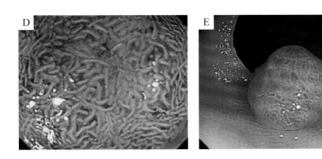

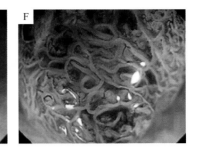

图 13-3（续）

## 3. 病例 3（图 13-4）

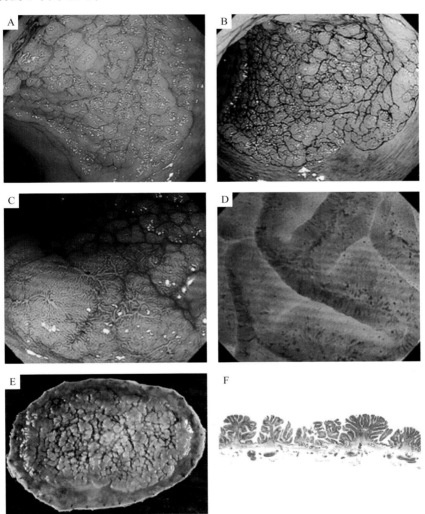

A. 大肠内镜观察病变（常规观察）占直肠周径的 3/4，确认为 LST；B. 靛胭脂染色观察图像显示病变由均一的颗粒构成，诊断为 LST-G；C. 结晶紫染色观察可见 Ⅳ 型腺窝结构和 Ⅲ 型腺窝结构；D. 放大内镜可见梭状的腺腔和纺锤形的核；E. 内镜下切除；F. 病理切片观察，组织学上是中等程度的异型管状腺瘤

图 13-4　LST 颗粒均一型［LST-G］

**4. 病例 4（图 13-5）**

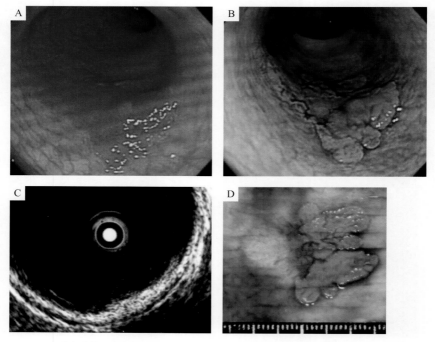

A. 常规内镜观察发现大小 30 mm、表面凹凸不平的低隆起性病变；B. 靛胭脂染色，表面凹凸不平图像很明显；C. EUS 观察使用 20 MHz 的细径探头，在 EUS 图像里，病变局限在黏膜内；D. 切除标本，肉眼可见直径 27 mm 的扁平隆起性病变[14]

**图 13-5　乙状结肠 Ⅱa 型 Tis 癌**

# 第五节　早期结直肠癌的影像学诊断

## 一、气钡双重造影

气钡双重造影是效果较好的早期大肠癌 X 线检查方法。根据早期大肠癌 X 线表现，早期大肠癌可分为息肉隆起型（Ⅰ）、扁平隆起型（Ⅱa）、扁平隆起伴溃疡型（Ⅱa＋Ⅱc）。早期结直肠癌大多数为息肉隆起型，因此气钡双重造影可列为首选常规检查之一。

1987 年，李瑞兰等[15]提出早期结肠癌 X 线诊断要点：

（1）气钡双重造影中发现带蒂息肉样肿物，特别是位于乙状结肠、直肠者，头部明显分叶，直径＞2 cm，多考虑早期结肠癌；

（2）Ⅱa 型（扁平宽基底隆起型）早期结肠癌：基底宽，无蒂，瘤隆起＞1 cm，直径＞1.5 cm，分叶明显，切线基底有切迹；

（3）疑诊为 Ⅰs 型（窄基底息肉样隆起型）早期结肠癌：个高，细腰，亚蒂隆起，表面分叶明显，直径＞1.5 cm；

（4）可考虑为Ⅱa＋Ⅱc（癌性溃疡）：肿物表面中央凹陷，可见不规则溃疡，周围部有环堤样隆起，肿物基底宽，无蒂，切线位基底凹陷明显，龛影底部位于肠壁轮廓内，腔内双边软组织影，直径＞1 cm。气钡双重造影对1～2 cm的肿物检出率达80%以上，高质量的双重造影甚至可发现0.5 cm大小的微小灶。

气钡双重造影应用广泛，操作简单，并发症少，肿瘤定位准确，易被患者接受。但它也存在一些缺点，如检查结果易受肠道粪块和肠重叠影响，位于乙状结肠的结肠癌不易显影，对小病变（＜3 cm）的诊断准确率不及结肠内镜等。但对于一些因腹痛剧烈拒绝结肠镜检的患者来说，气钡双重结肠造影仍是诊断早期大肠癌的重要的、有效的手段，故结肠镜检查并不能完全替代气钡双重造影。

## 二、CT

CT一般不作为大肠癌或癌前病变的早期筛选手段，但可显示肿瘤组织和周围或邻近组织结构的情况，对患者进行综合评估，特别是一些需做外科手术治疗的肿瘤患者，需确定病变的部位、大小、形态和转移情况，CT检查有助于分期、预后判断、制定治疗方案。CT费用昂贵，对复发性肠癌的诊断率较低，因此不作为常规随访检查，仅在患者出现临床症状或CEA升高时，再进行CT检查。田志强[16]等关于早期结肠癌漏诊病例的临床数据分析显示，CT、结肠镜、气钡双重造影在早期结肠癌的诊断上均有各自的局限性，尤其是CT很大程度依赖于肠壁厚度，不适于平坦凹陷型早期结直肠癌诊断。

## 三、MRI

众所皆知，MRI具有优秀的软组织分辨率、多平面成像、无放射性等优点，再加上造影剂的开发及应用，它在肿瘤诊断、定位、定性、制定治疗方案等方面发挥了重要的作用。T1WI可增强肿瘤和相邻脂肪间隙的对比，有利于判断肿瘤是否发生外侵；T2WI增加了肠壁各层解剖结构的显示清晰度，再结合三维空间内各肠段的正常走行，可对肿瘤进行正确的定位诊断；T2W-SPAIR能提高肿瘤和转移淋巴结的显示；DWI可辨别正常和病变的肠壁，有助于定性诊断。总体来说，MRI配合DWI成像技术，不仅可清晰显示结直肠癌的位置、形态、大小和肠壁浸润深度，且可确定肿瘤侵犯的程度、淋巴结远处转移等情况，对于术前诊断、分期具有重要的指导意义。

## ┃第六节　早期结直肠癌的术前分期

早期结直肠癌在临床上多无任何症状和体征，结肠镜检查及活检病理是结直肠癌诊断的金标准，结肠镜检查早期结直肠癌及癌前病变的灵敏度明显高于其他方法，术前可准确判断肿瘤浸润深度、范围，为后期选择合理治疗方式提供依据。肿瘤浸润范围的判断主要依靠染色内镜和电子染色内镜[16]。

## 一、普通白光结肠镜

普通白光结肠镜检查是临床应用最广泛的结肠镜检查方式，其最大的优势是价格低廉，应用普遍。白光内镜检查时可根据病变的大体形态学分型，对肿瘤的性质和浸润深度做出初步推测[17, 18]。0-Ⅱa 或 0-Ⅱb（2005 年巴黎分型）病变以及颗粒均一型 LST 发生黏膜下或更深层次浸润风险较低（<2%），0-Ⅱc 病变、非颗粒型和结节混合型 LST 黏膜下浸润风险则相对较高（>36%）。0-Ⅱc 病变越大，黏膜下浸润癌风险越高，直径>1 cm 的病变黏膜下浸润风险>70%[19]。在结节混合型 LST 中，直径≥10 mm 的结节易发生黏膜下浸润，最大的结节处浸润最深[20, 21]；非颗粒型 LST 中约 30% 表现为多灶性黏膜下浸润，凹陷处更为明显。

## 二、放大内镜

放大内镜检查是通过镜下放大病灶，观察腺管开口（即隐窝形态）的方式来判断病灶的性质及病变浸润深度。日本工藤分型与病理诊断高度相关已得到公认[22]，其中 V 型腺管开口的细分对判断浸润深度有很大帮助，可分为 VⅠ型（轻度不规则 VⅠ型、重度不规则 VⅠ型）和 VN 型，目前认为轻度不规则 VⅠ型癌浸润深度<1000 μm，重度不规则 VⅠ型和 VN 型癌浸润深度则>1000 μm[23]。

## 三、电子染色内镜

电子染色内镜包括 NBI、FICE 以及 I-scan 等，其原理就是通过不同波长光之间的转换来显示黏膜表面结构和微血管形态。使用 NBI 内镜时常常应用 NICE 分型进行病变性质及深度的初步判断。NICE 1 型和 NICE 2 型能实时有效地区分增生性息肉和腺瘤，NICE 3 型则能识别浸润超过 1000 μm 的黏膜下癌，但其准确性还存有争议，尚待在我国人群中进一步验证[24, 25]。

## 四、超声内镜

小探头 EUS 有利于发现适合内镜切除的 T1 病变，而判断 N 分期宜选用 12 MHz 的小探头 EUS[26, 27]。直肠腔内超声检查可精确评估中低位直肠肿瘤的浸润深度（T 分期），准确性优于 CT 和 MRI[28]，EUS 判断 N 分期的准确性欠佳，难以区分炎性和转移性淋巴结[29]。

## 第七节　影响结直肠癌检出率的主要因素

### 一、检查前肠道准备

肠道清洁非常关键。据统计，有不少大肠癌患者第一次漏诊是因为肠道准备不充分所致。因此检查前肠道准备非常重要。一般强调检查前 2～4 天需食用易消化、残渣少的食物且限制食用量。检查前一天晚上服用清肠剂，排便不充分或困难者予甘油灌肠。服用缓泻剂是清洁肠道最有效的方法，如果未致泻而直接灌肠，即使高位灌肠数次，也常会在右半结肠内发现残余粪便，影响病变观察。

### 二、盲肠到达率

盲肠到达率要求达到 95% 以上。完成全结肠检查对预防结直肠癌具有重要意义，盲肠到达率高于 95% 的内镜医师诊断的患者的间期癌发病率显著低于盲肠到达率低于80% 的内镜医师诊断的患者。

### 三、退镜时间

与平均退镜时间＜6 min 的内镜医师相比，退镜时间＞6 min 者瘤变检出率显著提高（28.3% 对 11.8%）；中位退镜时间为 9 min 的内镜医师检出腺瘤、锯齿状息肉百分率最高。鉴于我国国情，推荐退镜时间至少应保证 6 min[30]。

## 参 考 文 献

[1] SCHLEMPER R J, ITABASHI M, KATO Y, et al. Differences in the diagnostic criteria used by Japanese and Western pathologists to diagnose colorectal carcinoma [J]. Cancer, 1998, 82 (1): 60-69.

[2] 中华医学会消化内镜学分会, 中国抗癌协会肿瘤内镜学专业委员会. 中国早期结直肠癌筛查及内镜诊治指南 (2014 年, 北京 ) [J]. 胃肠病学, 2015, 6 (20): 345-361.

[3] 刘思德, 姜泊, 周殿元. 放大结肠镜检查 [J]. 现代消化及介入诊疗, 2005 (4): 232-236.

[4] SHIN-EI KUDO. Early colorectal cancer-detection of depressed types of colorectal carcinoma [M]. Tokyo: Igaku-Shoin Medical Publisher Inc, 1996.

[5] TOGASHI K, KONISHI F, ISHIZUKA T, et al. Efficacy of magnifying endoscopy in the differential diagnosis of neoplastic and non-neoplastic polyps of the large bowel [J]. Dis Colon Rectum, 1999, 42 (12): 1602-1608.

[6] TUNG S Y, WU C S, SU M Y. Magnifying colonoscopy in differentiating neoplastic from nonneoplastic colorectal lesions [J]. Am J Gastroenterol, 2001, 96 (9): 2628-2632.

[7] 彭贵勇, 房殿春, 李向红, 等. 应用放大内镜和普通内镜鉴别瘤性和非瘤性大肠息肉 [J]. 第三军医

大学学报, 2003, 25 (15): 1373-1376.

［8］ 古天津, 李玉芬, 任爱农. 美蓝染色并 APC 对早期胃癌及癌前病变的研究 [J]. 中国现代医生, 2009, 47 (7): 56-56.

［9］ 姜泊, 刘思德, 智发朝, 等. 染色内镜和放大内镜诊治大肠侧向发育型肿瘤. 染色内镜和放大内镜诊治大肠侧向发育型肿瘤 [J]. 中华消化内镜杂志, 2003, 20 (1): 9-12.

［10］ CHUNG S J, KIM D, SONG J H, et al. Efficacy of computed virtual chromoendoscopy on colorectal cancer screening: a prospective, randomized, back-to-back trial of Fuji intelligent color enhancement versus conventional colonoscopy to compare adenoma miss rates [J]. Gastrointest Endosc, 2010, 72 (1): 136-142.

［11］ 金捷, 季峰, 朱丽明, 等. 超声内镜微探头对大肠隆起性病变的诊断价值 [J]. 浙江医学, 2007, 29 (6): 621-623.

［12］ 王日武, 张为民, 顾继礼, 等. 内镜超声对结直肠癌术前分期的评价 [J]. 结直肠肛门外科 , 2003, 9 (4): 227-230.

［13］ KAMIŃSKI M F, HASSAN C, BISSCHOPS R, et al. Advanced imaging for detection and differentiation of colorectal neoplasia: European society of gastrointestinal endoscopy (ESGE) guideline [J]. Endoscopy, 2014, 46 (5): 435-449.

［14］ 胃肠编委会. 胃肠诊断图谱 [M]. 令狐恩强, 韩英, 译. 2 版. 沈阳: 辽宁科学技术出版社, 2016.

［15］ 李瑞兰. 双对比造影对早期结肠癌的诊断 [J]. 中国人民解放军军医进修学院学报, 1987, 4: 302.

［16］ 田志强, 葛攀. 结肠癌气钡双对比造影、纤维结肠镜及 CT 诊断价值分析 [J]. 中国民族民间医药, 2012, 21 (14): 70-70.

［17］ LI X B, CHEN H M, GAO Y J, et al. Predictive value of superficial depression in estimation of histology and invasive depth of colorectal neoplasia [J]. Chin J Dig Endoscopy, 2010, 27 (2): 60-63.

［18］ 李娜, 金鹏, 余亮东, 等. 早期结直肠癌白光内镜下形态与浸润深度的关系 [J]. 中华消化内镜杂志, 2016, 33 (5): 296-299.

［19］ The Paris endoscopic classification of superficial neoplastic lesions: esophagus, stomach, and colon: November 30 to December 1, 2002 [J]. Gastrointest Endosc, 2003, 58 (6 Suppl): 3-43.

［20］ URAOKA T, SAITO Y, MATSUDA T, et al. Endoscopic indications for endoscopic mucosal resection of laterally spreading tumours in the colorectum [J]. Gut, 2006, 55 (11): 1592-1597.

［21］ ENDOSCOPIC CLASSIFICATION REVIEW GROUP. Update on the Paris classification of superficial neoplastic lesions in the digestive tract [J]. Endoscopy, 2005, 37 (6): 570-578.

［22］ KUDO S, TAMURA S, NAKAJIMA T, et al. Diagnosis of colorectal tumorous lesions by magnifying endoscopy [J]. Gastrointest Endosc, 1996, 44 (1): 8-14.

［23］ KOBAYASHI Y, KUDO S E, MIYACHI H, et al. Clinical usefulness of pit patterns for detecting colonic lesions requiring surgical treatment [J]. Int J Colorectal Dis, 2011, 26 (12): 1531-1540.

［24］ HEWETT D G, KALTENBACH T, SANO Y, et al. Validation of a simple classification system for endoscopic diagnosis of small colorectal polyps using narrow-band imaging [J]. Gastroenterology, 2012, 143 (3): 599-607.

［25］ HAYASHI N, TANAKA S, HEWETT D G, et al. Endoscopic prediction of deep submucosal invasive carcinoma: validation of the narrow-band imaging international colorectal endoscopic (NICE ) classification [J]. Gastrointest Endosc, 2013, 78 (4): 625-632.

［26］ GALL T M, MARKAR S R, JACKSON D, et al. Mini-probe ultrasonography for the staging of colon cancer: a systematic review and meta-analysis [J]. Colorectal Dis, 2014, 16 (1): 1-8.

［27］ HAJI A, RYAN S, BJARNASON I, et al. Colonoscopic high frequency mini-probe ultrasound is more accurate than conventional computed tomography in the local staging of colonic cancer [J]. Colorectal Dis, 2012, 14 (8): 953-959.

［28］ BIPAT S, GLAS A S, SLORS F J, et al. Rectal cancer: local staging and assessment of lymph node involvement with endoluminal US, CT, and MR imaging — a meta-analysis [J]. Radiology, 2004, 232 (3): 773-783.

［29］ LAHAYE M J, ENGELEN S M, NELEMANS P J, et al. Imaging for predicting the risk factors — the circumferential resection margin and nodal disease — of local recurrence in rectal cancer: a meta-analysis [J]. Semin Ultrasound CT MR, 2005, 26 (4): 259-268.

［30］ BUTTERLY L, ROBINSON C M, ANDERSON J C, et al. Serrated and adenomatous polyp detection increases with longer withdrawal time: results from the New Hampshire colonoscopy registry [J]. Am J Gastroenterol, 2014, 109 (3): 417-426.

（吴礼浩　秦治初　谢文瑞　陈　羽）

# 第十四章 早期结直肠癌的内镜治疗

结直肠癌的治疗时机和治疗方式影响其转归和预后。与传统外科手术相比，内镜下切除具有创伤小、并发症少、恢复快、费用低等优点，且疗效相当，5 年生存率可达到约 90%。原则上，无淋巴结转移或淋巴结转移风险极低，使用内镜技术可以完整切除。残留和复发风险低的病变均适合行内镜下切除。早期结直肠癌常用的内镜切除技术主要包括内镜下黏膜切除术、内镜黏膜下剥离术。

## 第一节 早期结直肠癌的内镜下黏膜切除术

### 一、定义

内镜下黏膜切除术（EMR）是通过在黏膜下注射肾上腺素或生理盐水使黏膜病变处隆起，黏膜层与肌层分离，随之行高频电刀切除术。它是在息肉电切术和黏膜下注射术的基础上发展起来的一种新型治疗手段，在早期大肠癌中应用广泛。

### 二、适应证及禁忌证

绝对适应证：分化良好或中分化腺癌，局限于 M 层，无静脉和淋巴浸润，大小 2 cm 以内；小于 2 cm 的各型大肠侧向发育型肿瘤。

相对适应证：分化良好或中分化的腺癌，局限于 M～SM1 层，无静脉和淋巴浸润，大小 2 cm 以内；2 cm 以上的颗粒均一型 LST-G；4 cm 以内的混合结节型 LST-G。

禁忌证：已发生淋巴结转移者；凹陷型病变伴溃疡瘢痕提示肿瘤已浸润至黏膜下层，即伴溃疡的早期结直肠癌为 EMR 禁忌证；抬举征阴性。

### 三、具体操作

**1. 整片切除的 EMR**

对于范围较小病变，首先在病变基底注射生理盐水（或其他水溶液）形成液体垫，然后用圈套器套住病变、提拉，通高频电，回收圈套器切除病变；创面以金属夹封闭。

**2. 内镜下分片黏膜切除术（endoscopic piecemeal mucosal resection，EPMR）**

适用于较大、无法通过一次圈套器圈套切割的隆起性病变及较大的 LST，常在透明帽的辅助下进行，优点为速度快，耗时短，技术难度低，缺点为不能达到整块切除（en bloc resection）的目标，因此不能进行准确的病理评估，且分片切除，各片之间有可能存在遗漏的区域，增加复发的风险。随着 ESD 手术的推广，EPMR 已逐步被 ESD 取代。

## ┃第二节 早期结直肠癌的内镜黏膜下剥离术

### 一、适应证与禁忌证

#### （一）适应证

1. 早期结直肠癌，局限于黏膜层及黏膜下层浅层的肿瘤（黏膜下层浸润不超过 1000 μm）；

2. 侧方发育性肿瘤、类癌等需要完整切除，进行准确病理评估的肿瘤。

理论上直径超过 1 cm，EMR 不能整块切除并进行准确切缘评估的、病变深度局限于 M 层（T1a）及 SM1（部分 T1b）的早期结直肠癌均为 ESD 的适应证，对于 LST 或其他面积较大高度怀疑恶性肿瘤的腺瘤样息肉，需要准确病理评估的也是 ESD 的适应证。

#### （二）禁忌证

包括严重心肺功能不全，无法耐受手术或凝血功能障碍，有可能造成难以控制的并发症的患者。

### 二、术前评估

超声内镜对评估病变深度有较大的参考意义，且能发现周围是否有肿大的可疑转移的淋巴结，腹部 CT 有助于判断是否有肝脏等远处转移，也对病变的 TNM 分期有一定帮助。

术前应进行血常规、生化、凝血功能、胃肠肿瘤标志物、胸片、心电图等化验和检查。

### 三、ESD 操作

#### （一）ESD 操作步骤

标准 ESD 操作步骤包括：标记、黏膜下注射、环周切开、黏膜下层剥离及标本回收。肠道 ESD 的具体操作会稍有不同。

（1）结直肠病变以隆起型为主，病变范围比较清晰，一般不需要环周标记，但对于位于回盲瓣周围或其他部位，病变范围判断存在困难的病例，也可以在病变外缘 2～3 mm 进行标记。

（2）结直肠黏膜下层较疏松，液体垫维持时间短、容易吸收，因此对于稍大的病变，可不进行环周的切开，而仅切开一部分，即进行黏膜下层的剥离，随着手术进展，再进行切开与剥离。

（3）有些结直肠病变较大，可采用隧道法、口袋法等剥离方法，提高黏膜下层的剥离效率。

（4）笔者经验，对于一般大小的病变尽可能对创面进行缝合，原因为：①结肠肠壁较薄，黏膜层损伤有可能影响肠壁的机械性能；②结肠黏膜延展性较好，即使较大的创面，也可以牵拉缝合；③结直肠为有菌环境，缝合有利于创面愈合。

### （二）ESD 操作步骤示意图（图 14-1）

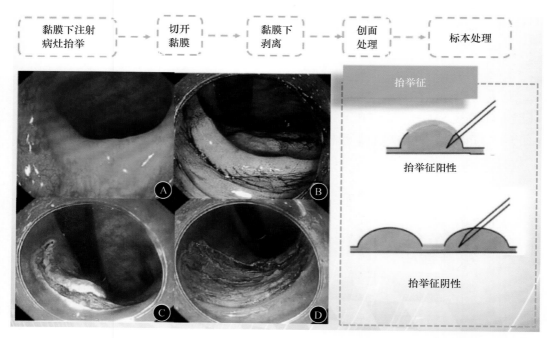

图 14-1　结肠早期癌 ESD 步骤示意图

## 四、术后处理

### （一）一般处理

术后禁饮食 24～48 h，之后逐步恢复饮食，给予补液、支持治疗。

### （二）抗生素

可给予预防剂量的抗生素（选 1～2 代头孢菌素，氟喹诺酮类不作为常规用药），对于合并穿孔及损伤较大的手术可选用三代头孢菌素，必要时联用甲硝唑、奥硝唑等抗厌氧菌药物。

### （三）随访

早期肿瘤患者术后 1 个月、3 个月、6 个月、12 个月内镜随访，随后每年内镜检查一次，根据情况可在 6 个月及 1 年随访时行血清肿瘤标志物及 CT 等检查。对于 G1～G2 的神经内分泌肿瘤，注意内镜随访的同时行腹部 CT 及盆腔 MRI 检查，随访时间不少于 7 年。

## 五、ESD 标本的处理

详见第十六章。

## 六、并发症

### （一）出血

出血分为术中出血与术后的迟发性出血。术中出血的预防与处理与食管及胃 ESD 相似，小的血管在操作过程中可直接用刀头止血，对于较粗的血管，尽量"解剖"出来，再采用热止血钳处理。术后如出现明显的迟发性出血应尽快内镜下止血，一般止血药物效果不佳。

### （二）穿孔

包括术中穿孔和术后穿孔。术中应尽量轻柔操作，避免穿孔，因肠壁张力较大，小的穿孔很容易在术中变成大的穿孔，如穿孔较小且发生在手术将要结束的时候，可完成剥离后再处理穿孔，如发生在还需要较长时间手术的时候，则可先用钛夹封闭创面，再继续操作。如发生术后穿孔，则应尽快内镜下以钛夹或尼龙绳进行缝合，必要时外科缝合。

### （三）感染

下消化道为有菌的环境，术前及术后可预防性地应用 1、2 代头孢菌素抗感染，小部分患者会出现发热，但一般发热不超过 3 天，体温不超过 38.5℃。

## ▎第三节　早期结直肠癌内镜黏膜下剥离术围手术期处理

围手术期亦称手术全期，包括术前、术中、术后，是指以手术治疗为中心，从确定手术开始起直至此次手术有关的治疗活动停止。早期结肠癌 ESD 的围手术期处理情况可直接影响手术治疗效果，因此做好围手术期准备尤为重要。可从以下几点做准备。

# 一、术前准备

## （一）目的

为了患者手术顺利，并促进术后尽快康复。

## （二）心理准备

患者术前难免有紧张、焦虑等情绪，或对手术及预后有较多顾虑。医护人员应从鼓励患者出发，对手术风险及并发症、手术方式、手术预后对患者进行耐心解释，让患者以积极的心态配合治疗，做好患者心理疏导工作。

## （三）生理准备

（1）教会患者正确的咳嗽、咳痰方法，术前 1 天停止吸烟，可避免咳嗽影响插管，同时减少胃酸分泌，利于观察；

（2）肠道准备：术前禁食 8～12 h，术前 4 h 禁止饮水，以防止呕吐引起窒息或吸入性肺炎；术前 2～3 天开始口服肠道抑菌剂，术前 1 天和当天清晨做清洁灌肠；手术前夜，可予镇静，保证良好睡眠；女性患者月经来潮，应延迟手术。

## （四）术前评估

术前应充分评估病情，完善相关检查，如三大常规检查、凝血功能、肝肾功能、心肺功能、心电图等。仔细询问既往病史及口服药物史，若服用抗凝药物，如阿司匹林、氯吡格雷、华法林等，需停药 1 周，待 PT、INR 正常时方可手术。

## （五）伴有基础疾病的术前处理

### 1. 营养不良

若血红蛋白<30 g/L 或转铁蛋白<0.15 g/L，术前需行营养支持，纠正营养不良。

### 2. 高血压

血压 160/100 mmHg 以下，可不予特殊准备；血压大于 180/100 mmHg，需选择合适降压药。

### 3. 脑血管病

近期有脑卒中者，择期手术应推迟 2 周以上，一般为 6 周。

### 4. 糖尿病

普通降糖药服至手术前 1 天晚，长效降糖药术前 2～3 天停药；已用胰岛素控制血糖的糖尿病者，手术日当天早晨停用。术前血糖应控制在 5.6～11.2 mmol/L，尿糖＋～＋＋。

### 5. 凝血功能障碍

应仔细询问病史和体格检查，术前 10 天应停用抗血小板药（噻氯匹定、氯吡格雷），术前 7 天停用阿司匹林，术前 2~3 天停用非甾体抗炎药。当 PLT<$50\times10^9$/L，建议输血小板。

**6. 肾病**

术前应最大限度改善肾功能，需透析治疗者，应在计划手术 24 h 内进行。

### （六）麻醉前准备

首先告知患者及家属无痛肠镜的优点，并交代其中的风险，征得患者及家属的理解及同意。检查前 12 h 禁酒，忌食含籽食物。

## 二、术中处理

（1）保持手术室内环境舒适、安静，温湿度适宜，给予充分人文关怀，协助患者摆好体位，在皮肤受压部位放置海绵垫或气垫圈，防止因手术时间长而长压疮。

（2）加强心电监护，及时评估生命体征。若发生出血，应准确判断出血点、出血量，迅速采取止血措施，给予补液治疗，必要时输血。若暂无法判断出血位置，可先用高渗盐水注射减慢出血速度，利于找到出血点行止血术。

## 三、术后处理

### （一）一般处理

饮食、心理：患者返回病房，嘱其绝对卧床休息，禁食 1 天，术后第一天应加强补液。若 24 h 未发生出血、腹痛等症状，可适当进食低温流质食物，后逐渐过渡到半流、软食、普食，注意营养摄入。禁食过冷、过糙、辛辣食物，应多饮水，维持大便通畅，防止因用力排便而导致血痂脱落出血。这类患者得知自己患有癌症，一般会产生焦虑、烦躁等心理障碍，对于医护人员的治疗行为多少会产生疑虑，故要正确引导患者，充分讲解早期结直肠癌的相关知识，包括术后转归可能，尽可能消除患者紧张、恐惧情绪。

### （二）病情观察

密切监测心率、血压、呼吸、血氧饱和度等生命体征变化，观察患者有无呕血、腹痛、腹部压痛、反跳痛及体温、大便等情况。给予抑酸、止血、补液、抗感染等治疗，禁食期间，应给予肠外营养支持。

### （三）并发症处理

出血和穿孔是早期结肠癌术后最常见的并发症。

**1. 出血**

多数出血发生在术中或术后 24 h 内。出血量少者可自愈；出血量大者可出现烦躁或表情淡漠等活动性出血征兆，应及时输血、补液，必要时再次行内镜止血，若仍出血不止，则行外科手术治疗。

**2. 穿孔**

一旦患者出现腹痛症状，应密切观察病情变化，准确判断是否发生穿孔，可行立位腹平片，切忌在诊断不明的情况，盲目使用止痛药物。确诊后先采取保守治疗，予以禁食、静脉营养、抗感染治疗，保守治疗无效后则采取外科手术。

### （四）出院后处理

耐心详细告知患者出院后的相关注意事项，指导休息、饮食，保持大便通畅，必要时口服缓泻通便药物，一旦出现腹痛、腹胀、黑便、呕血症状时，及时就诊。术后1个月复查内镜，之后每隔3～6个月复查一次，1年后每年复查1次内镜，以便及时发现局部复发病灶。

## ┃第四节　早期结直肠癌内镜术后随访策略

早期结直肠癌内镜治疗后随访：内镜治疗术后第1年3个月、6个月、12个月定期进行全结肠镜随访，确定无残留或复发后，之后每年1～2次连续随访。若发现有残留或复发，应根据具体情况选择内镜下治疗或用外科手术切除，之后每3个月随访一次，在无残留或复发后每年连续随访1次。

参 考 文 献

［1］　中华医学会消化内镜学分会, 中国抗癌协会肿瘤内镜学专业委员会. 中国早期结直肠癌筛查及内镜诊治指南 (2014 年, 北京) [J]. 胃肠病学, 2015, 6 (20): 345-361.

［2］　BANG J Y, BOURKE M J. Selection of EMR and ESD for laterally spreading lesions of the colon [J]. Curr Treat Options Gastroenterol, 2018, 16 (4): 376-385.

［3］　MA M X, BOURKE M J. Complications of endoscopic polypectomy, endoscopic mucosal resection and endoscopic submucosal dissection in the colon [J]. Best Pract Res Clin Gastroenterol, 2016, 30 (5): 749-767.

［4］　BURGESS N G, BOURKE M J. Endoscopic resection of colorectal lesions: the narrowing divide between East and West [J]. Dig Endosc, 2016, 28 (3): 296-305.

［5］　DUMOULIN F L, HILDENBRAND R. Endoscopic resection techniques for colorectal neoplasia: current developments [J]. World J Gastroenterol, 2019, 25 (3): 300-307.

（秦治初　陈　羽）

# 第十五章 早期结直肠癌的预后

## 第一节 影响早期结直肠癌预后的因素

影响早期结直肠癌预后的因素很多，其中与手术方式、术后监测与随访、病理类型、病灶部位、年龄、生活方式、药物治疗等密切相关。

### （一）手术方式

#### 1. 内镜切除术

目前，内镜黏膜切除术和内镜黏膜下剥离术成为内镜下治疗早期结直肠癌的有效手段，可达到根治肿瘤的效果。相对于 EMR，ESD 整块切除率高（89%～90%），完整切除率高（76%～82%）和肿瘤局部复发率低（1.0%～1.2%）[4, 5]。据文献报道[6, 7]，早期结直肠癌的内镜切除术后复发率为 2.3%～7.3%，且直肠的复发风险高于结肠，尤其是在低位直肠。日本学者 Yusuke Saitoh 团队对 pT1 期结直肠癌的回顾性分析统计[7]显示，内镜切除术术后复发且未行额外手术的比例为 3.4%（44/1312），复发的平均间隔时间为 22.0～38.3 个月，其中最长时间为 134 个月。在 134 例复发病例中，9% 无淋巴结转移的风险，46% 有远处转移，54% 有肿瘤相关死亡。可见，尽管早期结直肠癌内镜切除术后的复发率低，但其预后欠佳。对于早期结直肠癌患者选择内镜切除术，定期随访和必要时手术治疗尤显重要。

#### 2. 经肛门局部切除术

T1N0M0 期直肠癌的预后与其术式选择有关。一项关于 T1N0M0 期直肠腺癌的手术方式选择的荟萃分析[8]显示，经肛门局部切除术相对于根治性切除术，其 5 年生存率低且肿瘤局部复发率高，可能与早期直肠癌的淋巴结微转移较常见且很难被发现有关。一项回顾性研究[9]分析了 1985—2004 年间 282 个接受了经肛门局部切除或根治性切除的 T1 期直肠癌患者，发现两组的局部复发率分别为 13.2% 和 2.7%（$p=0.001$）。另一项包含 2124 例患者类似的回顾性研究[10]发现局部切除和根治性切除的 5 年局部复发率分别为 12.5% 和 6.9%（$p=0.003$）。最近，一项针对国家癌症数据库 1998—2010 年间关于非转移性直肠癌患者的研究表明[11]，在 T1 和 T2 患者中，局部切除的切缘阳性比经腹切除率者高。在 T1N0 患者中，经肛门局部切除组的总生存率略低，且有统计学意义。因此，T1N0 直肠癌患者选择行经肛门局部切除需谨慎。另有报道，对于早期直肠肿瘤患者，经肛门内镜微创手术在切缘阴性、完整切除、局部复发方面均优于传统的经肛门局部切除术[12]以及经肛入路的内镜切除如 ESD[13]，且与根治性切除术达到相似的肿瘤控制效果[8]。

### （二）术后监测与随访

80% 的肿瘤复发发生在原发瘤手术根治性切除后头 3 年内，95% 的复发发生在术后头 5 年内。加强结直肠癌患者的术后监测与提高生存率有关。在最近发表的一项 1202 例患者的随机对照 FACS 研究中观察到[14]，根治性手术切除后的 I / II 期患者，接受影像学或 CEA 强化监测方案的患者，与那些仅在出现症状后接受最少检查随访的患者相比，能发现更多的可根治性治疗的转移性病灶。而另外一项纳入 1228 例患者的随机对照研究发现强化随访较非强化随访（更少频次的结肠镜、肝脏超声检查，没有每年拍摄一次胸部 X 线照片）能更早地发现复发，但没有影响到 OS[15]。最近的一项分析也证实了 II 期或 III 期结直肠癌患者的术后更密切随访和监测（CT 和癌胚抗原），并未显著降低 5 年总体死亡率或结直肠癌特异性死亡率[16]。可见，目前对结直肠癌根治术后的最佳监测策略仍然存有争议。

### （三）病灶部位、年龄

近来，国外一项 1∶1 配对病例对照回顾性研究显示[17]，在 I 期，右半结肠癌与左半结肠癌的 5 年无病生存率（97.7% vs. 100.0%，$p=0.17$）及 5 年总生存率（95.2% vs. 98.9%，$p=0.66$）均无统计学差异。国内学者对 2233 名结直肠癌（521 例右半结肠癌，740 例左半结肠癌，972 例直肠癌）术后患者进行随访[18]（中位数 4.3 年），单因素分析显示不同的病灶部位的总体生存率无统计学差异（右半结肠 68% vs. 左半结肠 67% vs. 直肠 71%，$p=0.057$），而不同年龄组间（老年组：60~85 岁、中年组：40~59 岁、年轻组：<40 岁）的总体生存率有统计学差异（71% vs. 69% vs. 59%，$p=0.008$）。且总生存率的亚组分析发现，左半结肠癌中年组（69%）和老年组（67%）的预后比年轻组（54%）优，而右半结肠癌年龄组间无差异，直肠癌老年组（77%）的预后较中年组（68%）和年轻组（62%）优，可见年轻结直肠癌患者总体的预后欠佳。然而，目前年轻结直肠癌患者与其他年龄人群的生存预后差异尚存在争议。有的研究认为，老年人结直肠癌以高、中分化腺癌为主，恶性程度相对低，而年轻患者以低分化腺癌为主，恶性程度较高，且年轻患者更容易发生恶性程度更高的黏液腺癌和印戒细胞癌，整体预后欠佳[19]。然而也有研究发现[20]，将各因素配对平衡后，年轻结直肠癌患者的预后并没有低于老年患者。目前，临床对于年轻结直肠癌患者的临床试验研究尚少，仍缺乏大样本研究来证明此类患者的预后。

### （四）病理类型

一项基于可手术切除的 3175 名结肠癌患者的回顾性分析显示[21]，低 / 未分化腺癌、黏液腺癌、印戒细胞癌占 6.7%（213 例，其中 I 期占 8.5%），高 / 中分化腺癌占 93.3%（2962 例，其中 I 期 25.6%），且两者的 5 年癌症相关生存率差异明显（83.9%

vs. 91.8%，$p=0.028$）。在低 / 未分化腺癌、黏液腺癌、印戒细胞癌中，以右半结肠癌居多，且其 5 年癌症相关生存率优于左半结肠癌（88.9% vs. 76.5%，$p=0.0234$），而在高 / 中分化腺癌中，右半结肠癌的 5 年癌症相关生存率与左半结肠癌无统计学差异（91.5% vs. 92.0%，$p=0.6182$），且在Ⅰ～Ⅱ期，右半结肠癌的不同病理类型的 5 年癌症相关生存率无统计学差异（95% vs. 97%，$p=0.5178$）。

### （五）生活方式

近年来有证据表明，健康的生活方式如保持体重指数（BMI）、适当的锻炼、健康饮食等有助于改善结直肠癌治疗后的预后和生活质量。

肥胖是结直肠癌的危险因素。关于肥胖与结直肠癌的预后相关性的研究大致认为，结直肠癌确诊前的肥胖或确诊后的大幅度体重减轻，与死亡风险增加密切相关，而诊断后出现超重或肥胖，其生存预后反而得以改善，这可能与肥胖对癌症状态出现营养不良、恶病质、厌食、代谢、肌肉减少等机体消耗是一种保护因素有关。其中，一项基于 3030 名结直肠癌患者的队列研究[22]显示，尤其在无远处转移的早期患者中，超重和肥胖可改善整体和结直肠癌相关的生存预后（HR 均为 0.86），在 BMI 与结直肠癌相关性的剂量反应轴中，BMI 在 25～33 kg/m² 范围内的患者的生存期最佳。而 BMI 的大幅下降（如 5 kg/m²）与其整体生存预后差有关（HR=1.83），而在男性患者中更显著（HR=2.31）。

一个队列研究[23]发现超过 2000 例未转移结直肠癌康复患者中，那些花更多时间进行创造性活动的患者，其癌症相关死亡率要低于那些花更多时间用于休闲的患者。同时，研究发现饮食结构的调整如更多的水果、蔬菜、禽类和鱼，而更少的红肉，更高含量的粗粮谷物，更低含量的精细加工谷物和食物糖分，与结直肠癌症复发或死亡的预后改善相关[24]。近期的癌症预防研究结果表明，经常摄入红肉和精加工肉类，非转移性结直肠癌康复患者的结直肠癌相关死亡率将会升高（危险比 RR=1.79）[25]。

### （六）药物

有限的数据提示患者诊断结直肠癌后使用他汀类药物与生存改善之间存在相关性，一项纳入四个研究的 Meta 分析结果表明[26]；在确诊结直肠癌后使用他汀类药物，能增加总生存率（HR=0.76）和癌症相关生存率（HR=0.70）。挪威的一项包含 23 162 例患者的回顾性队列研究[27]发现结直肠癌诊断后服用低剂量阿司匹林能增加总生存率（HR=0.85）和癌症相关生存率（HR=0.95）。另外，低剂量的阿司匹林在结肠癌术后有预防复发和延长总生存期的作用，可能与肿瘤 PIK3CA 基因突变对阿司匹林有反应有关[28]。

改善早期结直肠癌的预后，重要在于早期诊断和选择合适的手术方式根治治疗，术后定期内镜监测复发情况。同时，重视年轻结直肠癌患者的早期干预，积极宣传可能降低结直肠癌复发率的生活方式，必要时服用化学药物预防肿瘤复发等措施，可能有助于改善早期结直肠癌的预后。

# 参 考 文 献

［1］ CHEN W, ZHENG R, BAADE P D, et al. Cancer statistics in China, 2015 [J]. CA Cancer J Clin, 2016, 66 (2): 115-132.

［2］ DESANTIS C E, LIN C C, MARIOTTO A B, et al. Cancer treatment and survivorship statistics, 2014 [J]. CA Cancer J Clin, 2014, 64 (4): 252-271.

［3］ 来茂德. 早期结直肠癌的界定 [J]. 临床与实验病理学杂志, 2017, 33 (12): 1299-1300.

［4］ DE CEGLIE A, HASSAN C, MANGIAVILLANO B, et al. Endoscopic mucosal resection and endoscopic submucosal dissection for colorectal lesions: a systematic review [J]. Crit Rev Oncol Hematol, 2016, 104: 138-155.

［5］ PATEL N, PATEL K, ASHRAFIAN H, et al. Colorectal endoscopic submucosal dissection: systematic review of mid-term clinical outcomes [J]. Dig Endosc, 2016, 28 (4): 405-416.

［6］ YOSHII S, NOJIMA M, NOSHO K, et al. Factors associated with risk for colorectal cancer recurrence after endoscopic resection of T1 tumors [J]. Clin Gastroenterol Hepatol, 2014, 12 (2): 292-302.

［7］ SAITOH Y, INABA Y, SASAKI T, et al. Management of colorectal T1 carcinoma treated by endoscopic resection [J]. Dig Endosc, 2016, 28 (3): 324-329.

［8］ KIDANE B, CHADI S A, KANTERS S, et al. Local resection compared with radical resection in the treatment of T1N0M0 rectal adenocarcinoma: a systematic review and meta-analysis [J]. Dis Colon Rectum, 2015, 58 (1): 122-140.

［9］ NASH G M, WEISER M R, GUILLEM J G, et al. Long-term survival after transanal excision of T1 rectal cancer [J]. Dis Colon Rectum, 2009, 52 (4): 577-582.

［10］ YOU Y N, BAXTER N N, STEWART A, et al. Is the increasing rate of local excision for stage I rectal cancer in the United States justified? a nationwide cohort study from the National Cancer Database [J]. Ann Surg, 2007, 245 (5): 726-733.

［11］ STITZENBERG K B, SANOFF H K, PENN D C, et al. Practice patterns and long-term survival for early-stage rectal cancer [J]. J Clin Oncol, 2013, 31 (34): 4276-4282.

［12］ CLANCY C, BURKE J P, ALBERT M R, et al. Transanal endoscopic microsurgery versus standard transanal excision for the removal of rectal neoplasms: a systematic review and meta-analysis [J]. Dis Colon Rectum, 2015, 58 (2): 254-261.

［13］ AREZZO A, PASSERA R, SAITO Y, et al. Systematic review and meta-analysis of endoscopic submucosal dissection versus transanal endoscopic microsurgery for large noninvasive rectal lesions [J]. Surg Endosc, 2014, 28 (2): 427-438.

［14］ PRIMROSE J N, PERERA R, GRAY A, et al. Effect of 3 to 5 years of scheduled CEA and CT follow-up to detect recurrence of colorectal cancer: the FACS randomized clinical trial [J]. JAMA, 2014, 311 (3): 263-270.

［15］ ROSATI G, AMBROSINI G, BARNI S, et al. A randomized trial of intensive versus minimal surveillance of patients with resected Dukes B2-C colorectal carcinoma [J]. Ann Oncol, 2016, 27 (2): 274-280.

［16］ WILLE-JØRGENSEN P, SYK I, SMEDH K, et al. Effect of more vs less frequent follow-up testing on overall and colorectal cancer-specific mortality in patients with stage Ⅱ or Ⅲ colorectal cancer: the colofol randomized clinical trial [J]. JAMA, 2018, 319 (20): 2095-2103.

[17] LIM D R, KUK J K, KIM T, et al. Comparison of oncological outcomes of right-sided colon cancer versus left-sided colon cancer after curative resection: which side is better outcome? [J]. Medicine (Baltimore), 2017, 96 (42): 8241.

[18] LI P, XIAO Z, BRACIAK T A, et al. A relationship to survival is seen by combining the factors of mismatch repair status, tumor location and age of onset in colorectal cancer patients [J]. PLoS ONE, 2017, 12 (3): e0172799.

[19] 粟连秀, 张兆明. 原发性年轻结直肠癌患者的病理特征及预后分析 [J]. 中国实用医药, 2018, 13 (15): 92-93.

[20] RHO Y S, GILABERT M, POLOM K, et al. Comparing clinical characteristics and outcomes of young-onset and late-onset colorectal cancer: an international collaborative study [J]. Clin Colorectal Cancer, 2017, 16 (4): 334-342.

[21] ISHIHARA S, WATANABE T, AKAHANE T, et al. Tumor location is a prognostic factor in poorly differentiated adenocarcinoma, mucinous adenocarcinoma, and signet-ring cell carcinoma of the colon [J]. Int J Colorectal Dis, 2012, 27 (3): 371-379.

[22] WALTER V, JANSEN L, HOFFMEISTER M, et al. Prognostic relevance of prediagnostic weight loss and overweight at diagnosis in patients with colorectal cancer [J]. Am J Clin Nutr, 2016, 104 (4): 1110-1120.

[23] CAMPBELL P T, PATEL A V, NEWTON C C, et al. Associations of recreational physical activity and leisure time spent sitting with colorectal cancer survival [J]. J Clin Oncol, 2013, 31 (7): 876-885.

[24] MEYERHARDT J A, NIEDZWIECKI D, HOLLIS D, et al. Association of dietary patterns with cancer recurrence and survival in patients with stage Ⅲ colon cancer [J]. JAMA, 2007, 298 (7): 754-764.

[25] MCCULLOUGH M L, GAPSTUR S M, SHAH R, et al. Association between red and processed meat intake and mortality among colorectal cancer survivors [J]. J Clin Oncol, 2013, 31 (22): 2773-2782.

[26] CAI H, ZHANG G, WANG Z, et al. Relationship between the use of statins and patient survival in colorectal cancer: a systematic review and meta-analysis [J]. PLoS ONE, 2015, 10 (6): e0126944.

[27] BAINS S J, MAHIC M, MYKLEBUST T Å, et al. Aspirin as secondary prevention in patients with colorectal cancer: an unselected population-based study [J]. J Clin Oncol, 2016, 34 (21): 2501-2508.

[28] DOMINGO E, CHURCH D N, SIEBER O, et al. Evaluation of PIK3CA mutation as a predictor of benefit from nonsteroidal anti-inflammatory drug therapy in colorectal cancer [J]. J Clin Oncol, 2013, 31 (34): 4297-4305.

（吴丽权　陈　羽　谢文瑞）

# 第四篇
# 黏膜剥离术病理标本的规范化处理

# 第十六章

## 早期食管癌、早期胃癌、早期结直肠癌及癌前病变 ESD 标本的规范化病理处理

### 第一节　内镜切除病理标本处理目前存在的问题

内镜手术切除标本的病理学检查方法介于外科切除和黏膜活检标本之间。黏膜活检标本的重点是判断病变性质，不需要也无法判断手术切缘状态。而外科手术切除的标本大多是进展期浸润癌，往往不太重视检查脉管内有无癌栓以及手术切缘情况。内镜手术切除标本不仅要确定病变性质即组织学类型，还应提供黏膜水平和垂直切缘病变状态、浸润深度以及是否有淋巴管和血管侵犯等信息，以便判断病变是否被切除干净。病变边缘切除干净与否和浸润深度决定了是否需要追加额外的外科手术治疗。送检的内镜标本还可能存在多灶性病变的情况，对标本进行全部取材、制片，并在处理过程中保持病变在整块标本中的相对位置便显得至关重要。

目前，国内对内镜手术切除标本的病理学规范化处理尚未形成统一的认识。病理医生在处理标本时通常关注病变组织学类型，而对病变浸润深度、标本切缘状态、有无脉管浸润等重要信息的认识不够，造成病理报告内容不能满足临床诊断、治疗及预后评判的需要。与此同时，临床医生对标本送往病理科前的规范化处理重视程度不够，常常造成标本破碎、缺损等二次损害，影响病理学观察，给病理医生做出正确的病理诊断造成很大的干扰。病理标本的采集、信息核对、送检过程也无标准程序，容易造成标本过小或混淆等情况。病理申请单填写不规范、不完整，对手术所见和切取部位的描述不够详细，未填写手术标本登记本，使病理科医生对患者的病情无全面的认识。标本存放不正确，如未放固定液、固定液过少、标本袋漏液等，均可造成标本腐烂或干燥，也会给诊断造成困难。

### 第二节　ESD 术后标本规范化处理概述

#### 一、标本的前期处理

标本的前期处理是指标本离体后送至病理科前的处理，一般由临床医生在内镜中

心完成。前期处理是否规范对标本的病理诊断的完整性及准确度有较大影响。为避免标本的二次损害，标本前期处理需要临床医师和助手的密切配合。临床医生对标本的处理应注意以下几点。

### （一）检查申请单应提供必要的信息

临床医生提供简明扼要的病史（如既往检查、内镜下诊断等），如有特别需要病理医生关注的部位还可附上手绘图说明。病理医生结合各种临床、实验室检查结果等资料进行综合分析，明确检查重点并对病变进行更为精准的判读。

### （二）充分延展标本，保持病变原形

标本离体后，为充分还原病变的初始形态，避免黏膜肌层回缩，可用不锈钢细针（如昆虫标本针或针灸针等）将组织充分水平延展后钉于泡沫或橡胶板上。用固定针穿透固定时，与水平切缘保持 0.5～1 mm 的距离。较粗或生锈的固定针会腐蚀标本，破坏标本的完整性，且生锈的物质沉着在黏膜表面会影响病理学观察，甚至影响标本边缘状态的判断。固定标本时，应将黏膜标本均匀向外平展，特别是黏膜肌层，应均匀用力向外牵拉，将标本边缘用针固定在泡沫或橡胶板上，充分暴露病变组织。标本的伸展程度应与本身的生理状态相当，避免过分拉伸而破坏标本的完整性，影响病变组织的病理学观察。如病变距切缘很近，局部可不用固定针，以免影响切缘情况观察。固定好标本后，应在标本周围标记好标本在体内的相对位置，如肛侧、口侧、前壁、后壁等，为复原图制作提供重要参考。

### （三）及时固定标本，防止标本过度干燥

在进行必要的染色和采图后，离体的标本应在 30 min 内放入固定液中。若标本暴露在空气的时间太长，将会造成过度干燥，使黏膜上皮形态学发生改变，造成病理诊断误判。

### （四）适当的固定液和固定时间

将标本浸润在 5～10 倍于自身体积的 10% 中性福尔马林溶液中（相当于 4% 甲醛溶液），固定时间 12～48 h。根据 ESD 标本大小和厚薄，直径 <5 cm，厚度 <1 cm 者固定 12～24 h，直径 ≥5 cm 或者厚度 ≥1 cm 者，可固定 48 h，标本颜色不能还存在鲜红色或暗褐色，总时长不得超过 72 h。过长或过短的时间、过少固定液均会对标本的后续处理产生影响。

## 二、标本的后期处理

### （一）标本的大体观察

用水将标本表面的多余的黏液及福尔马林溶液冲洗干净，测量并记录标本及黏膜

表面病变大小以及其与切缘的位置关系和距离，描述病变的颜色、形状和质地，并进行肉眼分型，可采用《2020 年日本胃癌分类标准》及《2019 年消化系统 WHO 分类标准》描述病变的分型（0-Ⅰ型，息肉样隆起型；0-Ⅱa 型，表面微隆起型；0-Ⅱb 型，表面扁平型；0-Ⅱc 型，表面略凹陷型；0-Ⅲ型，明显凹陷型）。在检查完病变黏膜后，还要仔细观察病变周围黏膜的情况，如是否有糜烂、充血、白斑、瘢痕及囊肿改变等。

### （二）标记切缘、全面取材

ESD 本身不仅是一种治疗方法，同时也是诊断手段。只有对标本完全取材，才能对病变范围和程度做出完整的病理诊断。确定病变的位置和范围后，取病变距水平切缘最近的地方做切线，垂直于该切线方向，以 2~3 mm 为间隔平行切割标本。如病变远离所有切缘时，则沿标本短轴平行切开标本。注意观察病变与黏膜下层之间的位置关系以决定标本翻转方向（须充分暴露肿瘤浸润最深处）。

### （三）标本的拍照

标本固定前、固定后、改刀后均应分别照相。改刀后的每一组织条需编号标记，这样可记录相关病变与周围黏膜之间的位置关系，方便对改刀后的病变进行组织再构建。

### （四）脱水、浸蜡和包埋组织

取材结束后，按顺序将组织放入包埋盒中，注意 180° 翻转第一块或最后一块标本，确保在最终的切片上观察到整个标本四周的水平切缘情况。推荐将主要病变组织尽量放于同一包埋盒，便于在同一张切片集中观察及测量。由于包埋盒的限制，对于较长的组织条有时需要切开包埋，切开时注意保持主要病变、浸润至黏膜下层可疑病变及溃疡、瘢痕部分的完整性。放入包埋盒中应保持组织条平直，为防止组织条在盒中翻滚打乱顺序，可用薄层海绵将组织条如三明治般固定于包埋盒内，可最大程度限制组织条扭曲、翻转。组织经脱水、浸蜡处理后，技术员将包埋盒中组织条取出，按原顺序、方向包埋即可。后续切片、捞片也要严格遵照其方向进行，避免后期制作标本复原图时导致顺序错乱，以便于病理医生能将镜下组织学改变复原到标本上。

## 三、病理报告内容规范化

病理报告内容应包括标本数量、大小、肿瘤肉眼分型、肿瘤的组织学分类、癌细胞分化程度、浸润深度、脉管神经侵犯情况、肿瘤水平边缘和垂直边缘的状态和周围黏膜的情况。

### （一）规范组织学分类

目前存在多种组织学分型方法，如《维也纳共识意见》《WHO 消化道肿瘤分类》

和《日本早期消化道肿瘤诊疗指南》中对癌的组织学类型等进行分类，病理报告应统一采用一种分型方法，或按照各种分型类型将病变类型统一写在一份表格中。

### （二）判断肿瘤浸润深度

按肿瘤在黏膜内浸润的深度，可将肿瘤划分为 6 组：M1 指局限于上皮层（EP），即原位癌；M2 指侵犯至固有层（LPM）；M3 指侵犯至黏膜肌层（MM）；SM1 指侵犯至黏膜下层的上 1/3；SM2 指侵犯至黏膜下层的中层；SM3 指侵犯至黏膜下层的深层。肿瘤侵犯越深意味着淋巴结转移率越高，因此对黏膜下层浸润深度的判断是决定病灶是否被切干净的重要指标。黏膜下层浸润深度测量方法因癌组织对黏膜肌层的破坏程度而不同。如果肿瘤组织内仍可见到残存的黏膜肌层，则以残存的黏膜肌层下缘为基准，测量至癌组织浸润最深处的直线距离。如果肿瘤组织内没有任何黏膜肌层可被识别时，肿瘤的最表面为基准，测量至浸润最深处的直线距离。黏膜肌层结构不明显时，可以加做 Desmin 免疫标记协助显示。

### （三）脉管、神经侵犯判断

病变有无淋巴管、血管（静脉）的侵犯是评判是否需要追加外科治疗的另一个重要因素之一。对模棱两可的病变可进行特殊染色（如弹力纤维染色）（静脉浸润），或免疫组化［如 D2-40（淋巴管）、CD31（血管）、S100（神经）］协助显示。

### （四）手术标本切缘评估

切缘干净的标准是指在黏膜标本的各个组织边缘均未见到癌细胞。若在垂直切缘看到癌细胞，应记录所在部位。水平切缘的电灼变化常常影响判断，但可对黏膜的组织结构、细胞、细胞核形态进行仔细观察，来帮助评估水平切缘是否有癌组织残留，或可用免疫组化染色方法来判断水平切缘情况。

### （五）癌旁组织的情况

周围黏膜的非肿瘤性病变，包括炎症、萎缩、化生性改变、糜烂、溃疡、息肉等改变[1-4]。

## 第三节　各部位的特殊处理

### 一、食管 ESD 标本

参考《2019 年消化系统 WHO 分类》和《日本食管癌分类指南（2020）》[5-8]。肿瘤浸润至黏膜固有层或黏膜下层时，不同的浸润方式有不同的脉管侵犯风险，因此需要记录肿瘤浸润方式（膨胀性生长还是浸润性生长）。

### （一）取材

由于食管标本不能直接通过肉眼判断其病变范围，导致改刀时无法确定方向，因此需要进行碘染。染色前用清水泡 30 min 以上（最好用自来水连续冲洗），以去除福尔马林固定液对碘染色的影响，注意碘染时碘液的浓度，可调整浓度多次染色以获取最佳染色效果。此外，环周食管病变需选取病变最轻处剖开以便固定和改刀。

### （二）癌的浸润方式

（1）膨胀型（INFa）：癌细胞巢和上皮是连续的，向固有层推挤式生长增殖；

（2）中间型（INFb）：以和上皮连续的癌巢为主，仅见少量间质浸润；

（3）浸润型（INFc）：在固有层和黏膜下层，癌细胞呈单个细胞、巢状及条索状浸润。

### （三）黏膜下层浸润深度

（1）pT1a：肿瘤浸润固有层或黏膜肌层；

（2）pT1b1：浸润黏膜下层（submucosa），深度＜200 μm（即 SM1）；

（3）pT1b2：浸润黏膜下层，深度≥200 μm（即 SM2）。

注意《2015 年欧洲胃肠道 ESD 指南》：食管腺癌浸润深度评估与胃腺癌相同，即以 500 μm 为界定值。

## 二、胃 ESD 标本

参考《2019 年消化系统 WHO 分类》和《日本胃癌处理指南（2020）》[1, 5, 9]。

### （一）观察要点

需注意溃疡病变，其评估与 ESD 术前及术后临床评估密切相关；在组织学类型中，癌的分化程度按量描述，黏膜内和黏膜下层分别描述；评估病变内有无溃疡瘢痕的形成。溃疡确定依据组织学证据，而非内镜所见。显微镜镜下见到溃疡四层结构：炎性渗出、坏死、肉芽组织及深部瘢痕等，需注意区分既往活检引起的瘢痕。

### （二）黏膜下层的浸润深度

（1）pT1a：肿瘤浸润固有层或黏膜肌层；

（2）pT1b1：浸润黏膜下层，深度＜500 μm（即 SM1）；

（3）pT1b2：浸润黏膜下层，深度≥500 μm（即 SM2）。确定的浸润深度测量只针对垂直切缘阴性的标本，当垂直切缘阳性时，应测量黏膜肌下缘或肿瘤表面至垂直切缘的距离（μm）。

## 三、结直肠 ESD 标本

### （一）取材

结直肠病变大体类型不同，其取材方式亦不同。对于隆起型病变，其切缘和蒂部浸润程度尤为重要。为了避免切缘或蒂部回缩等因素影响病理医生识别，临床医生可用染料对根部进行标记后再放入固定液中。无蒂病变从切缘基底部偏离正中心切开，向左、右侧间隔 2～3 mm 平行切开并全部取材。有蒂型标本首先确定蒂部的手术切缘，并对其进行标记，测量其高度与直径，最后切开标本，从切面上暴露整体病变，第一刀略偏于蒂中心，然后依次向两侧改刀，左、右切面呈镜像方式放入包埋盒。扁平病变基本相同。

### （二）黏膜下层浸润深度

**1. 扁平病变**

（1）pT1a（即 SM1），浸润黏膜下层深度＜1000 μm；

（2）pT1b（即 SM2）：浸润黏膜下层深度≥1000 μm。

**2. 有蒂病变**

（1）当黏膜肌层呈分支状错综分布时，以头茎交界处连线为基线，基线以上的浸润视为头部浸润，相当于未见黏膜下层浸润；基线以下的浸润视为蒂部浸润（stalk invasion），相当于黏膜下层浸润；

（2）当有蒂病变的黏膜肌层和扁平病变相同时，参考扁平病变诊断方法。

### （三）肿瘤芽分级

肿瘤芽是癌浸润的深部间质内单个或未满 5 个肿瘤细胞构成的癌巢，结直肠早癌 ESD 标本需行肿瘤芽分级诊断。一般在 20×10 倍视野下观察计数肿瘤芽最多的一个视野，可分为 3 级（1 级：0～4 个；2 级：5～9 个；3 级：10 个以上），1 级为低级别肿瘤芽，2～3 级为高级别肿瘤芽。

## 参 考 文 献

［1］ ONO H, K YAO, M FUJISHIRO, et al. Guidelines for endoscopic submucosal dissection and endoscopic mucosal resection for early gastric cancer (second edition) [J]. Dig Endosc, 2021, 33 (1): 4-20.

［2］ 中华医学会消化内镜学分会病理学协作组. 中国消化内镜活组织检查与病理检查规范专家共识 (草案) [J]. 中华消化内镜杂志, 2014, 9 (34): 577-581.

［3］ 陈光勇, 黄受方, 石晓燕, 等. 内镜下胃黏膜切除标本病理学规范化检查的建议 [J]. 中华病理学杂志, 2014, 43 (5): 344-374.

［4］ 张楠, 柴宁莉, 令狐恩强, 等. 消化道早癌内镜黏膜下剥离术标本的规范化处理 [J]. 中华胃肠内镜

电子杂志, 2018, 11 (5): 145-149.

［5］ HUANG D, ZHU X Z, and SHENG W Q. 2019 updates of the WHO classification of the digestive system tumors, part: epithelial neoplasms in gastrointestinal tract] [J]. Chinese Journal of Pathology, 2020, 49 (3): 209-213.

［6］ NAGATA K, SHIMIZU M. Pathological evaluation of gastrointestinal endoscopic submucosal dissection materials based on Japanese guidelines [J]. World J Gastrointest Endosc, 2012, 4 (11): 489-499.

［7］ ISHIHARA R, ARIMA M, IIZUKA T, et al. Endoscopic submucosal dissection/endoscopic mucosal resection guidelines for esophageal cancer [J]. Dig Endosc, 2020, 32(4): 452-493.

［8］ PIMENTEL-NUNES P, DINIS-RIBEIRO M, PONCHON T, et al. Endoscopic submucosal dissection: European society of gastrointestinal endoscopy (ESGE) guideline [J]. Endoscopy. 2015, 47 (9): 829-854.

［9］ NAGATA K, SHIMIZU M. Pathological evaluation of gastrointestinal endoscopic submucosal dissection materials based on Japanese guidelines [J]. World J Gastrointest Endosc, 2012, 4 (11): 489-499.

［10］ TANAKA S, KASHIDA H, SAITO Y, et al. Japan Gastroenterological Endoscopy Society guidelines for colorectal endoscopic submucosal dissection/endoscopic mucosal resection [J]. Dig Endosc, 2020, 32(2): 219-239.

附　录

# 附录A 中国巴雷特食管及其早期腺癌筛查与诊治共识（2017年，万宁）

国家消化系统疾病临床医学研究中心，中华医学会消化内镜学分会，
中国医师协会消化医师分会

食管癌发病率已居中国大陆各类肿瘤发病率第3位，其死亡率居各类肿瘤死亡率第4位[1]，它越来越受到人们的重视。在组织类型上，食管癌分为食管鳞状细胞癌（简称食管鳞癌）和食管腺癌。虽然我国食管癌的组织类型以食管鳞癌为主，但是随着世界范围胃食管反流病的增加[2]，中国巴雷特食管（Barrett's esophagus）、食管下段柱状上皮化生和食管腺癌的发病率也在增加，这些疾病也威胁着人们的生命。并且有报道显示，在食管腺癌中，有80%与巴雷特食管密切相关[3]，我国巴雷特食管的癌变率和西方国家相近，为61%左右[4]。食管癌患者的预后与诊断时的肿瘤分期密切相关，所以对早期食管腺癌的筛查是治愈食管腺癌和提高其生存率的关键，而对巴雷特食管的筛查、诊治是预防食管腺癌的关键。因此，制定我国的巴雷特食管、早期食管腺癌筛查与诊治共识尤为重要。然而各国巴雷特食管的诊断标准尚不统一，为避免采用不同诊断标准引起的争论，同时体现内涵及符合中国语言习惯，本共识采用"巴雷特食管"这一称谓，并由国内31位消化病学、消化内镜学以及消化病理学专家在查阅了中国知网（CNKI）、万方数据、PubMed等国内外数据库的相关文献基础上，结合国内巴雷特食管及食管腺癌筛查与诊治情况，共同制订了本共识意见，旨在规范国内对巴雷特食管及早期食管腺癌的筛查、诊断和治疗，提高国人的健康水平。

## 1 巴雷特食管及其早期腺癌和癌前病变的定义

### 1.1 巴雷特食管及其腺癌癌前病变

巴雷特食管是胃食管反流病的并发症，内镜下可见食管鳞状上皮与胃柱状上皮的交界线（齿状线，又称Z线，squamous-columnar junction，SCJ）相对于胃食管结合部上移≥1 cm，病理证实食管下段的正常复层鳞状上皮被化生的柱状上皮所取代，其化生可为胃底上皮样化生、贲门上皮样化生以及特殊肠型化生（specific intestinal metaplasia，SIM），其中伴有肠上皮化生的巴雷特食管发生癌变的风险更大[5-9]。

巴雷特食管腺癌的癌前病变是指可以发展为癌的一种病理变化，主要指巴雷特食管黏膜从无异型增生（现WHO称为上皮内瘤变）到低级别异型增生（低级别上皮内瘤变），到高级别异型增生（高级别上皮内瘤变），最后到食管腺癌[10-12]。

根据被覆黏膜不同，巴雷特食管分为3种组织学类型：（1）食管下段胃底腺黏膜化生：与胃底腺黏膜上皮相似，可见主细胞和壁细胞；（2）食管下段贲门腺黏膜化

生：与贲门腺黏膜上皮相似，有胃小凹和黏液腺，无主细胞和壁细胞；（3）食管下段肠黏膜上皮化生：与肠型黏膜上皮相似，表面有微绒毛和隐窝，杯状细胞是特征性细胞。

不同国家和地区的巴雷特食管的病理学诊断标准不一样，《2013 年英国胃肠病学会（British Society of Gastroenterology，BSG）巴雷特食管指南》及《2016 年美国胃肠病学院（American College of Gastroenterology，ACG）巴雷特食管指南》对巴雷特食管的定义均要求食管下段橘红色黏膜上缘距离胃食管结合部≥1 cm，即内镜下可见食管鳞状上皮与胃柱状上皮交界线上移超过胃食管结合部≥1 cm，并被组织病理学证实有柱状上皮化生。因为大样本观察研究提示该交界线上移<1 cm 者，发生异型增生（上皮内瘤变）或食管腺癌的概率极低[13-15]，所以本共识将内镜下可见食管鳞状上皮与胃柱状上皮的交界线（齿状线、Z 线、SCJ）相对于胃食管结合部上移≥1 cm 作为巴雷特食管的诊断标准之一。

在美国和德国，食管下段有肠上皮化生才能诊断为巴雷特食管，而在英国和日本，不论是何种类型的食管下段柱状上皮化生均可诊断为巴雷特食管。本共识认为巴雷特食管是慢性反流性食管炎的并发症，是指食管下段的复层鳞状上皮被化生的柱状上皮替代的一种病理现象，可伴或不伴有肠化生，其中伴有肠化生者属于食管腺癌的癌前病变，至于不伴有肠化生者是否属于癌前病变目前仍有争议。首先，Liu 等[16]指出伴有或不伴有肠化生的巴雷特食管在分子生物学特征上并无明显差异。Takubo 等[17]的研究结果不支持食管腺癌发生在肠化生黏膜的基础上，并且研究显示单纯柱状上皮化生经过 5 年随访后有 54.8% 患者经内镜证实出现肠上皮化生，经 10 年随访后则有90.8% 患者出现肠上皮化生；其次，黏膜活检标本的取材误差会影响肠上皮化生的检出率，一项研究显示对于未诊断巴雷特食管的患者，诊出肠上皮化生的最佳黏膜活检数为 8 块，其诊出率为 67.9%，若仅活检 4 块，则肠上皮化生的诊出率为 34.7%，活检 8 块以上时，诊出率不会有明显提高，除非活检 16 块以上时，其诊出率可达 100%。

## 1.2　早期巴雷特食管腺癌的定义

**早期巴雷特食管腺癌是指来源于巴雷特食管黏膜并局限于食管黏膜层的腺癌，不论有无淋巴结转移。**

肿瘤侵及黏膜下层时发生转移的概率明显提高，食管腺癌为 5%～56%[18-19]，故仅局限于黏膜层的巴雷特食管腺癌属于早期食管腺癌范畴[20-22]。

因为早期巴雷特食管腺癌仅局限于黏膜层，故又称 M 期癌，根据其浸润深度的不同，又可分为几种亚型（图 A-1）：肿瘤侵及食管黏膜上皮层者为 M1 期癌；侵及新生黏膜肌层者为 M2 期癌；侵及原有黏膜固有层者为 M3 期癌；侵及原有黏膜肌层者为 M4 期癌。肿瘤侵及黏膜下层者为 SM 期癌，与 M 期癌同属于浅表食管癌范畴，根据其浸润深度，将浸润至黏膜下层的上、中、下 1/3 者分别称为 SM1 期癌、SM2期癌以及 SM3 期癌（图 A-1），其中 SM1 期癌为肿瘤浸润黏膜下层的深度<500 μm（图 A-2）。

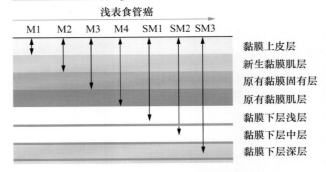

**图 A-1　早期巴雷特食管腺癌分期模式图**

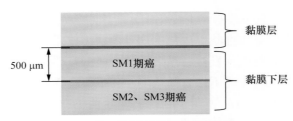

注：图中红色部分为黏膜肌层

**图 A-2　巴雷特食管腺癌黏膜下层浸润分期中的**
**SM1 期癌浸润深度（＜500 μm）模式图**

# 2　巴雷特食管及其早期腺癌的筛查

发现早期患者是降低食管癌病死率的关键之一[23]。筛查有助于食管癌的预防、早发现、早诊断和早治疗，是降低食管癌发病率和累积死亡率的重中之重。

关于食管腺癌及癌前病变的筛查人群，目前国内指南均未提及。在我国，食管癌以鳞癌为主，腺癌占 5% 左右，故针对所有人群进行食管腺癌及癌前病变的筛查效价比不高；并且诸多食管腺癌高发国家的研究亦显示巴雷特食管的内镜筛查效价比不高，但由于缺少随机对照研究，该结果尚存在争议[24-26]。结合我国为食管鳞癌大国的国情，建议在筛查食管鳞癌时不应忽视巴雷特食管及其腺癌。

根据国内外食管腺癌相关危险因素的流行病学调查研究结果，巴雷特食管的危险因素包括[27-33]：

（1）年龄＞50 岁；

（2）男性；

（3）有巴雷特食管家族史；

（4）有长期胃食管反流症状（＞5 年）；

（5）重度吸烟史；

（6）肥胖（BMI＞25 或腹型肥胖）。

而巴雷特食管腺癌的危险因素包括[34-38]：

（1）年龄＞50 岁；

（2）巴雷特食管的长度进行性增加；

（3）向心性肥胖；

（4）重度吸烟史；

（5）未使用质子泵抑制剂；

（6）未使用非甾体抗炎药以及他汀类药物。

故推荐在食管鳞癌调查问卷的基础上，进行以下工作：

（1）对需要进行食管鳞癌胃镜筛查的患者，应注意有无巴雷特食管以及可疑食管腺癌的病变；

（2）对于不在鳞癌筛查范围内但具有 3 条及以上巴雷特食管或食管腺癌危险因素者，应进行胃镜筛查。

# 3　巴雷特食管及其早期腺癌的诊断

上消化道内镜检查结合组织病理学检查结果是上消化道肿瘤诊断的金标准。对于难以发现的病变，则要依靠色素内镜及电子染色内镜发现，并进行靶向活检，通过组织病理学检查予以诊断，另外还应对恶性程度、浸润深度以及有无淋巴结转移做出诊断。

## 3.1　巴雷特食管的诊断

巴雷特食管的诊断标准如下：内镜下可见食管鳞状上皮与胃柱状上皮的交界线（齿状线、Z 线、SCJ）相对于胃食管结合部上移≥1 cm（图 A-3），组织病理学检查证实食管下段正常的复层鳞状上皮被化生的柱状上皮替代，可伴有或不伴有肠上皮化生；内镜医师在诊断巴雷特食管时要应用 Prague CM 分型描述化生改变的范围，包括圆周范围及最大长度；为明确有无肠上皮化生及异型增生（上皮内瘤变），对全周型病变，建议纵向每间隔 2 cm 的四壁分别活检 1 块，对舌型病变，每 2 cm 最少活检 1 块；对巴雷特食管缺少肠上皮化生者，3～5 年内应再次进行内镜检查和活检。

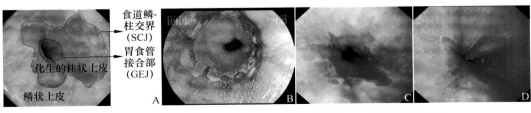

A：模式图；B：全周型巴雷特食管；C：舌型巴雷特食管；D：岛型巴雷特食管

图 A-3　巴雷特食管模式图及内镜下形态分型

因为巴雷特食管是食管腺癌唯一被公认的癌前病变，所以巴雷特食管的诊断很重要。对于巴雷特食管的诊断，既要包括内镜下诊断，也要包括病理诊断。诊断巴雷特食管首先要确定胃食管接合部，日本内镜专家认为胃食管接合部是食管纵行的栅栏样血管的末端[39]，而美国胃肠病协会（American Gastroenterological Association，AGA）工作组专家推荐胃食管接合部为近端胃皱襞起始部[40]，此概念尚缺乏数据支持，从理论上讲，以栅栏样血管确定胃食管结合部更为准确。然而，食管炎、充气程度、呼吸、蠕动都会影响二者的一致性，因此很多国际指南都采用近端胃黏膜皱襞起始部作为胃食管接合部[41]，本共识亦采用近端胃皱襞起始部来定义胃食管结合部。其次，诊断巴雷特食管还需要判断鳞 - 柱上皮交界，即食管下端鳞状上皮与胃柱状上皮交界构成的齿状线结构，亦称为 Z 线，当发生巴雷特食管时，齿状线上移，即发生了胃食管接合部与鳞 - 柱上皮交界的分离。

巴雷特食管内镜下分型如下：

（1）按化生的柱状上皮长度分型：①长段巴雷特食管：化生的柱状上皮累及食管全周且长度≥3 cm；②短段巴雷特食管：化生的柱状上皮未累及食管全周或虽累及全周但长度为 1～<3 cm。

（2）按内镜形态分型，巴雷特食管可分为全周型、舌型及岛型（图 3B～3D）。

（3）Prague CM 分型："C"代表全周型化生黏膜的长度，"M"代表非全周的化生黏膜的最大长度[11, 42]。如 C2-M4 表示食管全周柱状上皮长度为 2 cm，非全周的柱状上皮最大长度为 4 cm；C0-M4 则表示无全周型柱状上皮化生，化生柱状上皮黏膜呈舌状伸展，长度为 4 cm。

对内镜观察的巴雷特食管进行标准化描述是临床研究者和医生之间交流的需要。只有描述标准化的基础上，才能更好地研究巴雷特食管，如自然进程、癌变风险以及预防。Prague CM 系统是一个标准化的描述系统，在世界各地被广泛应用。

本共识将巴雷特食管按照其病变长度分为短段和长段巴雷特食管，而不包括超短段巴雷特食管。Watari 等[43]报道，去除超短段巴雷特食管后，巴雷特食管的患病率约为 5.6%（短段巴雷特食管 5.4%，长段巴雷特食管 0.2%）。

由于 80% 食管腺癌发生在巴雷特食管基础上，而巴雷特食管黏膜瘤变的过程被认为是一个逐步发展的过程，从无异型增生（上皮内瘤变）到低级别异型增生（低级别上皮内瘤变），到高级别异型增生（高级别上皮内瘤变），最后发展为食管腺癌。因此，巴雷特食管在组织病理学上可分为无异型增生（上皮内瘤变）巴雷特食管（nondysplastic Barrett's esophagus，NDBE）、不确定异型增生（不确定上皮内瘤变）巴雷特食管（Barrett's esophagus with indeterminate-grade dysplasia，IGD）、低级别异型增生（低级别上皮内瘤变）巴雷特食管（Barrett's esophagus with low-grade dysplasia，LGD）、高级别异型增生（高级别上皮内瘤变）巴雷特食管（Barrett's esophagus with high-grade dysplasia，HGD）、黏膜内癌（intramucosal carcinoma，IMC）。有研究显示，伴肠上皮化生的巴雷特食管癌变风险比无肠上皮化生者高 3 倍以上[44]；内镜诊断长度≥1 cm 巴雷特食管的可靠系数为 0.72，而诊断长度<1 cm 者的可靠系数为 0.22[45]。

此外，研究显示无异型增生（上皮内瘤变）的巴雷特食管发展为食管腺癌的概率明显低于有异型增生（上皮内瘤变）者，且伴低级别异型增生（低级别上皮内瘤变）巴雷特食管发展成食管腺癌的概率（0.5%，95%CI：0.3%～0.8%）明显低于伴高级别异型增生（高级别上皮内瘤变）的巴雷特食管（1.7%，95%CI：1.0%～2.5%）[46, 47]，甚至有报道伴有高级别异型增生（高级别上皮内瘤变）的巴雷特食管发展成食管腺癌的概率达 7%（95%CI 5%～8%）[48]。因此，在诊断巴雷特食管时一定要标注病变长度，以及是否有肠上皮化生和异型增生（上皮内瘤变）。

### 3.2　早期巴雷特食管腺癌的诊断

早期食管癌患者临床上多无任何症状及体征，发生于巴雷特食管者可有长期胃食管反流症状，诊断上依赖于有资质医师的规范化胃镜检查，可疑病变的组织病理学活检为诊断的依据；推荐早期食管腺癌及癌前病变的内镜下分型采用巴黎分型，主要分为隆起型、平坦型和凹陷型。

食管腺癌（包括巴雷特食管腺癌）表面黏膜在颜色、结构以及分布等方面会发生很大改变，以食管黏膜出现红色小结节或形态不规则为典型表现，如发现黏膜形态破坏或糜烂病灶，则提示可疑肿瘤浸润。

早期食管腺癌内镜下主要分为以下几种类型：（1）0-Ⅰ型（隆起型）：0-Ⅰp型，带蒂息肉型；0-Ⅰs型，无蒂息肉型。（2）0-Ⅱ型（平坦型）：0-Ⅱa型，平坦隆起型；0-Ⅱb型，完全平坦型；0-Ⅱc型，平坦凹陷。（3）0-Ⅲ型（凹陷型）：Ⅲ型病变凹陷较深，病变覆盖整个凹陷面（图 A-4）。

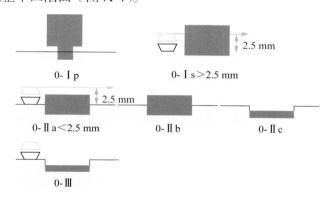

**图 A-4　早期巴雷特食管腺癌内镜下巴黎分型模式图**

### 3.3　巴雷特食管及其早期腺癌的诊断技术

3.3.1　色素内镜（chromoendoscopy）、电子染色内镜（electron staining endoscopy）及放大内镜（magnifying endoscopy）

推荐对于可疑巴雷特食管和食管腺癌宜采用靛胭脂或冰乙酸（浓度 1.5%～2%）喷洒染色，使病变显露，从而进行靶向活检，提高诊断率。

亚甲蓝能将小肠型化生的上皮染色，使其更容易发现，结合靶向活检可明显提高巴雷特食管的诊断率[49,50]，但有报道显示亚甲蓝可损伤 DNA，故目前不推荐使用[51]。靛胭脂是对比染色剂，喷洒后可使黏膜表面结构更加清晰，靶向活检可增加巴雷特食管高级别异型增生（高级别上皮内瘤变）以及早期癌的检出率[52]。根据染色后的不同形态表现，可将黏膜表面形态分为脊状 / 绒毛型、环型、不规则形 / 扭曲型。一项前瞻性多中心研究显示，规则脊状的黏膜诊断肠化生的敏感度约为 71%，而不规则的黏膜表面形态诊断高级别异型增生（高级别上皮内瘤变）和早期腺癌的敏感度和特异度分别为 83% 和 88%[53]。稀乙酸可诱导细胞内蛋白质变性，与柱状上皮反应呈红色，与鳞状上皮反应呈白色，结合靶向活检亦可提高食管远端岛状柱状上皮的检出率。冰乙酸喷洒可使肠化上皮明显凸起，结合放大内镜观察可见小肠化的上皮绒毛结构，结合靶向活检行病理学检查予以诊断[54]。一项大型单中心前瞻性研究显示，冰乙酸联合放大内镜检查诊断高级别异型增生（高级别上皮内瘤变）和早期腺癌的敏感度达 96.7%，特异度为 66.5%[55]。另有研究显示，乙酸喷洒染色＋靶向活检比对高危人群随机活检更具有经济效益[56]。

窄带成像技术（narrow band imaging，NBI）、内镜智能分光比色技术（flexile spectral imaging color enhancement，FICE）、高清智能电子染色内镜（i-scan）等电子染色内镜可以清晰显示贲门柱状上皮结构以及小肠化生的上皮的绒毛结构，推荐有条件者用电子染色内镜结合靶向活检诊断巴雷特食管；通过电子染色内镜下巴雷特食管黏膜形态和血管形态可初步判定巴雷特食管是否伴有异型增生（上皮内瘤变）及早期癌变，结合靶向活检病理学检查予以明确诊断。NBI、FICE、i-scan 等电子染色内镜可以清楚地区别鳞状上皮、贲门处柱状上皮结构以及小肠型化生上皮的绒毛结构，故可以用来行靶向活检以提高巴雷特食管及高级别异型增生（高级别上皮内瘤变）和早期癌变的诊出率[57,58]。

### 3.3.2 超声内镜（endoscopic ultrasonography，EUS）检查

**推荐对可疑早期食管癌予以 EUS 检查，评估肿瘤浸润深度及周围淋巴结转移情况，以此来指导临床治疗方案的选择。**

尽管一直以来 EUS 是对食管癌肿瘤分期的一个较为准确的技术，但通过 EUS 来判定食管癌 T 分期以及 N 分期曾一度受到怀疑[59-62]，认为 EUS 对早期食管癌分期诊断并没有临床意义。但有报道显示，高频探头对于区分浸润至黏膜层或黏膜下层的准确率可达 75%～95%[63-69]。EUS 对于食管癌淋巴结分期的诊断准确率为 68%～86%，对可疑淋巴结的 EUS 引导下细针穿刺活检术（EUS-FNA）可以明显提高判断食管癌淋巴结转移情况的准确率，可达 90% 以上[70]。与 CT、PET-CT 相比，EUS 是进行食管癌 N 分期准确率最高的方法[71]。并且最近的文献显示通过 EUS 进行 N 分期可以用来评估食管癌患者的预后[72]，该研究对 PET-CT 显示无淋巴结转移的患者进行 EUS 检查，发现 33.3% 的患者实际上有淋巴结转移，并且通过随访发现 EUS 发现的淋巴结转移与患者的预后显著相关。因此，通过 EUS 进行的食管癌 N 分期可以用来指导临

床治疗方案的选择以及判断预后，这也进一步证明了通过 EUS 进行食管癌 N 分期的临床意义[73, 74]。

《美国国立综合癌症网络（National Comprehensive Cancer Network，NCCN）2016 版食管癌指南》以及《美国消化内镜学会（American Society for Gastrointestinal Endoscopy，ASGE）2013 年版内镜评估和食管癌治疗指南》[75] 中指出，食管癌患者在治疗前通过 EUS 检查进行临床分期很重要，可以评估肿瘤浸润深度、周围异常增大的淋巴结以及肿瘤有无周围脏器浸润。EUS 检查时病变部位的食管壁呈低回声区，正常的食管壁结构消失，从而可判断病变浸润食管壁的深度。对于纵隔和胃周的淋巴结，EUS 容易观察到，病变区域内增大、低回声、均质的淋巴结可能为转移癌或炎性肿大，对于这类淋巴结的诊断要综合考虑，有条件者可行 EUS-FNA 细胞学检查来明确诊断，因其关系到临床治疗方案的选择。

### 3.3.3　CT、PET-CT 等影像学检查

CT、PET-CT 可用来判断食管癌 N 分期，但其敏感性及特异性较低，分别为 57% 和 85%[71]，所以说 CT、PET-CT 诊断有无淋巴结转移是不可靠的。NCCN 食管癌指南建议，在诊断食管癌过程中，做 EUS 检查前宜行 CT 和（或）PET-CT，以此来判定对肿大的淋巴结是否需要行 EUS-FNA 检查。

# 4　巴雷特食管及其早期腺癌的治疗

治疗和随访观察的原则是控制胃食管反流、消除症状，以及预防或治愈高级别异型增生（高级别上皮内瘤变）、早期食管腺癌。主要方法有生活方式干预、药物治疗和内镜下治疗。

## 4.1　生活方式干预和药物治疗

咖啡、浓茶等可使食管下括约肌松弛，增加患者的反流症状，所以生活中应尽量避免此类饮食。

抑酸剂是治疗反流症状的主要药物，但目前尚无证据说明哪一类药物可以使化生的柱状上皮逆转或者有确切的证据证明可以预防其癌变，因此不推荐预防性使用质子泵抑制剂来预防食管异型增生（上皮内瘤变）和食管腺癌，只限于通过抑酸治疗改善患者胃食管反流的症状。巴雷特食管伴有糜烂性食管炎以及反流症状者建议应用大剂量抑酸剂治疗，另外，巴雷特食管的治疗可以辅以黏膜保护剂、促动力药等。

## 4.2　内镜下治疗

### 4.2.1　内镜下治疗适应证

有异型增生（上皮内瘤变）的巴雷特食管及早期巴雷特食管腺癌。

对于早期巴雷特食管腺癌、高级别异型增生（高级别上皮内瘤变），建议行 EUS 检查以评估病变浸润深度及淋巴结转移情况，并予以内镜下根治切除治疗；对于伴有低级别异型增生（低级别上皮内瘤变）的巴雷特食管患者，建议行内镜下切除或消融治疗；不行治疗的伴有低级别异型增生（低级别上皮内瘤变）的巴雷特食管患者，予以密切监测随访，每 6～12 个月随访 1 次[27]。

### 4.2.2　内镜治疗的方法

#### 4.2.2.1　内镜下根治切除治疗

内镜下根治切除治疗方式包括内镜下高频电圈套器切除术、内镜下黏膜切除术（endoscopic mucosal resection，EMR）和内镜黏膜下剥离术（endoscopic submucosal dissection，ESD）。推荐对胃食管接合部的 0-Ⅰp 型腺瘤性病变和息肉等应用高频电圈套器切除术。

EMR 治疗伴有异型增生（上皮内瘤变）的巴雷特食管及其早期腺癌是安全有效的，应作为临床一线治疗方法[76]。目前采用的 EMR 技术已日趋多样化，如标准 EMR、透明帽辅助法黏膜切除术（EMR with a cap，EMRC）、结扎式 EMR 术（EMR with ligation，EMR-L）、分块黏膜切除术（endoscopic piecemeal mucosal resection，EPMR）等。各种 EMR 操作步骤虽略有不同，但基本原则与操作技巧基本一致。具体 EMR 术式的选择根据病灶具体情况而定，以获得最佳疗效。有些直径略大的病变也可以通过 EPMR 治疗，需特别指出的是，EPMR 由于分片切除病灶，切下的小片组织由于受电凝等作用常影响进一步的病理评估，故病灶>2 cm 时不推荐行 EMR 治疗。如果术后残留部分较大，应再次追加 EMR 切除，对于小的残余，用热活检钳或氩离子束凝固术烧灼处理。切除的标本要回收，进行病理组织学检查。对于直径≥2 cm 的病灶，采用 ESD 治疗可获得完整切除，有利于术后的病理评估，更好地确定治疗疗效以及是否需要进一步治疗。但由于食管黏膜层较薄，黏膜下层血管丰富，无浆膜层，且操作空间较小，因此食管 ESD 治疗难度较高。食管 ESD 基本流程包括：标记→黏膜下注射→黏膜预切开→黏膜下剥离→创面处理。提醒术者操作时需考虑食管管壁结构的特殊性，调整诸如黏膜下注射的深度、标记时电凝的功率等技术参数，以减少出血、穿孔等并发症的发生。隧道式黏膜剥离术是在经典 ESD 基础上的改进，主要针对长度在 4 cm 以上的环周型病变。在环形切开上下缘后，从上缘向下进行隧道式剥离，即先从黏膜下剥离，使内镜直接从远端环切口穿出，再沿隧道两侧剥离黏膜，直至完全剥离病变。该方法克服了食管环周病变经典 ESD 切除后无法对切缘进行精确评估的缺点，但术后容易出现食管狭窄，术前应与患者和（或）家属说明此情况。

#### 4.2.2.2　内镜下毁损治疗

消融技术主要包括射频消融（radiofrequency ablation，RFA）、光动力疗法（photodynamic therapy，PDT）、冰冻疗法（cryotherapy）、氩离子束凝固术（argon plasma coagulation，APC）。已有文献报道射频消融对于伴有或不伴有高级别异型增生

（高级别上皮内瘤变）的巴雷特食管有较好疗效[77]。

光动力疗法一度被报道对伴有或不伴有高级别异型增生（高级别上皮内瘤变）的巴雷特食管有非常好的疗效[78]，但近来的研究却提示其对食管癌的长期疗效并没有预料中的效果，有研究提示该方法治疗伴有异型增生（上皮内瘤变）的巴雷特食管后有大约 1/3 患者会发生食管狭窄[78]。冰冻疗法对伴有或不伴有高级别异型增生（高级别上皮内瘤变）的巴雷特食管、早期巴雷特食管腺癌患者是一种安全而又易于耐受的治疗方法[79]。

### 4.2.3　巴雷特食管及其早期腺癌和其癌前病变行内镜检查及治疗的术前准备

（1）知情同意：将内镜检查和（或）治疗的必要性以及可能出现的不良事件（诸如麻醉意外、黏膜损伤或感染、出血、穿孔、病灶切除不完全或基底部有恶变需进一步行根治性手术、术后狭窄，以及术中的心、肺、脑血管意外等）告知患者并签订术前知情同意书。

（2）完善术前各项相关检查，如心电图、凝血功能等，稳定高龄患者以及合并其他内科疾病患者的病情。

（3）做好上消化道准备，如检查前和（或）术前禁食 8 h，术前 5 min 口服祛泡剂、去黏液剂及局部表面麻醉润滑剂。

（4）准备手术需要的各种器械以及药物，特别注意抢救设备及药品的准备。

（5）充分评估病情，选择最适治疗方案。

（6）有条件者可选择无痛内镜检查积极治疗。

### 4.2.4　内镜下治疗的常见并发症及处理方法

早期食管癌及癌前病变内镜下治疗的并发症主要包括出血、穿孔以及食管狭窄。**对早期食管癌及癌前病变内镜下治疗并发症处理的原则为首选内镜下处理，内镜下难以解决者选择外科手术治疗和（或）放射介入治疗**。常用的技术包括内镜下电凝止血、钛夹止血、钛夹封闭穿孔、内镜下病变再次切除以及内镜下食管狭窄扩张治疗，以及糖皮质激素治疗等。

出血是早期消化道癌及癌前病变内镜下治疗最常见的并发症，包括术中出血以及术后出血。有报道显示，早期食管癌内镜下切除术中的出血量比较小，多在内镜操作过程中采用 ESD 治疗的剥离刀或止血钳就能得到很好的止血效果[80-82]。术中及时止血及术后仔细处理暴露血管是预防出血的关键。早期食管癌内镜下切除治疗过程中出现穿孔的风险要高于胃部病变，报道显示，食管 ESD 的穿孔率为 0～6%。预防穿孔的关键是内镜医生的丰富经验及仔细操作，如在术中及时发现穿孔，可用钛夹夹闭。食管狭窄主要发生于病变环周比例较大者，报道显示，病变超过 1/2 食管周径者术后食管狭窄发生率为 6.9%～18%[83]。另有研究显示，病变黏膜环周的比例和病变深度可作为术后食管狭窄的预测因子[84]，切除病变黏膜超过 1/2 环周时，27.6% 患者出现术后食管狭窄；超过 3/4 环周时，94.1% 患者出现术后食管狭窄；

病变深度超过 M2 期显著增加术后食管狭窄的发生率。对于术后的食管狭窄，多数予内镜下气囊扩张治疗后可缓解，但亦有较顽固者，需反复内镜下扩张治疗或扩张后短期内放置可取出的全覆膜自膨式食管金属支架。另外，糖皮质激素可以抑制炎症反应，防止胶原蛋白交联，故可用于食管狭窄的预防和治疗，主要用法有口服和局部应用[84]。Mori 等[85] 报道了将含糖皮质激素类药物的凝胶在内镜下喷洒于食管 ESD 术后的创面，并应用球囊局部压迫使凝胶渗入创面，该方法可以预防食管 ESD 术后食管狭窄的形成，并且避免了口服导致的全身性不良反应以及局部注射导致的穿孔、出血风险。

### 4.2.5 内镜治疗术后患者的处置

（1）当日禁食，可进水，次日可进流食，逐渐增加饭量。
（2）给予黏膜保护剂，予以质子泵抑制剂抑酸治疗。
（3）一般不用抗菌药物，当切除面积较大时，可应用抗菌药物。

### 4.2.6 出现以下情况建议追加内镜或外科手术

（1）切除标本侧切缘阳性者建议再次内镜下治疗或外科手术治疗。
（2）有以下任意 1 条者均建议追加外科食管癌根治手术：①切除标本基底切缘阳性；②浸润至黏膜下层 500 μm 以上（SM2 期及更深）；③脉管侵袭阳性；④低分化及未分化癌。

### 4.2.7 早期巴雷特食管腺癌及癌前病变内镜治疗疗效评价

（1）整块切除（en bloc resection）：病灶在内镜下被整块切除并获得单块标本。
（2）完全切除 /R0 切除（complete resection/R0 resection）：内镜下切除标本的侧切缘和基底切缘无肿瘤残留。
（3）不完全切除 /R1 切除（incomplete resection/R1 resection）：内镜下切除标本的侧切缘和（或）基底切缘无肉眼可见肿瘤残留，但显微镜下可见肿瘤残留。
（4）残留切除 /R2 切除（residual resection/R2 resection）：内镜下切除标本的侧切缘和（或）基底切缘有肉眼可见的肿瘤残留。
（5）Rx 切除（Rx resection）：由于血凝块或分块切除的影响，无法进行标本切缘评估时称为 Rx 切除。
（6）内镜下完全治愈：①属于 R0 切除；②黏膜内癌或黏膜下层浸润深度不超过 500 μm（SM1 期）的黏膜下癌；③无脉管浸润；④组织学类型为高、中分化。
（7）残留（residual）：术后 6 个月以内在原切除部位及周围 1 cm 内黏膜发现肿瘤病灶。
（8）局部复发（local recurrence）：手术 6 个月以后在原切除部位及周围 1 cm 内黏膜发现肿瘤病灶。

# 5　巴雷特食管及其早期腺癌活检、切除标本的处理

## 5.1　活检取材原则

见"巴雷特食管的诊断"部分。

## 5.2　标本处理

### 5.2.1　病理检查申请单和送检标本的接收

临床医生认真逐项填写申请单内的有关项目，特别是简要病史、内镜下病变形态及初步诊断，签名后随同标本送往病理科。病理科在接收申请单和送检标本时，应对两者进行认真核对。

### 5.2.2　标本的病理学处理

#### 5.2.2.1　活检标本的病理学处理

（1）内镜医师及时将活检标本放入 10% 中性福尔马林溶液中固定，固定时间为 6～48 h。

（2）病理科仔细核对临床送检标本数量，送检的活检标本必须全部取材。

（3）每个蜡块内包括不超过 2 粒活检标本。

（4）将标本包于纱布或柔软的透水纸中以免丢失。

（5）建议在组织包埋过程中使用放大镜或立体显微镜观察活检标本，仔细辨认黏膜面，确保在蜡块中包埋方向正确。片状食管活检组织标本竖立包埋。

（6）每个蜡块应切取 6～8 个切片，置于载玻片上，行常规 HE 染色。

#### 5.2.2.2　黏膜切除（EMR 或 ESD）标本的病理学处理

（1）充分伸展黏膜标本，保持病变原形，为了充分显示病变、避免黏膜肌层回缩，内镜医生或护士需要使用针径较小的不锈钢细针将 EMR 或 ESD 标本整块固定于泡沫塑料或橡胶板上（图 A-5）。在固定黏膜标本时，应该保持整个黏膜标本的平展，在标本边缘用钢针将整个黏膜层（特别是黏膜肌层）均匀用力向外牵拉，使黏膜伸展固定于泡沫板上，充分暴露黏膜面的病变。黏膜伸展的程度应该和黏膜本身在相应器官的生理状态相当，也不要过分牵拉以免破坏标本的完整性而影响后续对病变的病理组织学观察。尽可能在充分固定好的标本周围标记标本在体内的相对位置，比如口侧、肛侧、前壁、后壁等。

（2）及时固定标本，避免过度干燥，对标本处理时间的规定关系到抗原修复，影响免疫组化及分子生物学检查结果，一般来说，组织标本固定时间不应该超过 72 h。固定液：使用 10% 中性福尔马林固定液。固定液量：大于所固定标本体积的 10 倍。固定温度：正常室温。固定时间：12～48 h。

（3）黏膜切除（EMR 或 ESD）标本的病理取材和照相。

① 根据内镜医师送检标本标记的方位（如口侧、肛侧、前壁、后壁等），将黏膜平展开，记录标本及肿瘤的大小、各方位距切缘的距离，并照相存档。

② 测量病变大小，辨认距离肿瘤最近的黏膜切缘，照相存档，以此切缘的切线为基准，垂直于此切线每间隔 0.3 cm 平行切开标本并照相存档，分成适宜大小的组织块，用墨汁标记切缘，记录组织块对应的方位（图 A-6）。

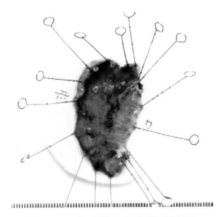

图 A-5　将内镜下切除的黏膜展
平、固定在泡沫板上

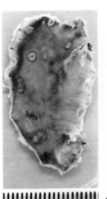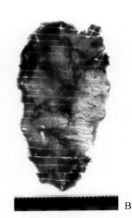

A：福尔马林固定后的组织标本；B：辨认距离肿瘤最
近的黏膜切缘，以此切缘的切线为基准，垂直于此切线
每间隔 0.3 cm 平行切开标本

图 A-6　福尔马林固定后组织标本的病理取材

（4）黏膜切除（EMR 或 ESD）病理标本的包埋、制片。组织包埋时，应将黏膜标本按照同一空间顺序竖立包埋，确保对各方位黏膜组织全层结构的观察，如肉眼判断有困难，可借助放大镜或立体显微镜辨别黏膜方向帮助包埋。将包埋好的组织蜡块在组织切片机上切片，切片厚度为 4～5 μm。HE 染色后在显微镜下观察（图 A-7）。

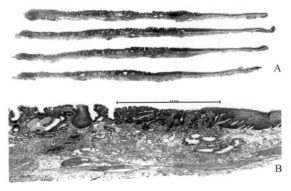

A：HE 染色（×10）；B：HE（×100）
图 A-7　组织切片的显微镜下观察

5.2.3　黏膜切除（EMR 或 ESD）标本的病理诊断及规范化病理学报告

巴雷特食管的确诊需要内镜检查结合病理学诊断。参照日本食管癌分类，活检组织被覆的柱状上皮下见食管腺体或腺管、被覆的柱状上皮间见鳞状上皮岛、被覆的柱

状上皮下见双黏膜肌层等有助于巴雷特食管的病理学诊断。根据被覆黏膜不同，巴雷特食管分为 3 种组织学类型：胃底腺型、贲门腺型及肠黏膜上皮化生型。根据黏膜结构和细胞的异型性，巴雷特食管腺癌的癌前病变分为低级别和高级别异型增生（高级别上皮内瘤变）；巴雷特食管相关异型增生（上皮内瘤变）的病理诊断根据腺体结构和细胞的异型性综合判断。腺体结构异型性指的是腺体拥挤、排列复杂，包括腺体出芽、分枝、形状不规则、腔内乳头状突起。细胞异型性指的是核/质比增加，染色质增粗，核仁明显，细胞核排列复层化，黏液缺乏。根据腺体结构和细胞的异型性，对巴雷特食管相关异型增生（上皮内瘤变）进行分类（表 A-1）。

表 A-1　巴雷特食管相关异型增生（上皮内瘤变）的分类

| 分类 | 腺体结构异型性 | 细胞异型性 | 表面成熟 | 炎症 |
| --- | --- | --- | --- | --- |
| 反应性增生 | 无 | 无 | 有 | 程度不等 |
| 不确定异型增生（不确定上皮内瘤变） | 轻微 | 轻度 | 有 | 常见 |
| 低级别异型增生（低级别上皮内瘤变） | 轻度 | 中度 | 无 | 轻微 |
| 高级别异型增生（高级别上皮内瘤变） | 明显 | 重度（核极向消失） | 无 | 轻微 |

　　来源于巴雷特食管黏膜的癌称为巴雷特食管腺癌。当腺癌组织完全被巴雷特食管黏膜或鳞状上皮包围时诊断为巴雷特食管腺癌，反之，则诊断不成立。

　　规范化的病理报告应该包括以下几点（表 A-2）：

　　（1）标本类型、病变肉眼形态及大小；

　　（2）组织学分型：①癌前病变：低级别异型增生（低级别上皮内瘤变）、高级别异型增生（高级别上皮内瘤变）；②高、中、低分化腺癌；

　　（3）肿瘤侵犯的深度：巴雷特食管腺癌中肿瘤侵及食管黏膜上皮层者为 M1 期癌，侵及新生黏膜肌层者为 M2 期癌，侵及原有黏膜固有层者为 M3 期癌，侵及原有黏膜肌层者为 M4 期癌，癌瘤侵至黏膜下层不超过 500 μm 者为 SM1 期癌；

　　（4）脉管有无侵犯；

　　（5）黏膜标本的切缘状态；

　　（6）周围黏膜其他病变；

　　（7）绘制黏膜病变谱系图。

表 A-2　规范化的病理报告

| ESD 切除黏膜组织一块（大小 4.5 cm×2.5 cm），表面见一浅表凹陷（Type0-Ⅱc，大小 1.5 cm×1.2 cm） | |
| --- | --- |
| 镜检： | （贲门）巴雷特食管黏膜高分化腺癌；<br>癌瘤限于黏膜固有层；<br>未见明确脉管侵犯；<br>周围食管黏膜呈巴雷特食管黏膜改变，部分巴雷特食管黏膜上皮呈高级别异型增生（高级别上皮内瘤变）；<br>胃黏膜组织呈慢性炎症；黏膜组织内未见溃疡及瘢痕性病变；<br>侧切缘及基底切缘未见癌。 |

　　注：ESD：内镜黏膜下剥离术

# 6 随　访

　　建议用高分辨率内镜监测；对于巴雷特食管＜3 cm 且不伴有肠上皮化生或异型增生（上皮内瘤变）者，经重复 4 个象限内镜下黏膜活检证实无肠上皮化生，建议退出监测；巴雷特食管＜3 cm 伴有肠上皮化生者，建议每 3～5 年行 1 次内镜检查；对于巴雷特食管≥3 cm 者，建议每 2～3 年行 1 次内镜检查[13]。

　　**专家组成员（按姓氏汉语拼音排序）**：柴宁莉（解放军总医院消化内科）；陈光勇（首都医科大学附属北京友谊医院病理科）；陈晓宇（上海交通大学医学院附属仁济医院消化内科）；党彤（内蒙古科技大学包头医学院第二附属医院消化内科）；邓磊（重庆医科大学附属第二医院消化内科）；丁士刚（北京大学第三医院消化内科）；樊祥山（南京大学医学院附属鼓楼医院病理科）；郭建强（山东大学第二医院消化内科）；郭学刚（第四军医大学附属西京医院消化内科）；胡兵（四川大学华西医院消化内科）；冀明（首都医科大学附属北京友谊医院消化内科）；姜慧卿（河北医科大学第二医院消化内科）；金鹏（陆军总医院消化内科）；金震东（上海长海医院消化内科）；李鹏（首都医科大学附属北京友谊医院消化内科）；李锐（苏州大学附属第一医院平江院区消化内科）；李延青（山东大学齐鲁医院消化内科）；李增山（第四军医大学附属西京医院病理科）；李兆申（上海长海医院消化内科）；令狐恩强（解放军总医院消化内科）；刘俊（华中科技大学同济医学院附属协和医院消化内科）；梅浙川（重庆医科大学附属第二医院消化内科）；彭贵勇（第三军医大学第一附属医院消化内科）；盛剑秋（陆军总医院消化内科）；王雷（南京大学附属鼓楼医院消化内科）；王拥军（首都医科大学附属北京友谊医院消化内科）；徐红（吉林大学白求恩第一医院消化内科）；杨爱明（中国医学科学院北京协和医学院、北京协和医院消化内科）；于中麟（首都医科大学附属北京友谊医院消化内科）；张澍田（首都医科大学附属北京友谊医院消化内科）；邹晓平（南京大学医学院附属鼓楼医院消化内科）。

　　**执笔**：李鹏、王拥军、陈光勇（首都医科大学附属北京友谊医院）；许昌芹（山东大学附属省立医院消化内科）。

## 参 考 文 献

[1] CHEN W Q, ZHENG R S, BAADE P D, et al. Cancer statistics in China, 2015 [J]. Cancer J Clin, 2016, 66 (2): 115-132.

[2] EL-SERAG H B, SWEET S, WINCHESTER C C, et al. Update on the epidemiology of gastro-esophageal reflux disease: a systematic review [J]. Gut, 2014, 63 (6): 871-880.

[3] WILSON K T, FU S, RAMANUJAM K S, et al. Increased expression of inducible nitric oxide synthase and cyclooxygenase-2 in Barrett's esophagus and associated adenocarcinomas [J]. Cancer Res, 1998, 58 (14): 2929-2934.

[4] 陈霞, 朱良如, 侯晓华. 中国人 Barrett 食管临床特点分析 [J]. 胃肠病学和肝病学杂志, 2008,

17 (2): 102-105.

［ 5 ］ BARRETT N R. The lower esophagus lined by columnar epithelium [J]. Surgery, 1957, 41 (6): 881-894.

［ 6 ］ MABRUT J Y, BAULIEUX J, ADHAM M, et al. Impact of antireflux operation on columnar-lined esophagus [J]. J Am Coll Surg, 2003, 196 (1): 60-67.

［ 7 ］ DESAI T K, KRISHNAN K, SAMALA N, et al. The incidence of esophageal adenocarcinoma in non-dysplastic Barrett's esophagus: a meta-analysis [J]. Gut, 2012, 61 (7): 970-976.

［ 8 ］ FALK G W. Barrett's esophagus [J]. Gastroenterology, 2002, 122 (6): 1569-1591.

［ 9 ］ SAMPLINER R E, Pactice Parameters Committee of the American College of Gastroenterology. Updated guidelines for the diagnosis, surveillance, and therapy of Barrett's esophagus [J]. Am J Gastroenterol, 2002, 97 (8): 1888-1895.

［ 10 ］ HORNICK J L, ODZE R D. Neoplastic precursor lesions in Barrett's esophagus [J]. Gastroenterol Clin North Am, 2007, 36 (4): 775-796.

［ 11 ］ SIKKEMA M, KERKHOF M, STEYERBERG E W, et al. Aneuploidy and overexpression of Ki67 and p53 as markers for neoplastic progression in Barrett's esophagus: a case-control study [J]. Am J Gastroenterol, 2009, 104 (11): 2673-2680.

［ 12 ］ SIKKEMA M, LOOMAN C W, STEYERBERG E W, et al. Predictors for neoplastic progression in patients with Barrett's esophagus: a prospective cohort study [J]. Am J Gastroenterol, 2011, 106 (7): 1231-1238.

［ 13 ］ FITZGERALD R C, DI P M, RAGUNATH K, et al. British Society of Gastroenterology guidelines on the diagnosis and management of Barrett's esophagus [J]. Gut, 2014, 63 (1): 7-42.

［ 14 ］ SHAHEEN N J, FALK G W, IYER P G, et al. ACG clinical guideline: diagnosis and management of Barrett's esophagus [J]. Am J Gastroenterol, 2016, 111 (1): 30-50.

［ 15 ］ JUNG K W, TALLEY N J, ROMERO Y, et al. Epidemiology and natural history of intestinal metaplasia of the gastroesophageal junction and Barrett's esophagus: a population-based study [J]. Am J Gastroenterol, 2011, 106 (8): 1447-1455.

［ 16 ］ LIU W, HAHN H, ODZE R D, et al. Metaplastic esophageal columnar epithelium without goblet cells shows DNA content abnormalities similar to goblet cell-containing epithelium [J]. Am J Gastroenterol, 2009, 104 (4): 816-824.

［ 17 ］ TAKUBO K, AIDA J, NAOMOTO Y, et al. Cardiac rather than intestinal-type background in endoscopic resection specimens of minute Barrett adenocarcinoma [J]. Hum Pathol, 2009, 40 (1): 65-74.

［ 18 ］ DAR M S, GOLDBLUM J R, RICE T W, et al. Can extent of high grade dysplasia in Barrett's esophagus predict the presence of adenocarcinoma at esophagectomy? [J]. Gut, 2003, 52 (4): 486-489.

［ 19 ］ WESTERTERP M, KOPPERT L B, BUSKENS C J, et al. Outcome of surgical treatment for early adenocarcinoma of the esophagus or gastro-esophageal junction [J]. Virch Arch, 2005, 446 (5): 497-504.

［ 20 ］ Japan Esophageal Society. Japanese classification of esophageal cancer, tenth edition: part II and part III [J]. Esophagus, 2009, 6 (2): 71-94.

［ 21 ］ SCHLEMPER R J, RIDDELL R H, KATO Y, et al. The Vienna classification of gastrointestinal epithelial neoplasia [J]. Gut, 2000, 47 (2): 251-255.

［ 22 ］ WILLIS J, RIDDELL R H. Biology versus terminology: East meets West in surgical pathology [J].

Gastrointest Endosc, 2003, 57 (3): 369-376.

[23] FAN Y J, SONG X, LI J L, et al. Esophageal and gastric cardiac cancers on 4238 Chinese patients residing in municipal and rural regions: a histopathological comparison during 24-year period [J]. World J Surg, 2008, 32 (9): 1980-1988.

[24] CORLEY D A, LEVIN T R, HABEL L A, et al. Surveillance and survival in Barrett's adenocarcinomas: a population-based study [J]. Gastroenterology, 2002, 122 (3): 633-640.

[25] BYTZER P, CHRISTENSEN P B, DAMKIER P, et al. Adenocarcinoma of the esophagus and Barrett's esophagus: a population-based study [J]. Am J Gastroenterol, 1999, 94 (1): 86-91.

[26] RUBENSTEIN J H, TAYLOR J B. Meta-analysis: the association of oesophageal adenocarcinoma with symptoms of gastro-oesophageal reflux [J]. Aliment Pharmacol Ther, 2010, 32 (10): 1222-1227.

[27] SPECHLER S J, SOUZA R F. Barrett's esophagus [J]. N Engl J Med, 2014, 371 (9): 836-845.

[28] TAYLOR J B, RUBENSTEIN J H. Meta-analyses of the effect of symptoms of gastroesophageal reflux on the risk of Barrett's esophagus [J]. Am J Gastroenterol, 2010, 105 (8): 1729, 1730-1737; 1738.

[29] THRIFT A P, KRAMER J R, QURESHI Z, et al. Age at onset of GERD symptoms predicts risk of Barrett's esophagus [J]. Am J Gastroenterol, 2013, 108 (6): 915-922.

[30] ANDRICI J, COX M R, ESLICK G D. Cigarette smoking and the risk of Barrett's esophagus: a systematic review and meta-analysis [J]. J Gastroenterol Hepatol, 2013, 28 (8): 1258-1273.

[31] HAMPEL H, ABRAHAM N S, EL-SERAG H B. Meta-analysis: obesity and the risk for gastroesophageal reflux disease and its complications [J]. Ann Intern Med, 2005, 143 (3): 199-211.

[32] KUBO A, COOK M B, SHAHEEN N J, et al. Sex-specific associations between body mass index, waist circumference and the risk of Barrett's esophagus: a pooled analysis from the international BEACON consortium [J]. Gut, 2013, 62 (12): 1684-1691.

[33] RUBENSTEIN J H, MORGENSTERN H, APPELMAN H, et al. Prediction of Barrett's esophagus among men [J]. Am J Gastroenterol, 2013, 108 (3): 353-362.

[34] SINGH S, SHARMA A N, MURAD M H, et al. Central adiposity is associated with increased risk of esophageal inflammation, metaplasia, and adenocarcinoma: a systematic review and meta-analysis [J]. Clin Gastroenterol Hepatol, 2013, 11 (11): 1399-1412.

[35] GOPAL D V, LIEBERMAN D A, MAGARET N, et al. Risk factors for dysplasia in patients with Barrett's esophagus (BE): results from a multicenter consortium [J]. Dig Dis Sci, 2003, 48 (8): 1537-1541.

[36] SINGH S, GARG S K, SINGH P P, et al. Acid-suppressive medications and risk of oesophageal adenocarcinoma in patients with Barrett's esophagus: a systematic review and meta-analysis [J]. Gut, 2014, 63 (8): 1229-1237.

[37] ZHANG S, ZHANG X Q, DING X W, et al. Cyclooxygenase inhibitors use is associated with reduced risk of esophageal adenocarcinoma in patients with Barrett's esophagus: a meta-analysis [J]. Br J Cancer, 2014, 110 (9): 2378-2388.

[38] SINGH S, SINGH A G, SINGH P P, et al. Statins are associated with reduced risk of esophageal cancer, particularly in patients with Barrett's esophagus: a systematic review and meta-analysis [J]. Clin Gastroenterol Hepatol, 2013, 11 (6): 620-629.

[39] KUSANO C, KALTENBACH T, SHIMAZU T, et al. Can Western endoscopists identify the end of the lower esophageal palisade vessels as a landmark of esophagogastric junction? [J]. J Gastroenterol,

2009, 44 (8): 842-846.

[40] WALLNER B, SYLVAN A, STENLING R, et al. The esophageal Z-line appearance correlates to the prevalence of intestinal metaplasia [J]. Scand J Gastroenterol, 2000, 35 (1): 17-22.

[41] NAINI B V, CHAK A, ALI M A, et al. Barrett's oesophagus diagnostic criteria: endoscopy and histology [J]. Best Pract Res Clin Gastroenterol, 2015, 29 (1): 77-96.

[42] 中华医学会消化病学分会. Barrett 食管诊治共识 (修订版 2011 年 6 月重庆) [J]. 胃肠病学, 2011, 16 (8): 485-486.

[43] WATARI J, HORI K, TOYOSHIMA F, et al. Association between obesity and Barrett's esophagus in a Japanese population: a hospital-based, cross-sectional study [J]. BMC Gastroenterol, 2013, 13: 143.

[44] BHAT S, COLEMAN H G, YOUSEF F, et al. Risk of malignant progression in Barrett's esophagus patients: results from a large population-based study [J]. J Natl Cancer Inst, 2011, 103 (13): 1049-1057.

[45] LEE Y C, COOK M B, BHATIA S, et al. Interobserver reliability in the endoscopic diagnosis and grading of Barrett's esophagus: an Asian multinational study [J]. Endoscopy, 2010, 42 (9): 699-704.

[46] DESAI T K, KRISHNAN K, SAMALA N, et al. The incidence of oesophageal adenocarcinoma in non-dysplastic Barrett's oesophagus: a meta-analysis [J]. Gut, 2012, 61 (7): 970-976.

[47] SINGH S, MANICKAM P, AMIN A V, et al. Incidence of esophageal adenocarcinoma in Barrett's esophagus with low-grade dysplasia: a systematic review and meta-analysis [J]. Gastrointest Endosc, 2014, 79 (6): 897-909.

[48] RASTOGI A, PULI S, EL-SERAG H B, et al. Incidence of esophageal adenocarcinoma in patients with Barrett's esophagus and high-grade dysplasia: a meta-analysis [J]. Gastrointest Endosc, 2008, 67 (3): 394-398.

[49] CANTO M I, SETRAKIAN S, PETRAS R E, et al. Methylene blue selectively stains intestinal metaplasia in Barrett's esophagus [J]. Gastrointest Endosc, 1996, 44 (1): 1-7.

[50] BREYER H P, SILVA DE B S G, MAGUILNIK I, et al. Does methylene blue detect intestinal metaplasia in Barrett's esophagus? [J]. Gastrointest Endosc, 2003, 57 (4): 505-509.

[51] DAVIES J, BURKE D, OLLIVER J R, et al. Methylene blue but not indigo carmine causes DNA damage to colonocytes in vitro and in vivo at concentrations used in clinical chromoendoscopy [J]. Gut, 2007, 56 (1): 155-156.

[52] SHARMA P, WESTON A P, TOPALOVSKI M, et al. Magnification chromoendoscopy for the detection of intestinal metaplasia and dysplasia in Barrett's oesophagus [J]. Gut, 2003, 52 (1): 24-27.

[53] SHARMA P, MARCON N, WANI S, et al. Non-biopsy detection of intestinal metaplasia and dysplasia in Barrett's esophagus: a prospective multicenter study [J]. Endoscopy, 2006, 38 (12): 1206-1212.

[54] GUELRUD M, HERRERA I, ESSENFELD H, et al. Enhanced magnification endoscopy: a new technique to identify specialized intestinal metaplasia in Barrett's esophagus [J]. Gastrointest Endosc, 2001, 53 (6): 559-565.

[55] POHL J, PECH O, MAY A, et al. Incidence of macroscopically occult neoplasias in Barrett's esophagus: are random biopsies dispensable in the era of advanced endoscopic imaging? [J]. Am J Gastroenterol, 2010, 105 (11): 2350-2356.

[56] BHANDARI P, KANDASWAMY P, COWLISHAW D, et al. Acetic acid-enhanced chromoendoscopy is more cost-effective than protocol-guided biopsies in a high-risk Barrett's population [J]. Dis Esophagus, 2012, 25 (5): 386-392.

［57］ SHARMA P, BANSAL A, MATHUR S, et al. The utility of a novel narrow band imaging endoscopy system in patients with Barrett's esophagus [J]. Gastrointest Endosc, 2006, 64 (2): 167-175.

［58］ KARA M A, ENNAHACHI M, FOCKENS P, et al. Detection and classification of the mucosal and vascular patterns (mucosal morphology) in Barrett's esophagus by using narrow band imaging [J]. Gastrointest Endosc, 2006, 64 (2): 155-166.

［59］ PECH O, MAY A, GÜNTER E, et al. The impact of endoscopic ultrasound and computed tomography on the TNM staging of early cancer in Barrett's esophagus [J]. Am J Gastroenterol, 2006, 101 (10): 2223-2229.

［60］ PECH O, GÜNTER E, DUSEMUND F, et al. Accuracy of endoscopic ultrasound in preoperative staging of esophageal cancer: results from a referral center for early esophageal cancer [J]. Endoscopy, 2010, 42 (6): 456-461.

［61］ POUW R E, HELDOORN N, ALVAREZ H L, et al. Do we still need EUS in the workup of patients with early esophageal neoplasia? A retrospective analysis of 131 cases [J]. Gastrointest Endosc, 2011, 73 (4): 662-668.

［62］ CHEMALY M, SCALONE O, DURIVAGE G, et al. Miniprobe EUS in the pretherapeutic assessment of early esophageal neoplasia [J]. Endoscopy, 2008, 40 (1): 2-6.

［63］ BUSKENS C J, WESTERTERP M, LAGARDE S M, et al. Prediction of appropriateness of local endoscopic treatment for high-grade dysplasia and early adenocarcinoma by EUS and histopathologic features [J]. Gastrointest Endosc, 2004, 60 (5): 703-710.

［64］ PECH O, GUENTER E, DUSEMUND F, et al. Value of high-frequency miniprobes and conventional radial endoscopic ultrasound in the staging of early Barrrett's carcinoma: a prospective randomized trial with a cross-over design [J]. Gastrointest Endosc, 2008, 67 (5): 198-199.

［65］ SCOTINIOTIS I A, KOCHMAN M L, LEWIS J D, et al. Accuracy of EUS in the evaluation of Barrett's esophagus and high-grade dysplasia or intramucosal carcinoma [J]. Gastrointest Endosc, 2001, 54 (6): 689-696.

［66］ MAY A, GÜNTER E, ROTH F, et al. Accuracy of staging in oesophageal cancer using high resolution endoscopy and high resolution endosonography: a comparative, prospective, and blinded trial [J]. Gut, 2004, 53 (5): 634-640.

［67］ LARGHI A, LIGHTDALE C J, MEMEO L, et al. EUS followed by EMR for staging of high-grade dysplasia and early cancer in Barrett's esophagus [J]. Gastrointest Endosc, 2005, 62 (1): 16-23.

［68］ ESAKI M, MATSUMOTO T, MORIYAMA T, et al. Probe EUS for the diagnosis of invasion depth in superficial esophageal cancer: a comparison between a jelly-filled method and a water-filled balloon method [J]. Gastrointest Endosc, 2006, 63 (3): 389-395.

［69］ RAMPADO S, BOCUS P, BATTAGLIA G, et al. Endoscopic ultrasound: accuracy in staging superficial carcinomas of the esophagus [J]. Ann Thorac Surg, 2008, 85 (1): 251-256.

［70］ VAZQUEZ-SEQUEIROS E, NORTON I D, CLAIN J E, et al. Impact of EUS-guided fine-needle aspiration on lymph node staging in patients with esophageal carcinoma [J]. Gastrointest Endosc, 2001, 53 (7): 751-757.

［71］ VAN VLIET E P, HEIJENBROK-KAL M H, HUNINK M G, et al. Staging investigations for oesophageal cancer: a meta-analysis [J]. Br J Cancer, 2008, 98 (3): 547-557.

［72］ FOLEY K G, LEWIS W G, FIELDING P, et al. N-staging of oesophageal and junctional carcinoma: is there still a role for EUS in patients staged N0 at PET/CT? [J]. Clin Radiol, 2014, 69 (9): 959-964.

［73］ SOBIN L H, GOSPODAROWICZ M K, WITTEKIND C H. UICC TNM classification of malignant tumours [M]. 7th ed. New York: Wiley, 2009.

［74］ TWINE C P, ROBERTS S A, LEWIS W G, et al. Prognostic significance of endoluminal ultrasound-defined disease length and tumor volume (EDTV) for patients with the diagnosis of esophageal cancer [J]. Surg Endosc, 2010, 24 (4): 870-878.

［75］ EVANS J A, EARLY D S, CHANDRASKHARA V, et al. The role of endoscopy in the assessment and treatment of esophageal cancer [J]. Gastrointest Endosc, 2013, 77 (3): 328-334.

［76］ OTHMAN M O, WALLACE M B. Endoscopic mucosal resection (EMR) and endoscopic submucosal dissection (ESD) in 2011, a western perspective [J]. Clin Res Hepatol Gastroenterol, 2011, 35 (4): 288-294.

［77］ SHAHEEN N J, SHARMA P, OVERHOLT B F, et al. Radiofrequency ablation in Barrett's esophagus with dysplasia [J]. N Engl J Med, 2009, 360 (22): 2277-2288.

［78］ OVERHOLT B F, WANG K K, BURDICK J S, et al. Five-year efficacy and safety of photodynamic therapy with photofrin in Barrett's high-grade dysplasia [J]. Gastrointest Endosc, 2007, 66 (3): 460-468.

［79］ SHAHEEN N J, GREENWALD B D, PEERY A F, et al. Safety and efficacy of endoscopic spray cryotherapy for Barrett's esophagus with high-grade dysplasia [J]. Gastrointest Endosc, 2010, 71 (4): 680-685.

［80］ KATADA C, MUTO M, MOMMA K, et al. Clinical outcome after endoscopic mucosal resection for esophageal squamous cell carcinoma invading the muscularis mucosae-a multicenter retrospective cohort study [J]. Endoscopy, 2007, 39 (9): 779-783.

［81］ CIOCIRLAN M, LAPALUS M G, HERVIEU V, et al. Endoscopic mucosal resection for squamous premalignant and early malignant lesions of the esophagus [J]. Endoscopy, 2007, 39 (1): 24-29.

［82］ PECH O, MAY A, GOSSNER L, et al. Curative endoscopic therapy in patients with early esophageal squamous cell carcinoma or high-grade intraepithelial neoplasia [J]. Endoscopy, 2007, 39 (1): 30-35.

［83］ ONO S, FUJISHIRO M, NIIMI K, et al. Long-term outcomes of endoscopic submucosal dissection for superficial esophageal squamous cell neoplasms [J]. Gastrointest Endosc, 2009, 70 (5): 860-866.

［84］ SHI Q, JU H, YAO L Q, et al. Risk factors for postoperative stricture after endoscopic submucosal dissection for superficial esophageal carcinoma [J]. Endoscopy, 2014, 46 (8): 640-644.

［85］ MORI H, RAFIQ K, KOBARA H, et al. Steroid permeation into the artificial ulcer by combined steroid gel application and balloon dilatation: prevention of esophageal stricture [J]. J Gastroenterol Hepatol, 2013, 28 (6): 999-1003.

# 附录 B　中国早期食管鳞状细胞癌及癌前病变筛查与诊治共识（2015 年，北京）

中华医学会消化内镜学分会消化系早癌内镜诊断与治疗协作组
中华医学会消化病学分会消化道肿瘤协作组
中华医学会消化病学分会消化病理学组

食管癌作为发病率较高的恶性肿瘤之一已越来越被人们重视，其发病率在全球范围居恶性肿瘤第 8 位，在我国大陆居各类肿瘤第 5 位，其死亡率在全球范围居恶性肿瘤第 6 位，在我国大陆居第 4 位[1, 2]。我国食管癌以食管鳞状细胞癌（esophageal squamous cell carcinoma，ESCC；简称食管鳞癌）为主，占食管癌 90%以上，其次为食管腺癌（esophageal adenocarcinoma，EAC）。自 20 世纪 70 年代以来，西方国家食管腺癌的发病率逐渐升高，已超过食管鳞癌，成为食管癌的主要类型；而我国一直以食管鳞癌为主，腺癌发病率未见明显增长[2]。我国食管鳞癌的发病有明显的地区差异性，一定地域的绝对高发与周边地区的相对低发构成了我国食管鳞癌最典型的流行病学特征。

食管鳞癌患者的预后与诊断时的肿瘤分期密切相关。据报道，早期食管鳞癌外科手术切除后 5 年生存率达 85%～90%，而中晚期患者 5 年生存率仅为 6%～15%[3]。随着消化内镜治疗学的不断发展，近年来对早期食管鳞癌及其癌前病变行内镜下的微创治疗已成为趋势，研究显示，早期食管鳞癌微创治疗的 5 年生存率可达 85%～95%，因此开展食管鳞癌的筛查及早诊早治是目前提高食管鳞癌治疗效果的有效途径[4, 5]。然而早期食管鳞癌缺乏典型的临床症状，绝大多数患者都是因进行性吞咽困难或发生转移性症状后就诊才发现的，而此时肿瘤往往已达中晚期。所以对食管鳞癌的筛查，尤其是对高发地区食管鳞癌患者的筛查尤显重要。

目前国内尚无统一的食管鳞癌筛查、早诊早治共识意见。有鉴于此，国内 35 位消化病、消化内镜以及消化病理学专家在查阅了中国知网、万方数据库、PubMed 等数据库的国内外相关文献的基础上，经多次广泛、深入的讨论，共同制订了本共识意见，旨在规范国内食管鳞癌的筛查、早期诊断和治疗，以提高国人的健康水平。

## 一、食管鳞癌癌前病变及早期食管鳞癌的定义

### 1. 食管鳞癌癌前病变的定义

癌前病变是指可以发展为癌的一种病理变化。食管鳞癌的癌前病变主要指食管鳞

状上皮细胞的异型增生，WHO 现称为上皮内瘤变（intraepithelial neoplasia），被定义为细胞形态、大小、结构异常，包括多形细胞以及深染的核分裂象，细胞幼稚并出现异型有丝分裂、细胞正常极性消失[6, 7]。根据细胞异型增生的程度和上皮累及的深度分为低级别上皮内瘤变（low grade intraepithelial neoplasia，LGIN）和高级别上皮内瘤变（high grade intraepithelial neoplasia，HGIN），其中 LGIN 指异型细胞局限在上皮下 1/2 以内，HGIN 指异型细胞累及上皮下 1/2 及以上。

2. 早期食管鳞癌的定义

早期食管鳞癌（early esophageal squamous cell carcinoma）是指局限于食管黏膜层的鳞状细胞癌，不论有无淋巴结转移。

1999 年日本食管癌分型中对早期食管癌定义是局限于黏膜层及黏膜下层并且无淋巴结转移的癌[8]。但随后的研究发现，当肿瘤局限于黏膜层时，淋巴结的转移率几乎为 0，而当肿瘤侵犯到黏膜下浅层时，淋巴结转移率为 21%～29%，侵犯到黏膜下深层时，淋巴结转移率为 50%～76%[9, 10]。所以，目前认为仅局限于黏膜层的食管鳞癌为早期食管鳞癌，而侵犯到黏膜下层的鳞状细胞癌属于浅表食管癌（superficial esophageal cancer）范畴[11-13]。

2002 年消化道肿瘤巴黎分型[14]中指出，根据肿瘤浸润深度可将浅表食管鳞癌进行如下分期：肿瘤局限于黏膜层者称为 M 期癌，浸润至黏膜下层未达固有肌层者称为 SM 期癌。对 M 期癌及 SM 期癌又进行细分：病变局限于黏膜上皮表层者为 M1 期癌；浸润至黏膜固有层者为 M2 期癌；浸润至黏膜肌层但未突破黏膜肌层者为 M3 期癌；肿瘤浸润至黏膜下层的上、中、下 1/3 者分别称为 SM1 期癌、SM2 期癌及 SM3 期癌，其中将病变浸润至黏膜下层但距黏膜肌层 200 μm 以内者称为 SM1 期癌（图 B-1）。

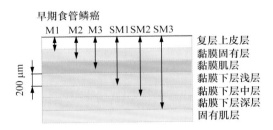

M1、M2、M3 期癌属于早期食管癌；病变浸润至黏膜下层但距黏膜肌层 200 μm 以内者称为 SM1 期癌

**图 B-1　浅表食管鳞癌巴黎分型分期模式**

## 二、早期食管鳞癌及癌前病变的筛查

发现早期患者是降低食管鳞癌死亡率的关键之一[15]。筛查有助于食管鳞癌的早发现、早诊断和早治疗，这是预防食管鳞癌和降低食管鳞癌累积死亡率的重中之重。

1. 需要进行食管鳞癌及癌前病变筛查的无症状人群

关于食管鳞癌及癌前病变筛查人群，目前国内外指南均未提及。国内食管鳞癌流行病学调查显示，我国食管鳞癌发病主要集中在 55～74 岁[16, 17]，多项食管鳞癌高发区现场筛查研究均选择 40～69 岁人群作为筛查对象[18-21]。然而我国人口基数巨大，如对适龄人口全部进行相关检查（如胃镜），所需要的筛查成本及工作量无法与我国当前的医疗资源相适应，故建议首先对所有成年人进行食管鳞癌危险评估。根据国内高发区食管鳞癌相关危险因素流行病学的研究结果，将其按风险程度分为 3 组，分别为：一般风险人群、高风险人群和家族史不详人群[22, 23]。对于高风险人群和家族史不详者，于 40 岁开始考虑进行食管鳞癌筛查，筛查截止于 74 岁；而一般风险者则于 55 岁开始，筛查截止于 74 岁。故推荐对于无症状人群在对全体成年人初筛的基础上确立食管鳞癌不同风险人群，分别给予不同的筛查方案，将 55～74 岁的一般风险人群、40～74 岁的高风险人群以及家族史不详的人群作为内镜筛查的目标人群。

结合国内食管鳞癌高发区相关危险因素及流行病学相关调查研究，将一些相关概念总结如下[24]：

（1）食管鳞癌高风险人群，有以下任意 1 条者视为高危人群：①长期居住于食管鳞癌高发区；②一级亲属有食管鳞癌病史；③既往有食管病变史（食管上皮内瘤变）；④本人有癌症史；⑤长期吸烟史；⑥长期饮酒史；⑦有不良饮食习惯（如进食快、热烫饮食、高盐饮食、进食腌菜）者。

（2）一般风险人群：无上述任意 1 条者。

2. 食管鳞癌及癌前病变的筛查方法

（1）基于高危因素的问卷调查：主要功能是依据病因学、危险因素，能较有把握地将高危人群筛选出来，是一种简单而经济的筛查方法，推荐通过问卷初筛确立高风险人群，再进一步进行消化内镜筛查等，进而发现食管鳞癌癌前病变和早期食管鳞癌患者。

（2）胃镜检查：推荐胃镜检查作为食管鳞癌及癌前病变精检筛查的常规手段，有条件者予以色素内镜检查（chromoendoscopy）及电子染色内镜检查（optical chromoendoscopy），尤其对于高风险人群。胃镜检查是食管鳞癌和癌前病变早期诊断的有效手段之一，可以早期发现和治疗食管鳞癌。胃镜检查对病变的检出率受多方面因素的影响，主要包括被检查者合作配合情况、内镜医生的内镜操作技术及对病变的识别能力、检查时间等[25-27]。

色素内镜：在食管鳞癌筛查时，选择 1.2%～2.5% 碘剂对食管黏膜喷洒，可提高早期食管鳞癌及癌前病变的检出率[28-32]。由于异常的鳞状上皮细胞内糖原含量减少或消失，故遇碘后出现淡染或不染色，能清楚显示病变与正常区域，借助于"粉色征"有助于识别病变黏膜的部位及范围，利于定位与活检，可以显著提高早期食管鳞癌以及癌前病变的检出率。

电子染色内镜：包括窄带成像技术（narrow band imaging，NBI）、内镜智能分光比色技术（flexile spectral imaging color enhancement，FICE）、高清智能电子染色内镜（i-scan）等。在不延长内镜检查时间的前提下，电子染色内镜对病变诊断的敏感度要明显优于白光内镜（97% 比 55%，$p<0.01$），并且可避免过多活检而影响内镜下的治疗[33-35]。

不推荐使用上消化道钡餐检查、拉网细胞学检查进行早期食管鳞癌及癌前病变的筛查；病理组织标志物、肿瘤蛋白质组学等检查目前仅作为研究，暂不建议应用于人群筛查。

3. 食管鳞癌及癌前病变的筛查流程

初筛应针对全体成年人，宜选择经济且简便易行的方法，推荐使用基于高危因素的问卷调查进行初筛，确立一般风险人群、高风险人群及家族史不详的人群，进一步行胃镜检查，并个体化配合使用色素内镜和（或）电子染色内镜，疑有问题处应予以活检进行病理诊断；有反酸、烧心等上消化道症状者就诊时予以机会性筛查。无症状人群食管鳞癌及癌前病变筛查流程如图 B-2 所示。

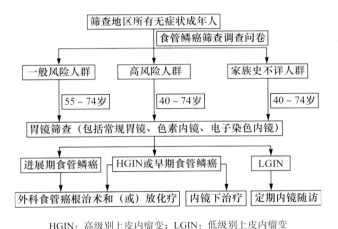

HGIN：高级别上皮内瘤变；LGIN：低级别上皮内瘤变
**图 B-2　无症状人群进行食管鳞癌及癌前病变筛查的流程**

4. 食管鳞癌及癌前病变筛查的实施

（1）推荐各医院、单位加强对早期食管鳞癌及癌前病变筛查的宣传。早期食管鳞癌患者多无临床症状，对其筛查能否有效开展取决于大众对筛查的认识和依从性，故应向大众普及食管鳞癌筛查的相关知识，进行全民食管鳞癌筛查教育，使不具有专业医学知识的广大人群能够了解食管鳞癌筛查的意义，让高危人群主动到医院进行胃镜检查，以实现早期发现、早期诊断和早期治疗。关于宣传教育的执行，可以通过印发宣传资料，让社区医生对社区居民进行普及教育，充分利用各种媒体举办相关的专题讲座等。

（2）推荐对基层医院医生进行早期食管鳞癌及癌前病变筛查教育。基层医院医生是绝大部分患者就诊的首诊医生。一方面，他们可以成为对人群进行食管鳞癌筛查的主要实行者；另一方面，也要求其既能从思想上认识到筛查工作的必要性，又能从业务上具备顺利开展筛查工作的能力。因此，需要对基层医院医生系统地进行早期食管鳞癌及癌前病变筛查、诊断、治疗、随访有关知识的培训。

（3）推荐加强对消化内镜医师的规范化培训，强化发现早期食管鳞癌及癌前病变的意识，提高对早期食管鳞癌及癌前病变的识别、诊断的能力。对于综合医院的消化内科内镜医生，要重点提高对早期食管鳞癌识别、诊断的能力。因此，有必要通过制定消化内镜操作规范并在有资质的消化内镜培训基地规范化培训内镜操作医师，加强其对早期食管鳞癌以及癌前病变的认识和尽力发现早期食管鳞癌和癌前病变的意识，规范胃镜的操作，尽量减少病变的遗漏。检查时应仔细观察食管黏膜的细微变化，包括黏膜色泽的变化、"草席"征、血管纹理的变化以及有无隆起型或凹陷型病变等，尤其注意对小病变、平坦病变的发现，以免漏诊。在内镜检查过程中，要充分应用充气及吸气手法、色素内镜，使病变更清晰。

（4）推荐在胃镜检查前做好充分的消化道准备（包括黏液和气泡的清除），良好的食管清洁度是提高早期食管鳞癌及癌前病变检出率的重要前提。

（5）通过胃镜检查食管时一定要注意进镜/退镜速度，避免病变遗漏，同时要特别注意食管上段（包括食管入口处）等容易遗漏病变的部位。

# 三、早期食管鳞癌及癌前病变的诊断

上消化道内镜检查结合组织病理学检查仍是食管鳞癌诊断的金标准。对难以发现的病变则要依靠色素内镜以及电子染色内镜发现，然后进行靶向活检，通过组织病理学予以诊断。食管鳞癌的诊断还应对恶性程度、浸润深度以及有无淋巴结转移做出诊断。恶性程度可以根据病理组织学类型进行判断，浸润深度则需结合色素放大内镜、超声内镜等检查甚至诊断性内镜下切除来予以诊断，并据此来评估淋巴结转移的情况以指导临床治疗方案的选择。

### 1. 上消化道内镜检查前的准备

（1）检查前应向患者及家属告知内镜检查的必要性以及相关风险，并签订知情同意书；

（2）完善检查前的相关检查，如心电图、凝血功能检查等；

（3）检查前 10～20 min 予以口服去泡剂及去黏液剂，检查前 5 min 含服含局部麻醉药的胶浆进行局部浸润麻醉。有条件者可予以无痛苦胃镜检查。

### 2. 常规胃镜检查

早期食管鳞癌患者临床上多无任何症状及体征，诊断上依赖于有经验医生的规范化食管检查、早期食管鳞癌及癌前病变的筛查，对可疑病变行活检，以组织病理学为诊断依据；推荐早期食管鳞癌及癌前病变的内镜下分型采用巴黎分型，主要分为隆起型、平坦型和凹陷型。

早期食管鳞癌及癌前病变在内镜下主要有以下几种表现：

（1）颜色的改变，可为斑片状发红或发白，边界欠清晰；

（2）黏膜形态的改变，微隆起型或凹陷型，亦有完全平坦型，黏膜比较粗糙，可伴有糜烂或结节，质地比较脆或硬，触碰易出血；

（3）血管纹理的改变，黏膜下血管模糊或消失[6]。观察时要注意调节充气量，充气过多或过少均会影响病变的诊断。

早期食管鳞癌内镜下可分为 3 种类型（图 B-3），即 0-Ⅰ型（隆起型）、0-Ⅱ型（平坦型）、0-Ⅲ型（凹陷型）。0-Ⅱ型又可分为 0-Ⅱa 型（浅表隆起型）、0-Ⅱb 型（完全平坦型）和 0-Ⅱc 型（浅表凹陷型）。对于 0-Ⅰ型、0-Ⅲ型病变，白光内镜下仔细观察多不会漏诊，0-Ⅱ型病变较为平坦，容易漏诊，尤其 0-Ⅱb 型病变。此时则需要进行色素内镜或电子染色内镜检查，对于可疑病变进行靶向活检。

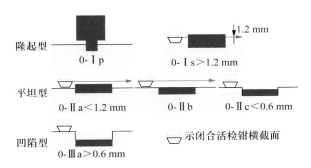

**图 B-3　早期食管鳞癌内镜下分型模式图及判断标准**

内镜下分型可帮助区分食管鳞状上皮黏膜内癌以及黏膜下层癌。有研究对 350 例浅表食管鳞癌进行了分析，发现 92% 的 0-Ⅰ型肿瘤侵及黏膜下层，96% 的 0-Ⅲ型肿瘤侵及黏膜下层，而 85% 的 0-Ⅱ型肿瘤局限于黏膜层，其中 15% 的 0-Ⅱa 型及 0-Ⅱc 型病变侵及黏膜下层，而所有 0-Ⅱb 型病变均为黏膜内癌[36]。在 0-Ⅱa 型病变中，病变<2 mm、呈颗粒状而非结节状外观、病变颜色苍白者提示为黏膜内癌；在 0-Ⅱc 型病变中，食管黏膜碘染色不着色、颗粒状无结节的病变提示为黏膜内癌；0-Ⅱb 型病变或外观苍白的 0-Ⅱa 型病变提示为上皮内癌；如为混合型则高度怀疑黏膜下层癌。

### 3. 色素内镜

推荐对可疑的早期食管鳞癌及癌前病变采用碘染色，借助"粉色征或银色征"进行进一步诊断和靶向活检。20 世纪 70 年代即有应用碘染色来诊断食管疾病的报道[37, 38]。碘染色的原理是正常成熟非角化食管鳞状上皮细胞含有大量糖原，遇碘后呈棕褐色，当食管炎症或癌变时，细胞内糖原含量减少甚至消失，因此碘染后相应部位呈淡染或不染区。碘染色模式分为 4 级[39]：Ⅰ级为浓染区，比正常食管黏膜染色深，多见于糖原棘皮症；Ⅱ级为正常表现，呈棕褐色；Ⅲ级为淡染区，多见于 LGIN 或急慢性炎症；Ⅳ级为不染区，多见于浸润癌、原位癌和 HGIN。内镜下对食管进行碘染色可以清晰显示病变存在的部位和范围，使活检取材部位更加明确，从而提高早期食管鳞癌及癌前病变的检出率。然而在食管黏膜炎症、LGIN、HGIN 以及癌变部位都可以出现碘溶液不染区，此时可借助于"粉色征"进行区分，即在喷洒碘溶液后病变部位呈不染或者淡黄色，2~3 min 后，HGIN 和癌变部位可变为粉红色[31, 32]。"粉色征"在 NBI 下观察可以被强化，呈闪亮的银色，称为"银色征"。利用粉色征或银色征来判断 HGIN 和癌变的敏感度和特异度可达 88% 和 95%[40]。

色素内镜检查常用碘溶液的浓度为 1.2%~2.5%，喷洒碘溶液前宜应用链霉蛋白酶冲洗食管，去掉表面的黏液，自贲门向口侧喷洒至食管上段，抬高床头，染色完毕后应用西甲硅油溶液冲洗食管，以将黏液和多余的碘洗去便于观察，观察完毕后注意将胃腔内碘液吸出以减轻患者的痛苦。应用食管碘染色时，需要注意询问患者有无应用碘溶液后出现心慌不适、血压下降等过敏史，有碘过敏史者应避免碘染色；甲状腺功能亢进患者及孕妇避免应用碘染色；部分患者在进行食管碘染色后会出现明显的胸骨后烧灼感以及食管痉挛，可予以硫代硫酸钠中和碘溶液缓解患者的不适感；另外还需注意的是，食管黏膜损伤会影响碘染色效果，故再次碘染色应在7 天后进行。

### 4. 电子染色内镜及放大内镜

对于早期食管鳞癌及癌前病变的电子染色内镜及放大内镜下观察，推荐采用早期食管鳞癌放大内镜日本食管学会分型（Japanese Esophageal Society classification，JES 分型），结合病变区域背景着色情况进行病变的诊断，并以此初步判定病变的范围及浸润深度。

（1）井上（Inoue）IPCL 分型：正常食管黏膜表浅血管由分支状血管构成，紧贴黏膜肌层，向水平方向延伸，这是黏膜肌层以上最为常见的血管网。将食管鳞状上皮放大 100 倍可观察到食管鳞状上皮内乳头状微血管祥（intra-epithelial papillary capillary loop，IPCL）。IPCL 垂直起源于分支状血管网（图 B-4），使用放大内镜观察时，正常食管黏膜的 IPCL 可表现为红色逗点状。NBI 结合放大内镜观察时，位于深部的分支状血管为绿色，表浅的 IPCL 呈棕色点状[41]。而当发生浅表食管鳞癌时，肿瘤部分扩张

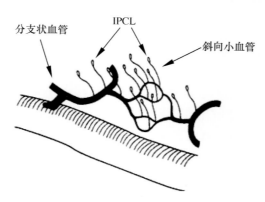

IPCL：上皮内乳头状微血管祥

**图 B-4 食管鳞状上皮表浅血管的放大内镜检查结果示意图**[41]

的异常血管密集增生，此时可通过 NBI 加放大内镜观察 IPCL 状态，诊断食管鳞状上皮病变，包括上皮内瘤变及浅表癌，并可反映肿瘤的浸润深度。

利用 IPCL 诊断食管病变分为两个步骤：首先找到 NBI 下呈褐色变化的区域，或者碘染色的不染区；第 2 步使用放大内镜观察病灶，评估 IPCL 类型。IPCL 可分为 5型（图 B-5），其变化包括扩张、弯曲、不均匀、管径变化等特征，据此可初步诊断病变的性质，从正常食管黏膜、炎症、异型增生到癌，内镜下图像见图 B-6[42]。其中从IPCL Ⅱ型到 Ⅴ-2 型的变化发生在黏膜层，能够保持原 IPCL 的结构，变化主要发生在垂直平面；Ⅴ-3 型则表现为不规则的 IPCL 原结构进一步破坏，呈水平面变化；在 ⅤN型中，原 IPCL 结构完全破坏，粗大管径的新生肿瘤血管呈水平方向分布。Ⅴ-3 和 ⅤN型的区别在于肿瘤血管的管径，ⅤN 型肿瘤血管的管径约为 Ⅴ-3 型的 10 倍，提示肿瘤的浸润深度不同。

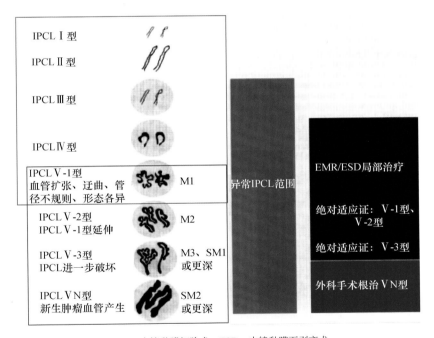

EMR：内镜黏膜切除术；ESD：内镜黏膜下剥离术

**图 B-5　井上上皮内乳头状微血管袢（IPCL）分型[41]**

不同的 IPCL 分型代表不同的病变和浸润深度，IPCL Ⅰ 型见于正常食管黏膜，IPCL Ⅱ 型见于炎性病变，IPCL Ⅲ 型见于慢性食管炎等，IPCL Ⅳ 型见于 HGIN，IPCL Ⅴ-1 型及 Ⅴ-2 型分别见于 M1 期癌和 M2 期癌，IPCL Ⅴ-3 型主要见于 M3 期癌、SM1 期癌或浸润更深的癌，IPCL ⅤN 型主要见于 SM2 期癌或浸润更深的癌，详见图 B-6。通过 IPCL 分型预测肿瘤的浸润深度的准确率比较高，据 Goda 等[43] 报道，通过 IPCL 分型预测黏膜内癌和黏膜下层癌的敏感度和特异度分别为 78% 和 95%；Inoue 等[44] 报道，IPCL Ⅳ 型病变的诊断准确率为 80%。

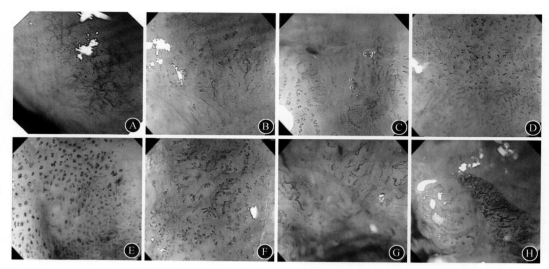

A～D：分别为 IPCL Ⅰ～Ⅳ型；E～H：分别为 IPCL Ⅴ-1、Ⅴ-2、Ⅴ-3 和ⅤN型

**图 B-6 上皮内乳头状微血管袢（IPCL）各分型的内镜下表现**[42]

（2）Arima 浅表食管鳞癌微血管形态分型[45]：Arima 根据食管黏膜表面的微血管的形状和不规则形状将其分为 4 型：1 型为上皮下乳头内的细小线形毛细血管，见于正常食管黏膜；2 型为略微膨胀扩张的血管，并且上皮下乳头内的毛细血管形状正常，主要见于炎性病变；3 型为口径不均的螺旋状血管，并且有挤压现象，排列不规则，主要见于 M1 期癌和 M2 期癌；4 型表现为血管有重叠，不规则的分支状、网状或无血管区（avascular area，AVA），主要见于 M3 期癌和浸润更深层的癌。

（3）早期食管鳞癌放大内镜下 JES 分型[46]：井上（Inoue）IPCL 分型和 Arima 浅表食管鳞癌微血管形态分型均较复杂，为便于临床应用，日本食管学会将上述 2 种分型结合起来，制定了一个新的简单易行的分型——JES 分型，既包含了血管形态又包括了 AVA。该分型将食管黏膜浅表血管分为 A 型和 B 型。A 型为轻度异常或没有异常的血管，B 型为异常的血管（包括扩张、迂曲、口径改变及形态不均）。B 型又可分为 3 个亚型，即 B1 型、B2 型和 B3 型，分别提示肿瘤浸润至 M1 或 M2，M3 或 SM1，SM2。另外根据 AVA 大小又可分为 3 种亚型，与肿瘤的浸润深度有关：AVA 直径≤0.5 mm 者为小 AVA（AVA. small），>0.5～<3 mm 者为中 AVA（AVA. middle），≥3 mm 者为大 AVA（AVA. large）。JES 分型方法诊断的准确率可达 90%（表 B-1），但文献显示血管口径比 AVA 的评估更为客观[47]。

**表 B-1 早期食管鳞癌放大内镜下日本食管学会分型（JES 分型）**

| 分型依据及分型 | 形态特点 | 临床意义或推测的浸润深度 |
| --- | --- | --- |
| IPCL | | |
| A 型 | 血管形态正常或轻度改变 | 正常鳞状上皮或炎性改变 |
| B 型 | 血管形态变化较明显 | 鳞状细胞癌 |
| B1 型 | 全部血管扩张、迂曲、粗细不均、形态不一 | 侵及黏膜上皮层 / 黏膜固有层 |

续表

| 分型依据及分型 | | 形态特点 | 临床意义或推测的浸润深度 |
|---|---|---|---|
| | B2 型 | 有缺少血管袢的异常血管 | 侵及黏膜肌层 / 黏膜下浅层（SM1） |
| | B3 型 | 高度扩张不规整的血管（血管不规整，管径大于 60 μm，约为 B2 血管的 3 倍以上） | 侵及黏膜下中层（SM2）或更深 |
| AVA | | | |
| | 小 AVA | AVA 直径≤0.5 mm | 黏膜上皮层 / 黏膜固有层 |
| | 中 AVA | AVA 直径>0.5～<3 mm | 侵及黏膜肌层 / 黏膜下浅层（SM1） |
| | 大 AVA | AVA 直径≥3 mm | 侵及黏膜下中层（SM2）或更深 |

注：IPCL：上皮内乳头状微血管袢；AVA：无血管区。

（4）背景着色（background coloration，BC）：BC 是指在用 NBI＋放大内镜观察食管黏膜病变时，IPCL 之间的食管黏膜上皮的着色情况。病变区域 IPCL 之间的黏膜上皮如果发生颜色改变称为 BC 阳性（图 B-7）；如果没有颜色改变则称为 BC 阴性。BC 对于区分食管黏膜良性病变与鳞状细胞癌有重要意义[48, 49]。Minami 等[50] 对 223 处食管咽喉部早期鳞状细胞癌病变进行研究，发现用 BC 区分鳞状上皮良恶性病变的敏感度、特异度和总体准确度都特别高，分别为 91.1%、71.4% 和 89.4%。关于 BC 颜色改变的原因，目前尚无定论，有研究报道可能与肿瘤细胞牵拉导致的角质层变薄有关，也有报道指出这可能与肿瘤细胞比正常细胞表达的血红蛋白高有关[50, 51]。

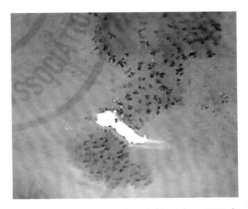

图 B-7　窄带成像＋放大内镜观察，显示病变区域上皮内乳头状微血管袢之间的黏膜上皮颜色与周围正常区域黏膜上皮颜色相比发生了改变，呈褐色，即该病变区域的背景着色为阳性[50]

5. 内镜超声检查（endoscopic ultrasonography，EUS）

推荐对可疑早期食管鳞癌予以 EUS，以评估肿瘤浸润的深度及周围淋巴结转移的情况，进而指导临床治疗方案的选择。

EUS 探头频率范围为 7.5～30 Hz，在观察食管壁时可显示食管的分层结构。尽管 EUS 是对食管癌肿瘤分期的一项较为准确的技术，但通过 EUS 判定食管癌肿瘤分期以及淋巴结分期也曾受到怀疑，一度认为 EUS 对早期食管癌的分期诊断并没有临床意义[52-55]。但报道显示高频探头区分浸润至黏膜层或黏膜下层的准确率可达 75%～95%[56-63]；EUS 对食管癌淋巴结分期的诊断准确率为 68%～86%，EUS 引导下的可疑淋巴结的细针穿刺吸取活检术（endoscopic ultrasonography guided fine needle aspiration，EUS-FNA）可以明显提高食管癌淋巴结转移情况的判定准确率，可达 90% 以上[64]。与 CT、PET-CT

相比，EUS 是对食管癌淋巴结进行分期准确率最高的方法[65]。最近文献显示，通过 EUS 进行的淋巴结分期可以用来评估食管癌患者的预后[66]。该研究对 PET-CT 显示的无淋巴结转移的患者进行 EUS，发现其中 33.3% 患者是有淋巴结转移的，通过随访发现 EUS 发现的淋巴结转移与患者预后密切相关。所以，通过 EUS 进行的食管癌淋巴结分期可以用来指导临床治疗方案的选择以及预后的判断，具有临床意义[67-68]。

《2015 版美国国家综合癌症网络（National Comprehensive Cancer Network，NCCN）食管癌指南》[69]《2013 版美国胃肠内镜协会（American Society for Gastrointestinal Endoscopy，ASGE）食管癌内镜评估和治疗指南》[70] 指出，对食管癌患者而言，在治疗前通过 EUS 进行临床分期很重要，EUS 可评估肿瘤浸润深度、周围异常增大的淋巴结以及有无周围脏器的浸润。EUS 检查时食管癌病变部位的食管壁呈低回声，正常的食管壁结构消失，从而可判断病变浸润食管壁的深度；对于纵隔和胃周淋巴结，EUS 很容易观察到，病变区域内增大、低回声、均质、边界清楚的圆形淋巴结可能为癌转移或炎性肿大，对于这类淋巴结的诊断要综合考虑，有条件者可行 EUS-FNA，进一步行细胞学检查以明确诊断，从而指导临床治疗方案的选择。

6. CT、PET-CT 等影像学检查

不推荐使用上消化道钡餐检查进行早期食管鳞癌及癌前病变的诊断，建议在 EUS 检查前予以 CT 或 PET-CT 检查，评估是否需要进行 EUS-FNA 以判断淋巴结转移情况。

PET-CT 可用来判断食管鳞癌淋巴结分期，但其敏感度及特异度较低，分别为 57% 和 85%，PET-CT 判断的淋巴结阴性或阳性并不可靠[71]。《NCCN 食管癌指南》建议在 EUS 检查前宜行 CT 或 PET-CT 检查，以此来判定肿大的淋巴结是否需要进行 EUS-FNA 检查。

# 四、早期食管鳞癌及癌前病变的内镜下治疗

### 1. 早期食管鳞癌及癌前病变内镜下治疗的适应证、禁忌证

对早期食管鳞癌及癌前病变进行内镜下治疗具有简便、创伤性小、并发症少、住院时间短、疗效与外科手术相当等优点[72]。对于肿瘤的治疗，旨在根除治疗，达到临床治愈的效果，故对早期食管鳞癌在选择内镜治疗时要严格把握其适应证及禁忌证，适应证的原则是没有淋巴结转移的可能，在选择治疗方案之前对患者的病情进行综合、详尽的评估至关重要，包括病变的性质、大小、个数等。

（1）早期食管鳞癌及癌前病变内镜下治疗的适应证：推荐内镜下治疗前评估为食管 HGIN、M1 期癌、M2 期癌为内镜下治疗的绝对适应证；M3 期癌、累及食管 3/4 周以上的上述病变为内镜下治疗的相对适应证。研究显示，在食管 M1 期癌、M2 期癌中，淋巴结转移率均在 5% 以下，M1 期或 M2 期癌行内镜下治疗后淋巴结及再发远处

转移的报道极少，内镜下治疗比外科食管癌根治术的并发症少，所以推荐 M1 期或 M2 期癌为内镜下治疗的绝对适应证[73-75]。有报道显示食管 M3 期癌淋巴转移率约为 10%，SM1 期癌约为 20%，但是与外科食管癌根治术相比，由于内镜下切除并发症少、患者术后的生活质量高，所以推荐对于术前评估没有明显淋巴结转移的 M3 期癌为内镜下治疗的相对适应证，此类患者可行诊断性内镜黏膜下剥离术（endoscopic submucosal dissect-tion，ESD）治疗，术后应对切除标本仔细评估，评估认为淋巴结转移风险较大者应追加食管癌根治术，术后予以放化疗[76, 77]。治疗后食管黏膜缺损在 3/4 周以上者，多会发生食管狭窄，这些病例为内镜下治疗的相对适应证，为预防术后食管狭窄应尽可能保留正常黏膜，要慎行食管黏膜环周切除治疗[78]。以上事宜在行内镜下治疗前均应详尽告知患者和（或）其家属。对于食管 SM2、SM3 期癌，因其发生转移的概率较高，可达 30%～56%，故不推荐行内镜下治疗[76]。癌前病变没有淋巴结及脉管转移的风险，并且癌变风险大，所以是内镜下治疗的绝对适应证。具体治疗方案的选择见图 B-8。

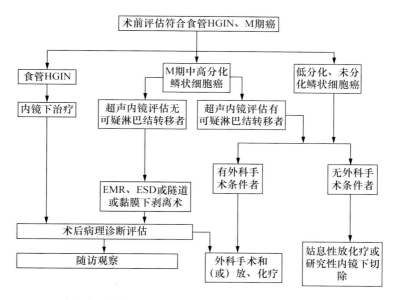

HGIN：高级别上皮内瘤变；EMR：内镜黏膜切除术；ESD：内镜黏膜下剥离术

**图 B-8　早期食管鳞癌及癌前病变治疗流程**

（2）早期食管鳞癌及癌前病变内镜下治疗的禁忌证：①患者不同意；②患者不能配合；③有严重出血倾向者；④严重心肺功能异常不能耐受内镜治疗者；⑤生命体征不平稳者；⑥有食管静脉曲张或静脉瘤，无有效的出血预防对策者；⑦病变位于食管憩室内或波及憩室者；⑧术前评估有淋巴结转移的 M3 及 SM1 期癌；⑨低分化食管鳞癌及未分化食管鳞癌。

2. 早期食管鳞癌及癌前病变行内镜下治疗的术前准备

（1）知情同意：将治疗中可能出现的不良事件（如麻醉意外、黏膜损伤或感染、出血、穿孔、病灶切除不完全或基底部有恶变需进一步行根治性手术、术后狭窄以及术中的心、肺、脑血管意外等）告知患者并签订术前知情同意书。

（2）完善术前各项相关检查，稳定高龄患者以及合并其他内科疾病患者的病情。

（3）做好上消化道准备，如术前禁食 8 h，术前 30 min 口服去泡剂、去黏液剂，术前 5 min 含服局部浸润麻醉润滑剂。

（4）准备手术需要的各种器械以及药物，特别注意抢救设备及药品的准备。

（5）充分评估病情，选择最适治疗方案。

3. 早期食管鳞癌及癌前病变的内镜下治疗方法

所有病变在治疗前均应明确其范围，可以通过色素内镜或电子染色内镜加放大内镜来实现。确定好范围后，在距离病变外缘 5 mm 处做标记，在进行内镜下治疗时，应将标记部位均包括在内，以确保不遗漏病变。

（1）ESD：推荐对于食管 HGIN、M1 期癌、M2 期癌以及术前评估无可疑淋巴结转移的 M3 期癌首选 ESD 治疗。对于早期食管鳞癌及癌前病变，采用 ESD 治疗可获得完整切除，有利于术后的病理评估，可更好地确定疗效以及是否需要进一步治疗。食管病变 ESD 治疗基本流程包括：标记→黏膜下注射→黏膜切开→黏膜下剥离→创面处理（图 B-9）。提醒术者操作时需考虑食管管壁结构的特殊性，调整诸如黏膜下注射的深度、标记时电凝的功率等技术参数以减少出血、穿孔等并发症的发生。

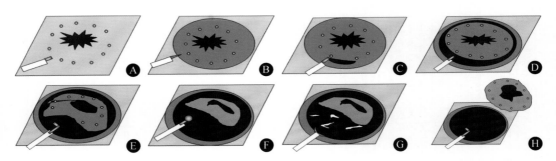

A：充分暴露病变，确定病变范围并在病变外围进行标记；B：进行黏膜下注射，观察抬举征；C：在病变周围切开病变黏膜至黏膜下层；D：在病变周围标记点的外缘环周切开黏膜；E、F：黏膜下层剥离；G：在剥离的过程中不断处理裸露的血管；H：将病变黏膜完全剥离下来，并处理创面，预防迟发性出血

**图 B-9　内镜黏膜下剥离术示意图**

隧道式黏膜剥离术是在经典 ESD 基础上的改进，其提出主要是针对环周型病变。在环形切开上下缘后，从上缘向下进行隧道式剥离，即先从黏膜下剥离使内镜直接从远端环切口穿出，再沿隧道两侧剥离黏膜，直至完全剥离病变。该方法克服了食管环周病变经典 ESD 切除后无法对切缘进行精确评估的缺点，但术后容易出现食管狭窄，术前应与患者和（或）家属讲明此情况。

（2）内镜黏膜切除术（endoscopic mucosal resection，EMR）：推荐对于可一次性完全切除的食管 HGIN、M1 期癌、M2 期癌以及术前评估无可疑淋巴结转移的 M3 期癌可使用 EMR 治疗。对于可一次性完全切除的食管鳞癌癌前病变以及 M1、M2 期癌，EMR 治疗是安全有效的[79]。目前采用的 EMR 技术已日趋多样化，如标准 EMR（黏膜下注射法黏膜切除术）、透明帽辅助法黏膜切除术（EMR with a cap，EMRC）、结扎式 EMR（EMR with ligation，EMR-L）、分片黏膜切除术（endoscopic piecemeal mucosal resection，EPMR）、多环套扎黏膜切除术（multi-band mucosectomy，MBM）等。各种 EMR 操作步骤虽略有不同，但基本原则与操作技巧基本一致。EMR 过程中黏膜下注射是关键的步骤，充分的黏膜下注射使病变组织完全抬举，可避免穿孔的发生。具体 EMR 术式应根据病灶具体情况进行选择，以获得最佳疗效。有些直径略大的病变也可以通过 EPMR、MBM 等方式治疗，但不作为首选，因为 EPMR、MBM 为分片切除病灶，切下的小片组织由于受电凝等作用常影响进一步的病理评估。若术后残留部分较大，应再次追加内镜下局部治疗，对小的残余病灶可用热活检钳或氩离子凝固术（argon plasma coagulation，APC）处理。切除的标本要回收，进行病理组织学检查。

4. 早期食管鳞癌及癌前病变内镜下治疗的常见并发症及处理方法

并发症主要包括出血、穿孔以及食管狭窄。对早期食管鳞癌及癌前病变内镜下治疗并发症处理的原则：首选内镜下处理，内镜下难以解决者选择外科手术治疗。常用的技术包括内镜下电凝止血、钛夹止血、钛夹封闭穿孔、内镜下病变再次切除以及内镜下食管狭窄扩张治疗等。

出血是早期消化道癌及癌前病变内镜下治疗最常见的并发症，包括术中出血以及术后出血。有报道显示早期食管癌内镜下切除术中的出血量比较小，多在内镜操作过程中采用 ESD 治疗的剥离刀或止血钳就能取得很好的止血效果[80-82]。术中及时止血及术后仔细处理暴露血管是预防出血的关键。早期食管癌内镜下切除治疗过程中出现穿孔的风险要高于胃部病变，有报道显示食管 ESD 的穿孔率为 0～6%[80-82]。预防穿孔的关键是内镜医生的丰富经验及仔细操作，如在术中及时发现穿孔可用钛夹予以夹闭。食管狭窄主要发生于病变环周比例较大的患者，报道显示病变超过 1/2 食管周径者术后食管狭窄发生率为 6.9%～18%[83-85]。另有研究显示病变黏膜环周的比例和病变深度可作为术后食管狭窄的预测因子，切除病变黏膜超过 1/2 环周时，27.6% 患者出现术后食管狭窄；超过 3/4 环周时，94.1% 患者出现术后食管狭窄；病变深度超过 M2 期显著增加术后食管狭窄的发生率[78]。对于术后的食管狭窄，多数予内镜下气囊扩张治疗后可缓解，但亦有较顽固者，需反复内镜下扩张治疗或扩张后短期内放置可取出的全覆膜自膨式食管金属支架。另外，糖皮质激素可以抑制炎症反应，防止胶原蛋白交联，故可用于食管狭窄的预防和治疗，主要用法有口服和局部应用[86-87]。Mori 等[88]报道了将含糖皮质激素类药物的凝胶在内镜下喷洒于食管 ESD 术后的创面，并应用球囊局部压迫使凝胶渗入创面，该方法可以预防食管 ESD 术后食管狭窄的形成，并且避免了口服导致的全身性不良反应以及局部注射导致的穿孔、出血风险。

5. 早期食管鳞癌及癌前病变内镜治疗术后患者的处置

（1）当日禁食，可进水，次日可进流食，逐渐增加饭量；

（2）给予黏膜保护剂，予以质子泵抑制剂抑酸治疗；

（3）一般不用抗菌药物，当切除面积较大、患者年龄较大及免疫功能低下时，可预防性使用抗菌药物。

6. 出现以下情况建议追加内镜或外科手术

（1）切除标本侧切缘阳性者建议再次内镜下治疗或外科手术治疗。

（2）有以下任意 1 条者均建议追加外科食管癌根治手术：①切除标本基底切缘阳性；②浸润至黏膜下层 200 μm 以上（SM2 及更深）；③脉管侵袭阳性；④低分化及未分化鳞状细胞癌。早期食管鳞癌及癌前病变内镜治疗后再治疗方案流程见图 B-10。

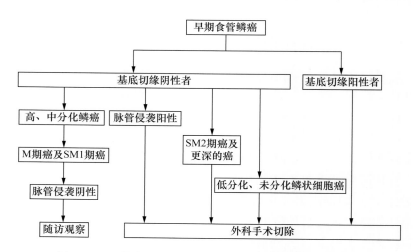

图 B-10　早期食管鳞癌内镜下切除治疗后再治疗方案流程

7. 早期食管鳞癌及癌前病变内镜治疗疗效评价

（1）整块切除（en bloc resection）：病灶在内镜下被整块切除并获得单块标本。

（2）完全切除 /R0 切除（complete resection/R0 resection）：内镜下切除标本的侧切缘和基底切缘无肿瘤残留。

（3）不完全切除 /R1 切除（incomplete resection/R1 resection）：内镜下切除标本的侧切缘和基底切缘无肉眼可见肿瘤残留，但显微镜下可见肿瘤残留。

（4）残留切除 /R2 切除（residual resection/R2 resection）：内镜下切除标本的侧切缘和基底切缘有肉眼可见的肿瘤残留。

（5）Rx 切除（Rx resection）：由于血凝块或分块切除的影响，无法进行标本切缘评估时称为 Rx 切除。

（6）内镜下完全治愈：①属于 R0 切除；②黏膜内癌或黏膜下层浸润深度不超过 200 μm（SM1）的黏膜下癌；③无脉管浸润；④组织学类型为高、中分化。

（7）残留（residual）：术后 6 个月以内在原切除部位及周围 1 cm 内黏膜发现肿瘤病灶。

（8）局部复发（local recurrence）：手术 6 个月以后在原切除部位及周围 1 cm 内黏膜发现肿瘤病灶。

## 五、早期食管鳞癌及癌前病变的标本处理及病理诊断

### （一）病理检查申请单和送检标本的接收

临床医生认真逐项填写申请单内的有关项目，特别是简要病史、内镜下病变形态及初步诊断，签名后随同标本送往病理科。病理科在接收申请单和送检标本时，应对两者进行认真核对。

### （二）标本的病理学处理

1. 活检标本的病理学处理

（1）内镜医师及时将活检标本放入 10% 中性福尔马林溶液中固定，固定时间为 6～48 h。

（2）病理科仔细核对临床送检标本数量，送检活检标本必须全部取材。

（3）每个蜡块内包括不超过 2 粒活检标本。

（4）将标本包于纱布或柔软的透水纸中以免丢失。

（5）建议在组织包埋过程中使用放大镜或立体显微镜观察活检标本，仔细辨认黏膜面，确保其在蜡块中的包埋方向正确。片状食管活检组织标本竖立包埋。

（6）每个蜡块应切取 6～8 个切片，置于载玻片上，进行常规 HE 染色。

2. 黏膜切除（EMR 或 ESD）标本的病理学处理

（1）充分伸展黏膜标本，保持病变原形：为了充分显示病变，避免黏膜肌层回缩，内镜医生或护士需要使用针径较小的不锈钢细针将 EMR 或 ESD 标本整块固定于泡沫塑料或橡胶板上（图 B-11）。固定黏膜标本时应该保持整个黏膜标本的平展，在标本边缘，用针将整个黏膜层（特别是黏膜肌层）均匀用力向外牵拉，使黏膜伸展固定于泡沫板上，充分暴露黏膜面的病变。黏膜伸展的程度应该和黏膜本身在相应脏器的生理状态相当，也不要过分牵拉破坏标本的完整性，进而影响后续对病变的病理组织学观察。尽可能在充分固定好的标本周围标记标本在体内的相对位置，比如口侧、肛侧、前壁、后壁等。

（2）及时固定标本，避免过度干燥：对标本处理时间的规定关系到抗原修复，影响免疫组化及分子生物学检查结果。一般来说，组织标本固定时间不应该超过 72 h，一般为 12～48 h。固定液：使用 10% 中性福尔马林固定液。固定液量：大于所固定标

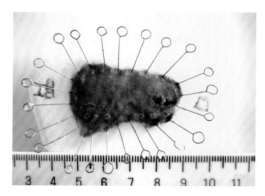

**图 B-11** 将内镜下切除的黏膜组织用细针固定、展平在泡沫板上

本体积的 10 倍。固定温度：正常室温。

（3）黏膜切除（EMR 或 ESD）标本的病理取材和照相：①根据内镜医师送检标本标记的方位（如口侧、肛侧、前壁、后壁等）将黏膜平展开，记录标本及肿瘤的大小、各方位距切缘的距离，并照相存档。②建议对福尔马林固定后的黏膜标本再用 1%～5% 碘溶液染色，显示黏膜表面不染色区域，明确病变范围，测量病变大小，辨认距离肿瘤或不染色区域最近距离的黏膜切缘，照相存档。以此切缘的切线为基准，垂直于此切线每间隔 0.3 cm 平行切开标本并照相存档，分成适宜大小的组织块，用墨汁标记切缘，记录组织块对应的方位（图 B-12）。

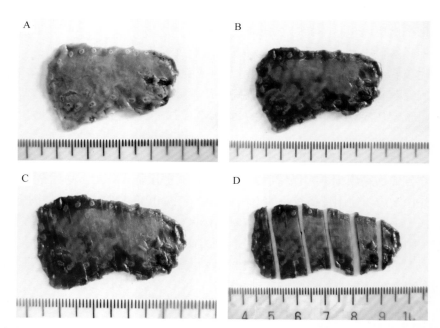

A：中性福尔马林固定后内镜黏膜下剥离（ESD）标本；B：固定后的标本用 5% 碘溶液染色，显示黏膜表面不染色区域；C：将 ESD 标本每间隔 0.3 cm 平行切开标本；D：将切开的标本分成 6 份，放置于包埋盒中脱水、浸蜡

**图 B-12** 福尔马林固定后的组织标本取材

（4）黏膜切除（EMR 或 ESD）标本的病理包埋、制片组织包埋时，应将黏膜标本按照同一空间顺序竖立包埋，确保对各方位黏膜组织全层结构的观察，如肉眼判断有困难，可借助放大镜或立体显微镜辨别黏膜方向帮助包埋。将包埋好的组织蜡块在组织切片机上切片，切片厚度为 4～5 μm。HE 染色后，在显微镜下观察（图 B-13）。

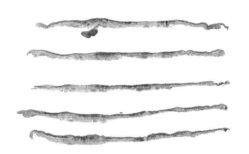

图 B-13　组织切片在显微镜下所见（HE×40）

### （三）黏膜切除（EMR 或 ESD）标本的规范化病理学报告

规范化的病理报告应该包括以下几点：

（1）标本类型、病变肉眼形态及大小；

（2）组织学分型：①癌前病变（低级别上皮内瘤变、高级别上皮内瘤变）；②高分化鳞癌、低分化鳞癌；

（3）肿瘤侵犯的深度（SM1：<200 μm）；

（4）脉管有无侵犯；

（5）黏膜标本的手术切缘状态；

（6）周围黏膜其他病变；

（7）绘制黏膜病变谱系图。

示例见图 B-14。[89]

## 六、早期食管鳞癌及癌前病变治疗后的随访

（1）在治疗后的第 1 年每 3 个月复查 1 次，后续每年复查 1 次。

（2）每次胃镜复查应予以碘染色和（或）电子染色内镜仔细观察，发现可疑病变时予以活检行病理学检查；对于仅行内镜下切除治疗的 M3、SM1 期癌，每次复查应行颈部超声检查及超声内镜检查，注意有无淋巴结肿大。

（3）对于多发食管鳞癌及食管碘染色多部位不染色者异时性食管鳞癌发生率高，建议每 6 个月复查 1 次。

（4）对于随访过程中发现病变残留或局部复发以及新发病灶，可再次予以内镜下治疗，内镜下治疗失败者可追加外科手术治疗或放化疗。

肉眼观察：（ESD切除）黏膜组织一块（大小2.5 cm×2 cm），表面见一碘不染区（Type0-Ⅱb，大小0.6 cm×0.3 cm）

镜检：

——（食管）高分化鳞状细胞癌。

——癌瘤灶性侵至黏膜下层，浸润深度80 μm（SM1）。

——水平及基底切缘干净。

——周围黏膜散在炎性细胞浸润。

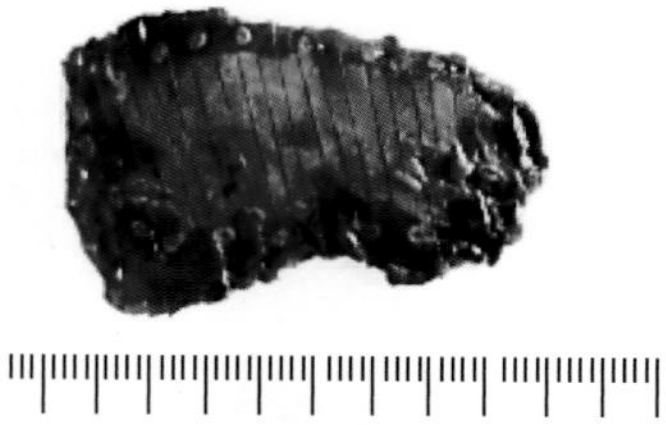

黏膜病变谱系图（蓝线代表上皮内瘤变，红线代表高分化鳞状细胞癌并浸润黏膜固有层）

**图 B-14  规范的病理报告示例**

# 附录 B-1

## 食管鳞癌高危人群社区调查问卷

访谈员姓名：____  核查人姓名：____  社区编号：____

姓名：____  调查日期：_____年___月___日

**一般情况**

1. 年龄：___（周岁）  出生日期：□□□□／□□／□□（年／月／日）

2. 性别：①男  ②女

3. 民族：①汉族  ②回族  ③满族  ④蒙古族  ⑤其他____

4. 家庭住址：_____邮编：____

5. 联系方式：固定电话：_____

　　　　　　　手机：_____

6. 户籍所在地：_____省（直辖市）

7. 本地居住时间：_____年

8. 婚姻状况：①未婚  ②已婚  ③分居  ④离异  ⑤丧偶  ⑥再婚

9. 最高教育程度：①文盲 / 半文盲 ②小学 ③初中 ④高中 / 中专 ⑤大专 ⑥本科 ⑦研究生及以上

10. 职业状况：①工人 ②农民 ③干部 ④专业技术人员 ⑤办事及行政人员 ⑥商业及服务人员 ⑦离 / 退休 ⑧伤 / 病退 ⑨其他（请注明____）

11. 劳动强度：①极轻度 ②轻度 ③中度 ④重度

12. 家庭人均月收入：①＜1200 元 ②1200～2700 元 ③2700～5000 元 ④5000～9999 元 ⑤≥10 000 元

**吸烟史**

1. 您现在吸烟吗？

① 经常吸烟（每天 1 支以上并连续吸 6 个月及以上）

② 偶尔吸烟

③ 已戒烟（停止吸烟 6 个月以上）

④ 从不吸烟

2. 吸烟的量：

① 现在____支 / 天，或每月吸烟叶____两

② 过去____支 / 天，或每月吸烟叶____两

3. 吸烟的累积时间_____年；

4. 戒烟累积时间：①＜6 个月 ②6～12 个月 ③1～3 年 ④＞3 年

5. 是否有被动吸烟？①无 ②有

6. 是否每天都在吸烟的环境停留 15 分钟以上？①是 ②否

**饮酒史**

1. 您现在喝酒吗？①经常喝（每周≥1 次） ②偶尔喝 ③已戒酒（停止喝酒＞6 个月） ④从不喝酒

2. 累积喝酒____年；

3. 戒酒____年；

4. 您常喝酒的种类和量

① 白酒，酒精度数____，____两 / 月，一年饮____月；

② 葡萄酒，酒精度数____，____两 / 月，一年饮____月；

③ 啤酒，____两 / 月，一年饮____月；

④ 其他酒类（注明种类____），____两 / 月，一年饮____月；

**饮食习惯**

1. 进食体位：①蹲位 ②坐位 ③站位

2. 烫热饮食：①是 ②否

3. 进食快：①是 ②否

4. 腌制食品：①经常　②偶尔　③否

5. 油炸食品：①经常　②偶尔　③否

6. 辣椒：①经常　②偶尔　③否

7. 霉变食品：①经常　②偶尔　③否

8. 葱、蒜：①经常　②偶尔　③否

9. 豆类食品：①经常　②偶尔　③否

10. 肉、蛋、奶类：①经常　②偶尔　③否

11. 干果：①经常　②偶尔　③否

12. 玉米（粉）：①经常　②偶尔　③否

13. 新鲜蔬菜：①经常　②偶尔　③否

14. 新鲜水果：①经常　②偶尔　③否

15. 酸菜：①经常　②偶尔　③否

16. 饮水来源：①自来水　②井水　③河水　④存储雨水　⑤桶装水

17. 长期外地居住史（半年以上）：①是　②否

**既往史**

1. 心脏病：①是　②否

2. 糖尿病：①是　②否

3. 高血压病：①是　②否

4. 慢性良性消化道病史：①是　②否

**家族肿瘤病史**

1. 与患者的关系：①父亲　②母亲　③兄弟姐妹　④儿子、女儿　⑤祖父母　⑥外祖父母
⑦其他亲属

2. 所患疾病：①食管癌　②胃癌　③结直肠癌　④小肠肿瘤　⑤其他肿瘤

**家族遗传病史**

是否有家族性遗传病史：①是　②否

疾病名称：_____

**职业相关因素暴露情况**

1. 井下作业：①否　②1～3年　③3～5年　④5～10年　⑤>10年

2. 平均井下作业时间：_____小时/周

3. 接触粉尘：①否　②1～3年　③3～5年　④5～10年　⑤>10年

4. 接触有害气体：①否　②1～3年　③3～5年　④5～10年　⑤>10年

**参与制订本共识意见的专家名单（按姓氏汉语拼音排序）：陈东风（第三军医**

大学大坪医院消化内科）；陈光勇（首都医科大学附属北京友谊医院病理科）；陈旻湖（中山大学附属第一医院消化内科）；陈卫刚（石河子大学医学院第一附属医院消化内科）；房静远（上海交通大学医学院附属仁济医院消化内科）；戈之铮（上海交通大学医学院附属仁济医院消化内科）；郭强（云南省第一人民医院消化内科）；韩树堂（江苏省中医院消化内科）；郝建宇（首都医科大学附属北京朝阳医院消化内科）；黄晓俊（兰州大学第二医院消化内科）；冀明（首都医科大学附属北京友谊医院消化内科）；纪小龙（武警总医院病理科）；李鹏（首都医科大学附属北京友谊医院消化内科）；李文（天津市人民医院内镜中心）；李延青（山东大学齐鲁医院消化内科）；李增山（第四军医大学西京医院病理科）；李兆申（上海长海医院消化内科）；令狐恩强（解放军总医院消化内科）；刘思德（南方医科大学南方医院消化内科）；刘勇（江西省人民医院病理科）；梅浙川（重庆医科大学附属第二医院消化内科）；年卫东（北京大学第一医院普外科）；施瑞华（东南大学附属中大医院消化内科）；孙明军（中国医科大学附属第一医院消化内科）；王邦茂（天津医科大学总医院消化内科）；王学红（青海大学附属医院消化内科）；王拥军（首都医科大学附属北京友谊医院消化内科）；杨爱明（北京协和医院消化内科）；杨云生（解放军总医院消化内科）；于红刚（武汉大学人民医院消化内科）；于中麟（首都医科大学附属北京友谊医院消化内科）；张澍田（首都医科大学附属北京友谊医院消化内科）；周丽雅（北京大学第三医院消化内科）；周炜询（北京协和医院病理科）；邹晓平（南京大学医学院附属鼓楼医院消化内科）。

执笔人：李鹏（首都医科大学附属北京友谊医院消化内科）；王拥军（首都医科大学附属北京友谊医院消化内科）；陈光勇（首都医科大学附属北京友谊医院病理科）；许昌芹（山东大学附属省立医院消化内科）。

## 参 考 文 献

［1］ MONTGOMERY E A. Esophageal cancer//STEWART B W, WILD C P. World cancer report 2014 [M]. Lyon: International Agency for Research on Cancer, 2014: 374-382.

［2］ 赫捷, 邵康. 中国食管癌流行病学现状、诊疗现状及未来对策 [J]. 中国癌症杂志, 2011, 21 (7): 501-504.

［3］ 王国清. 食管癌高发现场早诊早治 30 年临床研究经验 [J]. 中国医学科学院学报, 2001, 23 (1): 69-72.

［4］ 张蕾, 郝长清, 赵德利, 等. 早期食管癌及其癌前病变食管黏膜切除术 [J]. 中国消化内镜, 2007, 1 (1): 4-6.

［5］ 王贵齐, 魏文强, 郝长青, 等. 内镜下应用氩离子血浆凝固术治疗早期食管癌及其癌前病变的临床研究 [J]. 中华消化内镜杂志, 2004, 21 (6): 365.

［6］ GUINDI M, RIDDELL R H. The pathology of epithelial pre-malignancy of the gastrointestinal tract [J]. Best Pract Res Clin Gastroenterol, 2001, 15 (2): 191-210.

［7］ SHIMIZU M, NAGATA K, YAMAGUCHI H, et al. Squamous intraepithelial neoplasia of the esophagus: past, present, and future [J]. J Gastroenterol, 2009, 44 (2): 103-112.

[ 8 ] JAPANESE SOCIETY FOR ESOPHAGEAL DISEASES. Guidelines for the clinical and pathologic studies on carcinoma of the esophagus [M]. 9th ed. Tokyo: Kanehara, 1999.

[ 9 ] SEPESI B, WATSON T J, ZHOU D, et al. Are endoscopic therapies appropriate for superficial submucosal esophageal adenocarcinoma?an analysis of esophagectomy specimens [J]. J Am Surg, 2010, 210 (4): 418-427.

[ 10 ] H' LSCHER A H, BOLLSCHWEILER E, SCHRÖDER W, et al. Prognostic impact of upper, middle, and lower third mucosal or submucosal infiltration in early esophageal cancer [J]. Ann Surg, 2011, 254 (5): 802-807.

[ 11 ] SHIMIZU M, ZANINOTTO G, NAGATA K, et al. Esophageal squamous cell carcinoma with special reference to its early stage [J]. Best Pract Res Clin Gastroenterol, 2013, 27 (2): 171-186.

[ 12 ] SCHLEMPER R J, RIDDELL R H, KATO Y, et al. The Vienna classifycation of gastrointestinal epithelial neoplasia [J]. Gut, 2000, 47 (2): 251-255.

[ 13 ] JAPAN ESOPHAGEAL SOCIETY. Japanese classification of esophageal cancer, tenth edition: part 1 [J]. Esophagus, 2009 (1): 1-25.

[ 14 ] PARTICIPANTS IN THE PARIS WORKSHOP. The Paris endoscopic classifycation of superficial neoplastic lesions: esophagus, stomach, and colon: November 30 to December 1, 2002 [J]. Gastrointest Endosc, 2003, 58 (6 Suppl): 3-43.

[ 15 ] FAN Y J, SONG X, LI J L, et al. Esophageal and gastric cardia cancers on 4238 Chinese patients residing in municipal and rural regions: a histopathological comparison during 24-year period [J]. World J Surg, 2008, 32 (9): 1980-1988.

[ 16 ] 邹小农. 食管癌流行病学 [J]. 中华肿瘤防治杂志, 2006, 13 (18): 18.

[ 17 ] 陈洁君, 周余春, 刘红建, 等. 江苏省泰兴市 2003—2010 年食管癌发病趋势分析 [J]. 复旦学报 ( 医学版), 2014, 41 (1): 22-26.

[ 18 ] WANG X, FAN J C, WANG A R, et al. Epidemiology of esophageal cancer in Yanting-regional report of a national screening programme in China [J]. Asian Pac J Cancer Prev, 2013, 14 (4): 2429-2432.

[ 19 ] 王国清, 魏文强, 乔友林. 食管癌筛查和早诊早治的实践与经验 [J]. 中国肿瘤, 2010, 19 (1): 4-8.

[ 20 ] LU Y F, LIU Z C, LI Z H, et al. Esophageal/gastric cancer screening in high-risk populations in Henan province, China [J]. Asian Pac J Cancer Prev, 2014, 15 (3): 1419-1422.

[ 21 ] LIU S Z, WANG B, ZHANG F, et al. Incidence, survival and prevalence of esophageal and gastric cancer in LinZhou city from 2003 to 2009 [J]. Asian Pac J Cancer Prev, 2013, 14 (10): 6031-6034.

[ 22 ] 韩书婧, 魏文强, 张澍田, 等. 食管癌高发地区人群危险因素的调查研究 [J]. 中国全科医学, 2012, 15 (32): 3745-3748.

[ 23 ] 刘佳, 李鹏, 张澍田, 等. 河北省武安市居民吸烟及饮酒与食管黏膜低级别瘤变发病关系的病例对照研究 [J]. 首都医科大学学报, 2010, 31 (3): 335.

[ 24 ] FREEDMAN N D, ABNET C C, LEITZMANN M F, et al. A prospective study of tobacco, alcohol, and the risk of esophageal and gastric cancer subtypes [J]. Am J Epidemiol, 2007, 165 (12): 1424-1433.

[ 25 ] YOKOYAMA A, OHMORI T, MAKUUCHI H, et al. Successful screening for early esophageal cancer in alcoholics using endoscopy and mucosa iodine staining [J]. Cancer, 1995, 76 (6): 928-934.

[ 26 ] ENDO M, TAKESHITA K, YOSHIDA M. How can we diagnose the early stage of esophageal cancer?Endoscopic diagnosis [J]. Endoscopy, 1986, 18 (Suppl 3): 11-18.

［27］ MUTO M. Endoscopic diagnostic strategy of superficial esophageal squamous cell carcinoma [J]. Dig Endosc, 2013, 25 (Suppl 1): 1-6.

［28］ 张永贞, 王新正, 张铭, 等. 食管癌高发区内镜碘染色筛查食管癌／贲门癌的 5 年结果分析 [J]. 中国肿瘤, 2012, 21 (1): 32-34.

［29］ 王中琼, 祝德, 谭礼让, 等. 四川省巴中市 2010—2013 年居民食管癌筛查结果分析 [J]. 肿瘤预防与治疗, 2014, 27 (2): 81-84.

［30］ LOPES A B, FAGUNDES R B. Esophageal squamous cell carcinoma-precursor lesions and early diagnosis [J]. World J Gastrointest Endosc, 2012, 4 (1): 9-16.

［31］ OHMORI T, YOKOYAMA A. Clinical usefulness of pink-color sign (Japanese) [J]. Gastroenterol Endosc, 2001, 43 (suppl 2): 1613.

［32］ SHIMIZU Y, OMORI T, YOKOYAMA A, et al. Endoscopic diagnosis of early squamous neoplasia of the esophagus with iodine staining: high-grade intraepithelial neoplasia turns pink within a few minutes [J]. J Gastroenterol Hepatol, 2008, 23 (4): 546-550.

［33］ MUTO M, MINASHI K, YANO T, et al. Early detection of superficial squamous cell carcinoma in the head and neck region and esophagus by narrow band imaging: a multicenter randomized controlled trial [J]. J Clin Oncol, 2010, 28 (9): 1566-1572.

［34］ YOKOYAMA A, ICHIMASA K, ISHIGURO T, et al. Is it proper to use non-magnified narrow-band imaging for esophageal neoplasia screening? Japanese single-center, prospective study [J]. Dig Endosc, 2012, 24 (6): 412-418.

［35］ UEDO N, FUJISHIRO M, GODA K, et al. Role of narrow band imaging for diagnosis of early-stage esophagogastric cancer: current consensus of experienced endoscopists in Asia-Pacific region [J]. Dig Endosc, 2011, 23 (Suppl 1): 58-71.

［36］ KODAMA M, KAKEGAWA T. Treatment of superficial cancer of the esophagus: a summary of responses to a questionnaire on superficial cancer of the esophagus in Japan [J]. Surgery, 1998, 123 (4): 432-439.

［37］ BRODMERKEL G J. Schiller's test: an aid in esophagoendoscopic diagnosis [J]. Gastroenterology, 1971 (60): 813-821.

［38］ SANO M, OKUDA S, TAMURA H, et al. Esophagoendoscopy using Lugol's staining: diagnosis of esophageal cancer [A]//TAKEMOTO T, KAWAI K, IDA K. Chromoendoscopy for the gastrointestinal cancer [M]. Tokyo: Igaku Shoin, 1978: 13-24.

［39］ MORI M, ADACHI Y, MATSUSHIMA T, et al. Lugol staining pattern and histology of esophageal lesions [J]. Am J Gastroenterol, 1993, 88 (5): 701-705.

［40］ ISHIHARA R, YAMADA T, IISHI H, et al. Quantitative analysis of the color change after iodine staining for diagnosing esophageal high-grade intraepithelial neoplasia and invasive cancer [J]. Gastrointest Endos, 2009, 69 (2): 213-218.

［41］ INOUE H. Magnifying endoscopic diagnosis of tissue atypia and cancer invasion depth in the area of pharyngo-esophageal squamous epithelium by NBI enhanced magnification image: IPCL pattern classification [M]//COHEN J. Advanced digestive endoscopy: comprehensive atlas of high resolution endoscopy and narrow band imaging. Malden: Blackwell, 2007: 49-66.

［42］ XUE H, GONG S, SHEN Y, et al. The learning effect of a training programme on the diagnosis of esophageal lesions by narrow band imaging magnification among endoscopists of varying experience [J]. Dig Liver Dis, 2014, 46 (7): 609-615.

[43] GODA K, TAJIRI H, IKEGAMI M, et al. Magnifying endoscopy with narrow band imaging for predicting the invasion depth of superficial esophageal squamous cell carcinoma [J]. Dis Esophagus, 2009, 22 (5): 453-460.

[44] INOUE H, ISHIGAKI T, MISAWA M, et al. NBI magnifying endoscopic diagnosis for superficial esophageal cancer [J]. Stomach and Intestine, 2011 (46): 664-675.

[45] ARIMA M, TADA M, ARIMA H. Evaluation of microvascular patterns of esophageal cancers by magnifying endoscopy [J]. Esophagus, 2005 (2): 191-197.

[46] OYAMA T, ISHIHARA R, TAKEUCHI M, et al. Usefulness of Japan Esophageal Society classification of magnified endoscopy for the diagnosis of superficial esophageal squamous cell carcinoma [J]. Gastrointest Endosc, 2012, 75 (Suppl 1): 456.

[47] SANTI G E, INOUE H, IKEDA H, et al. Microvascular caliber changes in intramucosal and submucosally invasive esophageal cancer [J]. Endoscopy, 2013, 45 (7): 585-588.

[48] MINAMI H, INOUE H, IKEDA H, et al. Usefulness of background coloration in detection of esophago-pharyngeal lesions using NBI magnification [J]. Gastroenterol Res Pract, 2012, 2012: 529782.

[49] ISHIHARA R, INOUE T, UEDO N, et al. Significance of each narrow-band imaging finding in diagnosing squamous mucosal high-grade neoplasia of the esophagus [J]. J Gastroenterol Hepatol, 2010, 25 (8): 1410-1415.

[50] MINAMI H, ISOMOTO H, INOUE H, et al. Significance of background coloration in endoscopic detection of early esophageal squamous cell carcinoma [J]. Digestion, 2014, 89 (1): 6-11.

[51] KANZAKI H, ISHIHARA R, ISHIGURO S, et al. Histological features responsible for brownish epithelium in squamous neoplasia of the esophagus by narrow band imaging [J]. J Gastroenterol Hepatol, 2013, 28 (2): 274-278.

[52] PECH O, MAY A, GÜNTER E, et al. The impact of endoscopic ultrasound and computed tomography on the TNM staging of early cancer in Barrett's esophagus [J]. Am J Gastroenterol, 2006, 101 (10): 2223-2239.

[53] PECH O L, GÜNTER E, DUSEMUND F, et al. Accuracy of endoscopic ultrasound in preoperative staging of esophageal cancer: results from a referral center for early esophageal cancer [J]. Endoscopy, 2010, 42 (6): 456-461.

[54] POUW R E, HELDOORN N, ALVAREZ HERRERO L, et al. Do we still need EUS in the workup of patients with early esophageal neoplasia? a retrospective analysis of 131 cases [J]. Gastrointest Endosc, 2011, 73 (4): 662-668.

[55] CHEMALY M, SCALONE O, DURIVAGE G, et al. Miniprobe EUS in the pretherapeutic assessment of early esophageal neoplasia [J]. Endoscopy, 2008, 40 (1): 2-6.

[56] BUSKENS CJ, WESTERTERP M, LAHARDE S M, et al. Prediction of appropriateness of local endoscopic treatment for high-grade dysplasia and early adenocarcinoma by EUS and histopathologic features [J]. Gastrointest Endos, 2004, 60 (5): 703-710.

[57] PECH O, GÜNTER E, DUSEMUND F, et al. Value of high-frequency miniprobes and conventional radial endoscopic ultrasound in the staging of early Barrett's carcinoma [J]. Endoscopy, 2010, 42 (2): 98-103.

[58] SCOTINIOTIS I A, KOCHMAN M I, Lewis J D, et al. Accuracy of EUS in the evaluation of Barrett's esophagus and high-grade dysplasia or intramucosal carcinoma [J]. Gastrointest Endosc, 2001, 54 (6):

689-696.

［59］MAY A, GÜNTER E, ROTH F, et al. Accuracy of staging in early esophageal cancer using high resolution endoscopy and high resolution endosonography: a comparative, prospective, and blinded trial [J]. Gut, 2004, 53 (5): 634-640.

［60］LARGHI A, LIGHTDALE C J, MEMEO L, et al. EUS followed by EMR for staging of high-grade dysplasia and early cancer in Barrett's esophagus [J]. Gastrointest Endosc, 2005, 62 (1): 16-23.

［61］ESAKI M, MATSUMOTO T, MORIYAMA T, et al. Probe EUS for the diagnosis of invasion depth in superficial esophageal cancer: a comparison between a jelly-filled method and a water-filled balloon method [J]. Gastrointest Endosc, 2006, 63 (3): 389-395.

［62］CHEMALY M, SCALONE O, DURIVAGE G, et al. Miniprobe EUS in the pretherapeutic assessment of early esophageal neoplasia [J]. Endoscopy, 2008, 40 (1): 2-6.

［63］RAMPADO S, BOCUS P, BATTAGLIA G, et al. Endoscopic ultrasound: accuracy in staging superficial carcinomas of the esophagus [J]. Ann Thorac Surg, 2008, 85 (1): 251-256.

［64］VAZQUEZ-SEQUEIROS E, NORTONI D, CLAIN J E, et al. Impact of EUS-guided fine-needle aspiration on lymph node staging in patients with esophageal carcinoma [J]. Gastrointest Endosc, 2001, 53 (7): 751-757.

［65］VANVLIET E P, HEIJENBROK. KAL M H, HUNINK M G, et al. Staging investigations for esophageal cancer: a meta-analysis [J]. Br J Cancer, 2008, 98 (3): 547-557.

［66］FOLEY K G, LEWIS W G, FIELDING P, et al. N-staging of esophageal and junctional carcinoma: is there still a role for EUS in patients staged N0 at PET/CT? [J]. Clin Radiol, 2014, 69 (9): 959-964.

［67］SOBIN L H, GOSPODAROWICZ M K, WITTEKIND C H. UICC TNM classification of malignant tumours [M]. 7th ed. New York: Wiley, 2009.

［68］TWINE C P, ROBERTS S A, LEWIS W G, et al. Prognostic significance of endoluminal ultrasound-defined disease length and tumor volume (EDTV) for patients with the diagnosis of esophageal cancer [J]. Surg Endosc, 2010, 24 (4): 870-878.

［69］AJANI J A, D'AMICO T A, ALMHANNA K, et al. Esophageal and esophagogastric junction cancers, version 1. 2015 [J]. J Natl Compr Canc Netw, 2015, 13 (2): 194-227.

［70］EVANS J A, EARLY D S, et al. The role of endoscopy in the assessment and treatment of esophageal cancer [J]. Gastrointest Endosc, 2013, 77 (3): 328-334.

［71］VAN VLIET E P, HEIJENBROK. KAL M H, HUNINK M G, et al. Staging investigations for esophageal cancer: a meta-analysis [J]. Br J Cancer, 2008, 98 (3): 547-557.

［72］PRASAD G A, WU T T, WIGLE D A, et al. Endoscopic and surgical treatment of mucosal (T1a) esophageal adenocarcinoma in Barrett's esophagus [J]. Gastroenterology, 2009, 137 (3): 815.

［73］SEPESI B, WATSON T J, ZHOU D, et al. Are endoscopic therapies appropriate for superficial submucosal esophageal adenocarcinoma? an analysis of esophagectomy specimens [J]. J Am Coll Surg, 2010, 210 (4): 418-427.

［74］KODAMA M, KAKEGAWA T. Treatment of superficial cancer of the esophagus: a summary of responses to a questionnaire on superficial cancer of the esophagus in Japan [J]. Surgery, 1998, 123 (4): 432-439.

［75］EGUCHI T, NAKANISHI Y, SHIMODA T, et al. Histopathological criteria for additional treatment after endoscopic mucosal resection for esophageal cancer: analysis of 464 surgically resected cases [J]. Mod Pathol, 2006, 19 (3): 475-480.

［76］ HÖLSCHER A H, BOLLSCHWEILER E, SCHRÖDER W, et al. Prognostic impact of upper, middle, and lower third mucosal or submucosal infiltration in early esophageal cancer [J]. Ann surg, 2011, 254 (5): 802-807.

［77］ 小山恒男. 第 46 回食道色素研究会アケート調査報告—転移のあった M3. SM1 食道癌の特征 [J]. 胃と腸, 2002 (37): 71-74.

［78］ SHI Q, JU H, YAO L Q, et al. Risk factors for postoperative Stricture after endoscopic submucosal dissection for superficial esophageal carcinoma [J]. Endoscopy, 2014, 46 (8): 640-644.

［79］ OTHMAN M O, WALLACE M B. Endoscopic mucosal resection (EMR) and endoscopic submucosal dissection (ESD) in 2011, a western perspective [J]. Clin Res Hepatol Gastroenterol, 2011, 35 (4): 288-294.

［80］ KATADA C, MUTO M, MOMMA K, et al. Clinical outcome after endoscopic mucosal resection for esophageal squamous cell carcinoma invading the muscularis mucosae—a multicenter retrospective cohort study [J]. Endoscopy, 2007, 39 (9): 779-783.

［81］ CIOCIRLAN M, LAPALUS M G, HERVIEU V, et al. Endoscopic mucosal resection for squamous premalignant and early malignant lesions of the esophagus [J]. Endoscopy, 2007, 39 (1): 24-29.

［82］ PECH O, MAY A, GOSSNER L, et al. Curative endoscopic therapy in patients with early esophageal squamous-cell carcinoma or high-grade intraepithelial neoplasia [J]. Endoscopy, 2007, 39 (1): 30-35.

［83］ ONO S, FUJISHIRO M, NIIMI K, et al. Long-term outcomes of endoscopic submucosal dissection for superficial esophageal squamous cell neoplasms [J]. Gastrointest Endosc, 2009, 70 (5): 860-866.

［84］ NONAKA K, ARAI S, ISHIKAWA K, et al. Short term results of endoscopic submucosal dissection in superficial esophageal squamous cell neoplasms [J]. World J Gastrointest Endosc, 2010, 2 (2): 69-74.

［85］ TAMIYA Y, NAKAHARA K, KOMINATO K, et al. Pneumomediastinum is a frequent but minor complication during esophageal endoscopic submucosal dissection [J]. Endoscopy, 2010, 42 (1): 8-14.

［86］ SATO H, INOUE H, KOBAYASHI Y, et al. Control of severe strictures after circumferential endoscopic submucosal dissection for esophageal carcinoma: oral steroid therapy with balloon dilation or balloon dilation alone [J]. Gastrointest Endosc, 2013, 78 (2): 250-257.

［87］ ORIVE-CALZADA A, BERNAL-MARTINEZ A, NAVAJAS-LABOA M, et al. Efficacy of intralesional corticosteroid injection in endoscopic treatment of esophageal strictures [J]. Surg Laparosc Endosc Percutan Tech, 2012, 22 (6): 518-522.

［88］ MORI H, RAFIQ K, KOBARA H, et al. Steroid permeation into the artificial ulcer by combined steroid gel application and balloon dilatation: prevention of esophageal stricture [J]. J Gastroenterol Hepatol, 2013, 28 (6): 999-1003.

［89］ 日本消化内镜学会. 消化内镜指南［M］. 汪旭, 译. 3 版. 沈阳: 辽宁科学技术出版社, 2014.

# 附录 C　中国早期食管癌及癌前病变筛查专家共识意见（2019 年，新乡）

国家消化内镜专业质控中心　国家消化系统疾病临床医学研究中心（上海）
国家消化道早癌防治中心联盟　中国医师协会内镜医师分会
中华医学会消化内镜学分会　中华医学会健康管理学分会
中国抗癌协会肿瘤内镜学专业委员会

食管癌（esophageal cancer，EC）是起源于食管黏膜上皮的恶性肿瘤，病理类型包括鳞癌、腺癌等，是常见消化道恶性肿瘤之一[1]。2018 年全球食管癌发病率在恶性肿瘤中居第 7 位（6.3/100 000），死亡率居第 6 位（5.5/100 000）。食管癌的发病率及发病模式在不同国家、地区之间差异显著，东亚地区发病率最高，可达世界平均水平近 2 倍（12.2/100 000），病理类型以鳞癌为主；而欧美等相对低发区病理类型则以腺癌为主。我国为食管癌高发国家，2018 年流行病学数据显示，我国食管癌发病率（13.9/100 000）和死亡率（12.7/100 000）在恶性肿瘤中分别居第 5 位和第 4 位，我国新发病例和死亡病例分别占全球总数的 53.7% 和 55.7%[2]。

早期食管癌及癌前病变大部分可通过内镜下微创治疗达到根治效果，5 年生存率可达 95%。中晚期食管癌患者生存质量差，预后差，总体 5 年生存率不足 20%[3,4]。我国食管癌早诊率目前仍处于较低水平，因早期食管癌缺乏典型的临床症状，大多数患者是因进行性吞咽困难或发生转移性症状后就诊而发现，此时肿瘤往往已达中晚期。英国、美国胃肠病学会针对巴雷特食管和食管腺癌的筛查和监视制定了一系列指南[5,6]，目前国外尚无针对以鳞癌为主的高发地区的早期食管癌及癌前病变筛查的指南共识。

为提高我国食管癌早诊早治水平，改善我国食管癌高发病率、高死亡率现状，探索有中国特色的食管癌筛查策略，我国多个学会先后制定发布了《中国早期食管癌筛查及内镜诊治专家共识意见（2014 年，北京）》[7]《中国早期食管鳞状细胞癌及癌前病变筛查与诊治共识（2015 年，北京）》[8] 和《中国巴雷特食管及其早期腺癌筛查与诊治共识（2017 年，万宁）》[9]。上述共识意见发布以来，食管癌及癌前病变筛查的受重视程度进一步提高，国内外学者开展了一系列高质量研究，筛查技术手段不断进步。为进一步优化完善我国食管癌筛查策略，我们对近年国内外相关研究进展进行了总结，在前几版共识意见基础上，结合我国实际情况，制定了《中国早期食管癌及癌前病变筛查专家共识意见（2019 年，新乡）》。

本共识意见基于"推荐等级的评估、制定与评价（the grading of recommendations assessment，development and evaluation，GRADE）系统"[10] 评估证据质量和推荐强度，证据质量分为高质量、中等质量、低质量和很低质量 4 个等级，推荐强度分为强推荐和弱推荐 2 个等级，针对筛查人群、筛查目标、筛查流程、初筛方法和内镜筛查 5 个方面的问题，提供了 16 项推荐意见，并对推荐意见所基于的证据进行了综述。

# 一、筛 查 人 群

［推荐 1］ **推荐 40 岁为食管癌筛查起始年龄，至 75 岁或预期寿命小于 5 年时终止筛查。**（推荐强度：强推荐；证据质量：中等质量）

［推荐 2］ **对于符合筛查年龄的人群，推荐合并下列任一项危险因素者为筛查目标人群：（1）出生或长期居住于食管癌高发地区；（2）一级亲属有食管癌病史；（3）本人患有食管癌前疾病或癌前病变；（4）本人有头颈部肿瘤病史；（5）合并其他食管癌高危因素：热烫饮食、饮酒（≥15 g/d）、吸烟、进食过快、室内空气污染、牙齿缺失等。**（推荐强度：强推荐；证据质量：中等质量）

目前国外尚无指南对以鳞癌为主的食管癌高发区筛查目标人群进行界定。《中国早期食管癌筛查及内镜诊治专家共识意见（2014 年，北京）》[7] 推荐 40 岁以上合并食管癌高危因素人群为筛查目标人群。《中国早期食管鳞状细胞癌及癌前病变筛查与诊治共识（2015 年，北京）》[8] 推荐在全体无症状成年人群初筛的基础上确立食管癌不同风险人群，分别给予不同的筛查方案，将 55～74 岁一般风险人群、40～74 岁高风险人群以及家族史不详人群作为内镜筛查目标人群。

我国部分食管癌高发地区已经开展了区域性筛查计划及相关研究，并已取得一定成效。磁县[11]、林州[12]、盐亭[13] 等地区均以 40 岁为筛查起始年龄。Wei 等[11] 在河北磁县以自然村为单位，以 40～69 岁常驻居民为目标人群，将来自 14 个自然村的 3319 名居民纳入筛查组，进行 1 次包括食管碘染的上消化道内镜检查，对检出的重度异型增生及黏膜内癌进行内镜下治疗，对进展期癌进行手术或放化疗；将来自另外 10 个自然村的 797 名居民纳入对照组，不进行筛查。上述人群的 10 年随访结果显示，筛查组较对照组食管癌累积死亡率（3.35% 比 5.50%，$p<0.001$）和累积发病率（4.17% 比 5.92%，$p<0.001$）均显著下降。卫生经济学评价显示，以 40 岁为起始年龄的 1 次内镜筛查法符合成本 - 效果原则，45 岁起始筛查可能挽救更多生命年[11]，但目前尚无充分证据将筛查起始年龄上调至 45 岁。在河南滑县开展的中国食管癌内镜筛查（endoscopic screening for esophageal cancer in China，ESECC）项目是该领域首个基于人群的随机对照研究，筛查组对 45～70 岁人群开展 1 次内镜筛查法，初步结果显示食管癌早期诊断率可达 69.9%[15]。该研究始于 2012 年，目前随访仍在进行，尚未公布筛查组与对照组食管癌累积发病率、死亡率数据。

我国食管癌发病率地区差异性显著，高发区与周边的相对低发区形成鲜明对比，构成我国食管癌最典型的流行病学特征[16-18]。食管癌最密集区域位于河北、河南、山西三省交界的太行山南侧，尤以磁县最高，年龄标化发病率超过 100/10 000；在秦岭、大别山、川北、闽粤、苏北、新疆等地也有相对集中的高发区。即使相邻县区，食管癌发病率也可能存在巨大差异，因此建议以县级行政区为单位界定食管癌高发地区，年龄标化发病率大于 15/100 000 为高发地区，年龄标化发病率大于 50/100 000 为极高发地区。

某些特殊人群食管癌风险显著增高，应列入筛查目标人群：

（1）食管癌家族史人群[19]。我国食管癌高发地区存在明显的家族聚集现象，可能与患者具有共同的遗传背景相关，也可能与患者及家属共同暴露于特定的环境因素相关。食管鳞癌发生、发展的确切机制尚未阐明，可能与食管鳞癌患者部分染色体、基因异常有关。最新研究发现了多个食管鳞癌易感位点，这些位点的多态性与饮酒协同作用，直接影响食管鳞癌的发生[20]。

（2）食管癌前疾病与癌前病变人群。食管癌前疾病指与食管癌相关并有一定癌变率的良性疾病，包括慢性食管炎、巴雷特食管、食管白斑症、食管憩室、贲门失弛缓症、反流性食管炎、各种原因导致的食管良性狭窄等[7]。癌前病变指已证实与食管癌发生密切相关的病理变化，食管鳞状上皮内瘤变（异型增生）与鳞癌发生密切相关，属癌前病变[21]，巴雷特食管相关上皮内瘤变（异型增生）则是腺癌的癌前病变[22]。

（3）头颈部肿瘤病史人群。头颈部肿瘤（口腔癌、鼻咽癌和下咽癌等）患者食管鳞癌发病风险显著增高[23]，内镜筛查研究显示：头颈部肿瘤患者食管鳞癌及重度异型增生检出率可达 10%～15%[24-27]，内镜食管癌筛查可显著提高该类患者 5 年生存率[28]。

国内外食管鳞癌高发区高质量流行病学现场研究已得出多种与食管癌发病率增加相关的人口学、生活习惯和环境因素。Wei 等[29] 基于 720 名林州居民的调查得出以下结论：收缩压增高、室内空气污染、牙齿丢失 ≥4 颗和家庭收入低等因素为食管鳞状上皮异型增生的独立危险因素。一项纳入中国 10 个地区 456 155 人的队列研究（平均 9.2 年的随访）得出以下结论：摄入热茶是食管癌发病的独立风险因素，并与饮酒（≥15 g/d）和吸烟存在正交互作用[30]。ESECC 研究初步结果显示：低体重指数、进食过快和经常食用剩饭为食管鳞癌及重度异型增生的危险因素[15]。来自伊朗食管癌高发区 50 045 名居民的队列研究结果显示：吸烟、饮用热茶、摄入水果蔬菜过少、牙齿缺失、室内空气污染和无自来水供应为食管鳞癌的危险因素[31]。

# 二、筛 查 目 标

[推荐 3]　推荐将早期食管癌及上皮内瘤变（或异型增生）作为主要筛查目标。（推荐强度：强推荐；证据质量：中等质量）

食管癌筛查的主要目的是降低其人群死亡率和发病率，因此应将早期食管癌和高危癌前病变作为筛查的主要目标。食管癌的发生、发展符合从上皮内瘤变（异型增生）到浸润性癌的一般过程。世界卫生组织（WHO）肿瘤组织学分类（2000 年第 3 版）将上皮内瘤变的概念引入胃肠道癌前病变和早期癌的诊断，拟代替异型增生（dysplasia）等名称。低级别上皮内瘤变（low-grade intraepithelial neoplasia, LGIN）相当于轻、中度异型增生，高级别上皮内瘤变（high-grade intraepithelial neoplasia，HGIN）则相当于重度异型增生及原位癌[32]。部分中国病理学家仍主张将食管鳞癌的癌前病变分为轻、中、重度异型增生三级，建议病理报告中同时列出两种分级标准的诊断结论[7]。一项来自我国林州 682 例受试者的队列研究结果显示，在 13.5 年的随访中，正常食管鳞状上皮和鳞状上皮轻、中、重度异型增生癌变率分别为 8%、24%、50% 和 74%，轻度（RR＝2.9，95% CI：1.6～5.2）、中度（RR＝9.8，95% CI：5.3～18.3）、重度（RR＝28.3，95% CI：15.3～52.3）异型增生均显著提高食管癌发病风险，但重度异型增生者癌变风险明显高于轻、中度异型增生者[21]。该研究在我国食管癌极高发地区开展，黏膜活检正常人群在 13.5 年随访中也有较高的癌变率，其他相对低发地区癌变风险可能低于上述结果。

# 三、筛 查 流 程

[推荐 4] 在食管癌极高发地区，对筛查目标人群，推荐每 5 年进行 1 次内镜普查。在其他地区，推荐对目标人群进行食管癌风险分层初筛，对高危个体每 5 年进行 1 次内镜筛查。（推荐强度：强推荐；证据质量：中等质量）

[推荐 5] 以群体普查与机会性筛查相结合的方式进行食管癌筛查。（推荐强度：强推荐；证据质量：极低质量）

[推荐 6] 对筛查发现的低级别上皮内瘤变（轻、中度异型增生），病变直径大于 1 cm 或合并多重食管癌危险因素者，建议每 1 年进行 1 次内镜随访，其余患者可 2～3 年进行 1 次内镜随访。（推荐强度：强推荐；证据质量：低质量）

[推荐 7] 对筛查发现的高级别上皮内瘤变（中度以上异型增生）、早期食管癌及进展期食管癌，应依据相应指南给予标准治疗。（推荐强度：强推荐；证据质量：高质量）

前文已述，我国极高发地区（河北磁县）40～69 岁人群终生 1 次内镜筛查法可显著降低食管癌累积死亡率和发病率，并符合卫生经济学的成本 - 效果原则[14]，这是目前国际上唯一有高质量证据支持的食管癌人群筛查策略。在极高发地区，内镜联合碘染指示性活检结果显示正常的筛查目标人群在 13.5 年随访期间也有 8% 的癌变率[21]，这提示首次筛查阴性人群间隔一段时间后进行重复内镜筛查的必要性。基于极高发地区数据的卫生经济学模型研究显示[33]：40～70 岁每 10 年 1 次内镜筛查和 40～70 岁每 5 年 1 次内镜筛查具有最高且相同的效益成本比（benefit to cost ratio，BCR），10 年 1 次的筛查策略投入更低，5 年 1 次的筛查策略带来的效益和挽救的生命年则更多。考虑到人口基数、财政投入、内镜设备及内镜医师可及性等问题，建议极高发地区目标人群开展 5 年 1 次的内镜普查筛查，部分经济欠发达、医疗资源匮乏的高发地区也可开展 10 年 1 次的内镜普查筛查。上述时间间隔也适用于其他地区高危人群的内镜筛查。

目前国家已在多个食管癌极高发地区开展目标人群的内镜普查，结果显示其具有较高的食管癌及高级别癌前病变检出率，且符合成本 - 效果原则。河南林州、济源、辉县、偃师、内乡、鹤壁和浚县 7 地的 36 154 名 40～69 岁常驻居民食管癌及中度以上异型增生的检出率合计达 3.84%[34]；四川盐亭 15 065 名居民上述病变检出率合计达 2.46%[13]；河南滑县 15 299 名居民的检出率达 1.31%[15]。因此，对于我国食管癌极高发地区，建议开展目标人群的内镜普查。对于其他食管癌相对低发地区，人群普查需要耗费巨大医疗及社会资源，筛查难以实现而且效率低下，因此建议机会性筛查与人群普查相结合；同时需建立可靠易行的适用于人群和个体的食管癌风险评估方法，在内镜筛查前通过初筛鉴定出真正的高风险人群，在尽量减少漏诊的情况下提高内镜筛查检出率和筛查效率。

目前对鳞状上皮 LGIN 的病理本质、临床转归和随访策略的研究仍不十分充分。河南林州的 76 例鳞状上皮 LGIN 患者在 13.5 年的随访中有 18 人进展为食管癌（23.7%）[21]。华西医院对 201 位 LGIN 患者的随访研究结果显示，随访中 58.2%（117/201）的患者的病变达到病理逆转［包括 24.9%（50/201）的病变完全消失］，其中原病变最大径≤1 cm 者占 60.7%；28.9%（58/201）病变病理结局无变化，仍为 LGIN；12.9%（26/201）进展为高级别上皮内瘤变或浸润性癌，其中最大径>1 cm 者占 73.1%（19/26）。因此，LGIN 进展为高级别病变的比例较低，且与病灶最大径具有相关性[35]。文献检索未见有关鳞状上皮 LGIN 内镜随访周期的研究，《中国早期食管癌筛查及内镜诊治专家共识意见（2014 年，北京）》[7]推荐轻度异型增生者每 3 年进行 1 次内镜随访，中度异型增生者每年进行 1 次内镜随访；美国胃肠病学会推荐对伴有 LGIN 的巴雷特食管患者每年进行 1 次内镜随访[5]；国家卫生健康委员会 2019 年发布的《上消化道癌人群筛查及早诊早治技术方案》指出 LGIN 患者原则上每 3～5 年随访 1 次，特殊情况下可适当缩短随访间隔。综合现有证据和指南共识，本共识推荐经活检病理证实的鳞状上皮 LGIN 者若病灶直径大于 1 cm 或合并多重食管癌危险因素者（详见推荐 2）需每年进行内镜随访，否则可每 3 年进行 1 次内镜随访。对于筛查发现的高级别上皮内瘤变（中度以上异型增生）、早期食管癌及进展期食管癌，应参照相应指南共识给予标准治疗。

# 四、初　筛　方　法

［推荐 8］　应基于遗传背景、人口学特征、环境暴露、食管细胞学等因素建立食管癌风险预测模型，对非极高发地区目标人群进行初筛。（推荐强度：强推荐；证据质量：低质量）

［推荐 9］　不推荐传统食管拉网细胞学和上消化道钡餐造影用于食管癌筛查。（推荐强度：强推荐；证据质量：中质量）

［推荐 10］　食管新型细胞收集器进行细胞学检查联合生物标志物检测可对巴雷特食管相关异型增生及早期食管腺癌进行有效初筛。（推荐强度：弱推荐；证据质量：中等质量）

［推荐 11］　食管新型细胞收集器进行细胞学检查联合生物标志物检测在食管鳞状

上皮异型增生及早期鳞癌的初筛中具有一定应用前景，但仍缺乏用于我国人群筛查的充分证据。（推荐强度：弱推荐；证据质量：低质量）

我国人口基数庞大，社会经济和医疗发展不平衡、不充分，因此对非极高发地区目标人群进行食管癌风险初筛分层具有重要卫生经济学意义，可显著提高内镜筛查效率。但目前仍未建立公认有效的食管癌风险预测模型，尤其缺乏对非高发区人群食管癌风险因素及预测模型的研究。

在河南滑县开展的 ESECC 项目初步建立了基于高发区人群的食管癌风险预测模型（表 C-1）[36]，该模型以年龄分层，纳入多种食管癌独立危险因素，预测食管癌及重度异型增生的 ROC 曲线下面积可达 0.795，将该模型应用于滑县可在不漏诊高级别病变的前提下减少 16.6% 的内镜检查量。但该模型未经前瞻性验证和外部数据验证，缺乏在其他高发地区及非高发地区应用效果的证据。

表 C-1　我国高发区人群的食管癌风险预测模型

| 变量 | 赋值 | 系数 |
|---|---|---|
| 年龄≤60 岁者 | | |
| 年龄 | 年龄具体数值 | 0.20 |
| 用煤或柴为火源烹饪 | "是" =1；"否" =0 | 0.75 |
| BMI | "BMI 值≤22" =1；否则 =0 | 0.57 |
| 不明原因上腹痛 | "是" =1；"否" =0 | 0.87 |
| 吃饭速度 | "快" =1；"慢" =0 | 1.17 |
| 常数项 | −18.27 | |
| 年龄>60 岁者 | | |
| 年龄 | 年龄具体数值 | 0.11 |
| 家族史 | 直系亲属患者数 | 0.64 |
| 吸烟 | "是" =1；"否" =0 | 0.38 |
| BMI | "BMI 值≤22" =1；否则 =0 | 0.35 |
| 杀虫剂暴露 | "是" =1；"否" =0 | 0.47 |
| 规律进食 | "是" =1；"否" =0 | 0.62 |
| 餐饮温度 | "高" =1；否则 =0 | 0.84 |
| 吃饭速度 | "快" =1；"慢" =0 | 0.66 |
| 夏季吃剩饭习惯 | "是" =1；"否" =0 | 0.56 |
| 常数项 | −13.55 | |

注：风险计算方式为各变量赋值后分别乘以相应系数，求和后加常数项；BMI 指体重指数。

仅基于人群流行病学危险因素可能难以实现对个体食管癌风险的满意预测，随着精准医学时代的到来，遗传背景、食管细胞学和生物标志物等因素具有应用于食管癌初筛的良好前景。我国学者开展的全基因组关联研究（GWAS）已鉴定出多个食管癌易感位点，其中酒精代谢基因（ADH1B 和 ALDH2 等）变异是食管癌的重要易患因素，且与饮酒存在交互作用[37-39]，但由于基因测序费用较高、研究仍不十分充分，目前难以用于食管癌人群筛查。20 世纪我国曾在高发地区广泛开展食管拉网细胞学检查用于食管癌筛查，该方式灵敏度较低（20%～40%）[40, 41]，目前已基本淘汰。食管新型细胞收集器（cytosponge）是新型食管细胞学采样装置，比原有拉网细胞学采样成功率更高。食管新型细胞收集器细胞学联合生物标志物检测已证实可有效鉴定巴雷特食管上皮内瘤变和食管腺癌[42-45]，并已有初步结果显示其在食管鳞癌筛查中的应用价值[46]。伊朗食管癌高发区 301 例患者的筛查研究显示[46]，食管新型细胞收集器细胞学检测联合 p53 蛋白染色对鳞状上皮重度异型增生的灵敏度和特异度分别可达 100% 和 97%，这显示了该方法在食管鳞癌初筛中的应用前景。目前尚无公认有效的血清学方法、呼出气体标志物用于食管早期鳞癌及癌前病变筛查[47, 48]。未来研究应进一步着眼于基于遗传背景、人口学特征、环境暴露、食管细胞学等因素建立食管癌风险预测模型。

## 五、内 镜 筛 查

　　[ **推荐 12** ]　推荐上消化道白光内镜检查联合 **1.2%～1.5% 卢戈液染色内镜**（Lugol chromoendoscopy，LCE）或窄带光成像（narrow band imaging，NBI）作为食管癌内镜筛查首选方法，有条件者可联合使用放大内镜。LCE 检查完成后喷洒 3.2 %～3.8% 硫代硫酸钠溶液对卢戈液进行中和、清洗可降低碘液引起的刺激症状，亦推荐应用食管黏膜染色组合套装。（推荐强度：强推荐；证据质量：高质量）

　　[ **推荐 13** ]　对不能耐受普通上消化道内镜检查者，超细经鼻胃镜联合 LCE 或 NBI 可作为筛查备选方案。（推荐强度：弱推荐；证据质量：低质量）

　　[ **推荐 14** ]　内镜筛查前应完善检查前准备：禁食＞6 h，禁水＞2 h，可应用黏液祛除剂（如链霉蛋白酶）和祛泡剂（如西甲硅油）口服以改善内镜观察视野。（推荐强度：强推荐；证据质量：低质量）

　　[ **推荐 15** ]　推荐基于 LCE 或 NBI 的指示性活检病理学作为诊断金标准。（推荐强度：强推荐；证据质量：高质量）

　　[ **推荐 16** ]　筛查食管癌的同时，应避免漏诊食管 - 贲门连接处癌和下咽癌。（推荐强度：强推荐；证据质量：低质量）

　　上消化道白光内镜是消化道早期肿瘤筛查的基础技术和有效手段，但部分早期食管癌及癌前病变（尤其是鳞状上皮异型增生）在白光内镜下难以发现，导致其灵敏度较低、漏诊率较高。既往研究显示，白光内镜对早期食管鳞癌及鳞状上皮异型增生的灵敏度为 55.2%～66.7%[24, 49-54]，即 40% 左右的病变可能在白光内镜下漏诊。

　　白光内镜联合 LCE 是目前筛查食管鳞癌及癌前病变的标准手段。采用 1.2%～2.5% 的卢戈液对食管黏膜进行均匀喷洒后，正常鳞状上皮被染成棕色。异型增生或癌变的鳞状上皮由于细胞内糖原含量减少或消失，呈现出淡染或不染色区，在内镜下表现为"粉色征"，与正常染色黏膜形成鲜明对比，有助于对病变部位的识别、定位及靶向活检[55]。研究显示，LCE 诊断食管鳞状上皮异型增生的灵敏度可达 92%～100%，但由于炎性病变也能表现为淡染区，故特异度为 37%～82%[24, 49-50, 53, 56]。LCE 灵敏度高、并发症少、价格低廉、操作简便，因此长期以来一直是食管鳞癌及癌前病变筛查的标准方法，但该方法具有以下缺点：①不适用于碘过敏、甲亢患者；②操作时间较长，卢戈液刺激食管黏膜给受检者带来不适感；③特异度较低，增加食管黏膜活检和病理检查数量。研究显示 LCE 检查完成后喷洒硫代硫酸钠溶液进行冲洗、中和可显著减少碘液引起的食管刺激症状，提高患者舒适度和对内镜筛查的耐受性[57, 58]。

NBI 属电子染色内镜技术，它通过与血红蛋白吸收峰值波长相近的特定窄带光（415 nm 和 540 nm）提高对表浅黏膜及黏膜毛细血管网的显示能力[59]。NBI 模式下食管早期鳞癌及癌前病变病灶呈现为棕色，在放大模式下可见形态异常的乳头内毛细血管祥（intrapapillary capillary loops，IPCL），其诊断价值已有较多研究证实[60]。Nagami 等[49]对 202 例食管癌高风险受试者依次开展常规白光胃镜、非放大 NBI 及 LCE 检查，结果显示非放大 NBI 诊断食管鳞癌及高级别上皮内瘤变的灵敏度、特异度和准确度分别为 88.3%、75.2% 和 77.0%，LCE 的灵敏度、特异度和准确度分别为 94.2%、64.0% 和 68.0%，两种筛查技术灵敏度差异无统计学意义（$p=0.67$），但 NBI 在特异度和准确度方面显著优于 LCE。2017 年发表的纳入 12 项研究共计 1911 名受试者的 Meta 分析也得出相似结论[61]。NBI 联用放大内镜可进一步提高诊断鳞癌及上皮内瘤变的特异度[62]并更好地评估浸润深度，Goda 等[54]开展的随机对照研究结果显示：NBI 联合放大内镜与 LCE 诊断早期食管癌的灵敏度、特异度差异均无统计学意义，但 LCE 检查时间明显长于 NBI 联合放大内镜。因此对于 NBI 设备运用成熟的中心，上消化道白光内镜联合 NBI 也可作为首选筛查方案，有条件者可应用放大内镜进一步明确诊断。

超细经鼻内镜（transnasal endoscopy，TNE）比传统消化道内镜有更好的可耐受性，且能取得与传统内镜相似的观察效果。Lee 等[63]的研究结果显示，TNE 联合 NBI 诊断食管癌及重度异型增生的灵敏度和特异度可达 88.9% 和 97.2%，TNE 联合 LCE 的灵敏度和特异度可达 88.9% 和 77.2%。因此对于不能耐受普通上消化道内镜检查者，超细经鼻胃镜联合 LCE 或 NBI 可作为筛查备选方案，该方案仍有待高质量临床研究进一步提供证据支持。

其他电子染色内镜技术，包括蓝光成像（blue light imaging，BLI）[64]、智能分光比色技术（flexible spectral imaging color enhancement，FICE）[65]、智能电子染色技术（i-scan）[66]具有一定应用前景，但目前尚无充分证据支持其应用于食管癌及癌前病变的人群筛查。自荧光成像技术（autofluorescence imaging，AFI）对食管鳞癌及癌前病变的成像质量及边界清晰度不及 LCE 及 NBI[67]，不推荐常规应用于筛查。细胞内镜技术可获取细胞水平成像，初步研究显示其对食管癌及异型增生具有良好诊断能力[68-70]。但该技术目前仍未普及，对内镜医师专业知识及经验要求较高，因此不推荐应用于人群筛查。

因此本共识推荐上消化道白光内镜检查联合 1.2%～2.5% 卢戈液染色内镜或 NBI 作为食管癌内镜筛查首选方法，基于 LCE 或 NBI 的指示性活检病理学可作为诊断的金标准。对于不能耐受普通上消化道内镜检查者，超细经鼻胃镜联合 LCE 或 NBI 可作为筛查备选方案。内镜筛查前应完善检查前准备：禁食＞6 h，禁水＞2 h，可应用黏液祛除剂（如链酶蛋白酶）和祛泡剂（如西甲硅油）口服改善内镜观察视野，以保证内镜检查质量。LCE 检查完成后喷洒 3.2%～ 3.8% 硫代硫酸钠溶液对卢戈液进行中和、清洗可降低碘液引起的刺激症状。筛查食管癌的同时，应避免漏诊食管 - 贲门连接处癌和下咽癌。

本共识推荐的早期食管癌及癌前病变筛查流程见图 C-1 所示。

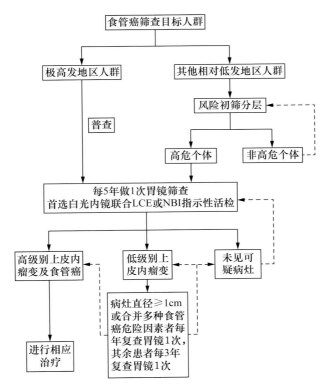

注：LCE 指卢戈液染色内镜；NBI 指窄带光成像

**图 C-1 早期食管癌及癌前病变筛查流程**

**参与本共识意见制定的专家**（以姓氏汉语拼音为序）：陈卫刚（石河子大学医学院第一附属医院）；党彤（内蒙古科技大学包头医学院第二附属医院）；戈之铮（上海交通大学医学院附属仁济医院）；郭强（云南省第一人民医院）；和水祥（西安交通大学第一附属医院）；金震东（海军军医大学长海医院）；李修岭（河南省人民医院）；李延青（山东大学齐鲁医院）；李兆申（海军军医大学长海医院）；梁玮（福建省立医院）；令狐恩强（解放军总医院）；吕宾（浙江省中医院）；聂占国（兰州军区乌鲁木齐总医院）；彭贵勇（第三军医大学第一附属医院）；盛剑秋（解放军陆军总医院）；施宏（福建省肿瘤医院）；施瑞华（东南大学附属中大医院）；王贵齐（中国医学科学院肿瘤医院）；王洛伟（海军军医大学长海医院）；王雯（解放军联勤保障部队第九〇〇医院）；吴齐（北京大学医学部临床肿瘤学院）；徐国良（中山大学肿瘤医院）；杨玉秀（河南省人民医院）。

　　**主要执笔者：** 高野（海军军医大学长海医院消化内科）；林寒（海军军医大学长海医院消化内科）；辛磊（海军军医大学长海医院消化内科）；王天骄（海军军医大学长海医院消化内科）。

　　**利益冲突**　所有作者声明不存在利益冲突。

# 参 考 文 献

［1］ THRUMURTHY S G, CHAUDRY M A, SS D T, et al. esophageal cancer: risks, prevention, and diagnosis [J]. BMJ, 2019, 366: l4373.

［2］ BRAY F, FERLAY J, SOERJOMATARAM I, et al. Global cancer statistics 2018: GLOBOCAN estimates of incidence and mortality worldwide for 36 cancers in 185 countries [J]. CA Cancer J Clin, 2018, 68 (6): 394-424.

［3］ MERKOW R P, BILIMORIA K Y, KESWANI R N, et al. Treatment trends, risk of lymph node metastasis, and outcomes for localized esophageal cancer [J]. J Natl Cancer Inst, 2014, 106 (7):33.

［4］ CIOCIRLAN M, LAPALUS M G, HERVIEU V, et al. Endoscopic mucosal resection for squamous premalignant and early malignant lesions of the esophagus [J]. Endoscopy, 2007, 39 (1): 24-29.

［5］ SHAHEEN N J, FALK G W, IYER P G, et al. ACG clinical guideline: diagnosis and management of Barrett's esophagus [J]. Am J Gastroenterol, 2016, 111 (1): 30-50.

［6］ FITZGERALD R C, DI P M, RAGUNATH K, et al. British Society of Gastroenterology guidelines on the diagnosis and management of Barrett's esophagus [J]. Gut, 2014, 63 (1): 7-42.

［7］ 中华医学会消化内镜学分会, 中国抗癌协会肿瘤内镜专业委员会. 中国早期食管癌筛查及内镜诊治专家共识意见 (2014 年, 北京) [J]. 中华消化内镜杂志, 2015, 32 (4): 205-224.

［8］ 中华医学会消化内镜学分会消化系早癌内镜诊断与治疗协作组, 中华医学会消化病学分会消化道肿瘤协作组, 中华医学会消化病学分会消化病理学组. 中国早期食管鳞状细胞癌及癌前病变筛查与诊治共识 (2015 年, 北京) [J]. 中华消化内镜杂志, 2016, 33 (1): 3-18.

［9］ 国家消化系统疾病临床医学研究中心, 中华医学会消化内镜学分会, 中国医师协会消化医师分会. 中国巴雷特食管及其早期腺癌筛查与诊治共识 (2017 年, 万宁) [J]. 中华消化内镜杂志, 2017, 34 (9): 609-620.

［10］ GUYATT G H, OXMAN A D, VIST G E, et al. GRADE: an emerging consensus on rating quality of evidence and strength of recommendations [J]. BMJ, 2008, 336 (7650): 924-926.

［11］ WEI W Q, CHEN Z F, HE Y T, et al. Long-term follow-up of a community assignment, one-time endoscopic screening study of esophageal cancer in China [J]. J Clin Oncol, 2015, 33 (17): 1951-1957.

［12］ LIU S Z, WANG B, ZHANG F, et al. Incidence, survival and prevalence of esophageal and gastric cancer in Linzhou city from 2003 to 2009 [J]. Asian Pac J Cancer Prev, 2013, 14 (10): 6031-6034.

［13］ WANG X, FAN J C, WANG A R, et al. Epidemiology of esophageal cancer in Yanting-regional report of a national screening programme in China [J]. Asian Pac J Cancer Prev, 2013, 14 (4): 2429-2432.

［14］ 冯昊, 宋国慧, 杨娟, 等. 中国农村食管癌高发区人群终生一次内镜筛查适宜年龄的卫生经济学评价 [J]. 中华肿瘤杂志, 2015, 37 (6): 476-480.

［15］ HE Z, LIU Z, LIU M, et al. Efficacy of endoscopic screening for esophageal cancer in China (ESECC): design and preliminary results of a population-based randomised controlled trial [J]. Gut, 2019, 68 (2): 198-206.

［16］ LIN Y, TOTSUKA Y, HE Y, et al. Epidemiology of esophageal cancer in Japan and China [J]. J Epidemiol, 2013, 23 (4): 233-242.

［17］ 周脉耕, 王晓风, 胡建平, 等. 2004—2005 年中国主要恶性肿瘤死亡的地理分布特点 [J]. 中华预防医学杂志, 2010, 44 (4): 303-308.

［18］ 曾红梅, 郑荣寿, 张思维, 等. 中国食管癌发病趋势分析和预测 [J]. 中华预防医学杂志, 2012, 46 (7): 593-597.

［19］ NAN J, XIAODUO W, NAN Z, et al. Younger age of onset and multiple primary lesions associated with esophageal squamous cell carcinoma cases with a positive family history of the cancer suggests genetic predisposition [J]. Chin Med J (Engl), 2014, 127 (15): 2779-2783.

［20］ WU C, KRAFT P, ZHAI K, et al. Genome-wide association analyses of esophageal squamous cell carcinoma in Chinese identify multiple susceptibility loci and gene-environment interactions [J]. Nat Genet, 2012, 44 (10): 1090-1097.

［21］ WANG G Q, ABNET C C, SHEN Q, et al. Histological precursors of esophageal squamous cell carcinoma: results from a 13 year prospective follow up study in a high risk population [J]. Gut, 2005, 54 (2): 187-192.

［22］ MIROS M, KERLIN P, WALKER N. Only patients with dysplasia progress to adenocarcinoma in Barrett's esophagus [J]. Gut, 1991, 32 (12): 1441-1446.

［23］ SU Y Y, CHEN W C, CHUANG H C, et al. Effect of routine esophageal screening in patients with head and neck cancer [J]. JAMA Otolaryngol Head Neck Surg, 2013, 139 (4): 350-354.

［24］ TAKENAKA R, KAWAHARA Y, OKADA H, et al. Narrow-band imaging provides reliable screening for esophageal malignancy in patients with head and neck cancers [J]. Am J Gastroenterol, 2009, 104 (12): 2942-2948.

［25］ DUBUC J, LEGOUX J, WINNOCK M, et al. Endoscopic screening for esophageal squamous-cell carcinoma in high-risk patients: a prospective study conducted in 62 French endoscopy centers [J]. Endoscopy, 2006, 38 (7): 690-695.

［26］ HASHIMOTO C L, IRIYA K, BABA E R, et al. Lugol's dye spray chromoendoscopy establishes early diagnosis of esophageal cancer in patients with primary head and neck cancer [J]. Am J Gastroenterol, 2005, 100 (2): 275-282.

［27］ MUTO M, TAKAHASHI M, OHTSU A, et al. Risk of multiple squamous cell carcinomas both in the esophagus and the head and neck region [J]. Carcinogenesis, 2005, 26 (5): 1008-1012.

［28］ MURAKAMI S, HASHIMOTO T, NOGUCHI T, et al. The utility of endoscopic screening for patients with esophageal or head and neck cancer [J]. Dis Esophagus, 1999, 12 (3): 186-190.

［29］ WEI W Q, ABNET C C, LU N, et al. Risk factors for esophageal squamous dysplasia in adult inhabitants of a high risk region of China [J]. Gut, 2005, 54 (6): 759-763.

［30］ YU C, TANG H, GUO Y, et al. Hot Tea Consumption and Its Interactions With alcohol and tobacco use on the risk for esopha-geal cancer: a population-based cohort study [J]. Ann Intern Med, 2018, 168 (7): 489-497.

［31］ SHEIKH M, POUSTCHI H, POURSHAMS A, et al. Individual and combined effects of environmental risk factors for esophageal cancer based on results from the golestan cohort study [J]. Gastroenterology, 2019, 156 (5): 1416-1427.

［32］ HOLMAN N, WALLACE K, MOORE J M, et al. Open-access single balloon enteroscopy: a tertiary care experience [J]. South Med J, 2015, 108 (12): 739-743.

［33］ YANG J, WEI W Q, NIU J, et al. Cost-benefit analysis of esophageal cancer endoscopic screening in high-risk areas of China [J]. World J Gastroenterol, 2012, 18 (20): 2493-2501.

［34］ LU Y F, LIU Z C, LI Z H, et al. Esophageal/gastric cancer screening in high-risk populations in Henan province, China [J]. Asian Pac J Cancer Prev, 2014, 15 (3): 1419-1422.

［35］ 朱林林, 董培雯, 粟兴, 等. 食管黏膜低级别上皮内瘤变内镜特点及病理转归分析 [J]. 四川大学学报 ( 医学版), 2018, 49 (6): 849-853.

［36］ LIU M, LIU Z, CAI H, et al. A model to identify individuals at high risk for esophageal squamous cell carcinoma and precancerous lesions in regions of high prevalence in China [J]. Clin Gastroenterol Hepatol, 2017, 15 (10): 1538-1546.

［37］ WU C, KRAFT P, ZHAI K, et al. Genome-wide association analyses of esophageal squamous cell carcinoma in Chinese identify multiple susceptibility loci and gene-environment interactions [J]. Nat Genet, 2012, 44 (10): 1090-1097.

［38］ WU C, HU Z, HE Z, et al. Genome-wide association study identifies three new susceptibility loci for esophageal squamous-cell carcinoma in Chinese populations [J]. Nat Genet, 2011, 43 (7): 679-684.

［39］ WU C, WANG Z, SONG X, et al. Joint analysis of three genome-wide association studies of esophageal squamous cell carcinoma in Chinese populations [J]. Nat Genet, 2014, 46 (9): 1001-1006.

［40］ PAN Q J, ROTH M J, GUO H Q, et al. Cytologic detection of esophageal squamous cell carcinoma and its precursor lesions using balloon samplers and liquid-based cytology in asymptomatic adults in Linxian, China [J]. Acta Cytol, 2008, 52 (1): 14-23.

［41］ ROTH M J, LIU S F, DAWSEY S M, et al. Cytologic detection of esophageal squamous cell carcinoma and precursor lesions using balloon and sponge samplers in asymptomatic adults in Linxian, China [J]. Cancer, 1997, 80 (11): 2047-2059.

［42］ KADRI S R, LAO-SIRIEIX P, O'DONOVAN M, et al. Acceptability and accuracy of a non-endoscopic screening test for Barrett's oesophagus in primary care: cohort study [J]. BMJ, 2010, 341: c4372.

［43］ FREEMAN M, OFFMAN J, WALTER F M, et al. Acceptability of the cytosponge procedure for detecting Barrett's esophagus: a qualitative study [J]. BMJ Open, 2017, 7 (3): e013901.

［44］ ROSS-INNES C S, DEBIRAM-BEECHAM I, O'DONOVAN M, et al. Evaluation of a minimally invasive cell sampling device coupled with assessment of trefoil factor 3 expression for diagnosing Barrett's esophagus: a multi-center case-control study [J]. PLoS Med, 2015, 12 (1): e1001780.

［45］ ROSS-INNES C S, CHETTOUH H, ACHILLEOS A, et al. Risk stratification of Barrett's esophagus using a non-endoscopic sampling method coupled with a biomarker panel: a cohort study [J]. Lancet Gastroenterol Hepatol, 2017, 2 (1): 23-31.

［46］ ROSHANDEL G, MERAT S, SOTOUDEH M, et al. Pilot study of cytological testing for esophageal squamous cell dysplasia in a high-risk area in northern Iran [J]. Br J Cancer, 2014, 111 (12): 2235-2241.

［47］ CODIPILLY D C, QIN Y, DAWSEY S M, et al. Screening for esophageal squamous cell carcinoma: recent advances [J]. Gastrointest Endosc, 2018, 88 (3): 413-426.

［48］ DI P M, CANTO M I, FITZGERALD R C. Endoscopic management of early adenocarcinoma and squamous cell carcinoma of the esophagus: screening, diagnosis, and therapy [J]. Gastroenterology, 2018, 154 ( 2): 421-436.

［49］ NAGAMI Y, TOMINAGA K, MACHIDA H, et al. Usefulness of non-magnifying narrow-band imaging in screening of early esophageal squamous cell carcinoma: a prospective comparative study using propensity score matching [J]. Am J Gastroenterol, 2014, 109 (6): 845-854.

[50] HASHIMOTO C L, IRIYA K, BABA E R, et al. Lugol's dye spray chromoendoscopy establishes early diagnosis of esophageal cancer in patients with primary head and neck cancer [J]. Am J Gastroenterol, 2005, 100 (2): 275-282.

[51] MUTO M, MINASHI K, YANO T, et al. Early detection of superficial squamous cell carcinoma in the head and neck region and esophagus by narrow band imaging: a multicenter randomized controlled trial [J]. J Clin Oncol, 2010, 28 (9): 1566-1572.

[52] LEE C T, CHANG C Y, LEE Y C, et al. Narrow-band imaging with magnifying endoscopy for the screening of esophageal cancer in patients with primary head and neck cancers [J]. Endoscopy, 2010, 42 (8): 613-619.

[53] IDE E, MALUF-FILHO F, CHAVES D M, et al. Narrow-band imaging without magnification for detecting early esophageal squamous cell carcinoma [J]. World J Gastroenterol, 2011, 17 (39): 4408-4413.

[54] GODA K, DOBASHI A, YOSHIMURA N, et al. Narrow-band imaging magnifying endoscopy versus lugol chromoendoscopy with pink-color sign assessment in the diagnosis of superficial esophageal squamous neoplasms: a randomised noninferiority trial [J]. Gastroenterol Res Pract, 2015, 2015: 639462.

[55] SUGIMACHI K, KITAMURA K, BABA K, et al. Endoscopic diagnosis of early carcinoma of the esophagus using Lugol's solution [J]. Gastrointest Endosc, 1992, 38 ( 6): 657-661.

[56] DAWSEY S M, FLEISCHER D E, WANG G Q, et al. Mucosal iodine staining improves endoscopic visualization of squamous dysplasia and squamous cell carcinoma of the esophagus in Linxian, China [J]. Cancer, 1998, 83 (2): 220-231.

[57] KONDO H, FUKUDA H, ONO H, et al. Sodium thiosulfate solution spray for relief of irritation caused by Lugol's stain in chromoendoscopy [J]. Gastrointest Endosc, 2001, 53 (2): 199-202.

[58] 肖文, 赵超. 硫代硫酸钠缓解色素内镜所致食管黏膜刺激症状的研究 [J]. 国外医学 ( 消化系疾病分册), 2005, 25 (4): 259-260.

[59] GONO K. Narrow band imaging: technology basis and research and development history [J]. Clin Endosc, 2015, 48 (6): 476-480.

[60] INOUE H, KAGA M, IKEDA H, et al. Magnification endoscopy in esophageal squamous cell carcinoma: a review of the intrapapillary capillary loop classification [J]. Ann Gastroenterol, 2015, 28 (1): 41-48.

[61] MORITA F H, BERNARDO W M, IDE E, et al. Narrow band imaging versus Lugol chromoendoscopy to diagnose squamous cell carcinoma of the esophagus: a systematic review and meta-analysis [J]. BMC Cancer, 2017, 17 (1): 54.

[62] LEE C T, CHANG C Y, LEE Y C, et al. Narrow-band imaging with magnifying endoscopy for the screening of esophageal cancer in patients with primary head and neck cancers [J]. Endoscopy, 2010, 42 (8): 613-619.

[63] LEE Y C, WANG C P, CHEN C C, et al. Transnasal endoscopy with narrow-band imaging and Lugol staining to screen patients with head and neck cancer whose condition limits oral intubation with standard endoscope ( with video) [J]. Gastrointest Endosc, 2009, 69 (3 Pt 1): 408-417.

[64] KANEKO K, ONO Y, YANO T, et al. Effect of novel bright image enhanced endoscopy using blue laser imaging (BLI) [J]. Endosc Int Open, 2014, 2 ( 4 ): 212-219.

［65］ CORIAT R, CHRYSSOSTALIS A, ZEITOUN J D, et al. Computed virtual chromoendoscopy system (FICE): a new tool for upper endoscopy? [J]. Gastroenterol Clin Biol, 2008, 32 (4): 363-369.

［66］ KODASHIMA S, FUJISHIRO M. Novel image-enhanced endoscopy with i-scan technology [J]. World J Gastroenterol, 2010, 16 (9): 1043-1049.

［67］ SUZUKI H, SAITO Y, ODA I, et al. Comparison of narrowband imaging with autofluorescence imaging for endoscopic visualization of superficial squamous cell carcinoma lesions of the esophagus [J]. Diagn Ther Endosc, 2012, 2012: 507597.

［68］ INOUE H, SASAJIMA K, KAGA M, et al. Endoscopic in vivo evaluation of tissue atypia in the esophagus using a newly designed integrated endocytoscope: a pilot trial [J]. Endoscopy, 2006, 38 (9): 891-895.

［69］ KUMAGAI Y, KAWADA K, YAMAZAKI S, et al. Current status and limitations of the newly developed endocytoscope GIF-Y0002 with reference to its diagnostic performance for common esophageal lesions [J]. J Dig Dis, 2012, 13 (8): 393-400.

［70］ PROTANO M A, XU H, WANG G, et al. Low-cost high-resolution microendoscopy for the detection of esophageal squamous cell neoplasia: an international trial [J]. Gastroenterology, 2015, 149 (2): 321-329.

# 附录 D　中国早期胃癌筛查流程专家共识意见（草案，2017 年，上海）

国家消化系统疾病临床医学研究中心　中华医学会消化内镜学分会
中华医学会健康管理学分会　中国医师协会内镜医师分会消化内镜专业委员会
中国医师协会内镜医师分会消化内镜健康管理与体检专业委员会
国家消化内镜质控中心　中国抗癌协会肿瘤内镜专业委员会

胃癌是常见的消化道肿瘤之一，严重威胁人类的生命健康。近几十年来，随着人们生活条件的改善、良好饮食习惯的形成、*H. pylori* 的根除等因素，胃癌发病率总体有所下降，但是其发病率在全球仍高居男性肿瘤第 4 位，病死率位居第 3 位，男性发病率是女性的 2 倍[1-2]。我国是胃癌高发国家，根据《2015 年中国癌症数据报告》，我国每年胃癌预估新发病例数为 67.9 万，死亡病例数为 49.8 万，其发病率和病死率在恶性肿瘤中均居第 2 位，我国胃癌新发病例和死亡病例约占全球的 42.6% 和 45.0%[3]。因此，降低我国胃癌的发病率和病死率是亟待解决的重大公共健康问题，也符合我国人民日益增长的美好生活需求。

目前，我国发现的胃癌约 90% 属于进展期，而胃癌的预后与诊治时机密切相关，进展期胃癌患者即使接受了外科手术，5 年生存率仍低于 30%[4]，而早期胃癌治疗后 5 年生存率可超过 90%，甚至达到治愈效果[5]。但我国早期胃癌的诊治率低于 10%，远低于日本（70%）和韩国（50%）[6]。《中国癌症防治三年行动计划（2015—2017 年）》明确指出，在我国需要推广和完善癌症筛查和早诊早治策略，扩大癌症筛查和早诊早治覆盖面，力争重点地区、重点癌症早诊率达到 50%。因此，在自然人群中推行早期胃癌筛查措施和在高危人群中推行内镜精查策略，是改变我国胃癌诊治严峻形势的可行且高效的途径。

然而，国际上仅仅只有韩国和日本具有比较完善的胃癌预防和筛查体系[7]。我国尚缺乏针对早期胃癌筛查流程的共识意见。为进一步落实健康中国战略，2017 年 12 月 22 日，由国家消化系统疾病临床医学研究中心（上海）牵头，联合中华医学会消化内镜学分会 / 健康管理学分会、中国医师协会内镜医师分会消化内镜专业委员会 / 消化内镜健康管理与体检专业委员会、国家消化内镜质控中心和中国抗癌协会肿瘤内镜专业委员会，组织我国消化、内镜、肿瘤和健康管理等多学科专家，联合制定本共识意见，在 2014 年制定的《中国早期胃癌筛查及内镜诊治共识意见（2014 年，长沙）》[8] 的基础上，进一步细化并确立适合我国国情的早期胃癌筛查流程。

## 一、筛　查　对　象

我国胃癌在自然人群中发病率约为 31.28/10 万，其中男性发病率为 42.93/10 万，女性为 19.03/10 万[9]。目前尚无简便、有效的诊断方法进行全体人群普查，我国尚未推行大规模人群胃癌筛查计划。胃镜检查是胃癌诊断的金标准，但因其属于侵入性检查、费用较高、需投入大量人力资源、人群接受度较低，难以用于我国胃癌的大规模普查。东亚其他胃癌高发区国家曾提出将胃镜用于胃癌筛查，但发现普通人群参与度不高，医疗资源相对不足，亦无法对全体自然人群进行胃癌普查[10]。既往筛查对象多采用"高危人群"概念，但是容易引起混淆，目前国外已采用"胃癌风险人群"或"胃癌筛查目标人群"的提法。因此，只有针对胃癌风险人群进行的筛查，才是行之有效的方法。

胃癌的病死率随年龄的增长而增加，<40 岁处于较低水平，≥40 岁快速上升。多数亚洲国家设定 40～45 岁为胃癌筛查的起始临界年龄，在胃癌高发地区如日本、韩国等将胃癌筛查年龄提前至 40 岁[11]。我国 40 岁以上人群胃癌发生率显著上升，因此建议以 40 岁为胃癌筛查的起始年龄。因胃癌中约半数患者可无报警症状，早期胃癌一般无特异性症状，因此不应该因无特异性症状而排除筛查对象[12]。

根据我国国情和胃癌流行病学资料，并参照《中国早期胃癌筛查及内镜诊治共识意见（2014 年，长沙）》[8]，确定我国胃癌筛查目标人群的标准为年龄≥40 岁，且符合下列任一项者：①胃癌高发地区人群；② *H. pylori* 感染者；③ 既往患有慢性萎缩性胃炎、胃溃疡、胃息肉、手术后残胃、肥厚性胃炎，以及恶性贫血等胃的癌前疾病；④胃癌患者一级亲属；⑤存在胃癌其他风险因素（如摄入高盐、腌制饮食、吸烟、重度饮酒等）。

# 二、筛 查 方 法

## （一）血清学筛查

### 1. 血清胃蛋白酶原（pepsinogen，PG）检测

PG 是胃蛋白酶的无活性前体。根据生物化学和免疫活性特征不同，PG 可分为PG Ⅰ 和 PG Ⅱ 两种亚型。PG Ⅰ 主要由胃体和胃底腺的主细胞和颈黏液细胞分泌，而PG Ⅱ 除了由胃底腺分泌外，胃窦幽门腺和近端十二指肠 Brunner 腺也可以分泌[13, 14]。PG 是反映胃体胃窦黏膜外分泌功能的良好指标，可称之为"血清学活组织检查"[15]。当胃黏膜发生萎缩时，血清 PG Ⅰ 和（或）PG Ⅰ 与 PG Ⅱ 比值（PG Ⅰ /PG Ⅱ）水平降低。有研究认为，将"PG Ⅰ ≤70 μg/L 且 PG Ⅰ /PG Ⅱ ≤3"（不同检测产品的参考值范围不同）作为针对无症状健康人群的胃癌筛查界限值，具有较好的筛查效果[16, 17]。

### 2. 血清促胃液素 -17（gastrin-17，G-17）检测

G-17 是由胃窦 G 细胞合成和分泌的酰胺化胃泌素[18]，其主要生理功能为刺激胃酸分泌，促进胃黏膜细胞增殖与分化，其在人体中的含量占有生物活性胃泌素总量的90% 以上[19]。G-17 是反映胃窦内分泌功能的敏感指标之一，可以提示胃窦黏膜萎缩状况或是否存在异常增殖，血清 G-17 水平取决于胃内酸度及胃窦 G 细胞数量，G-17 本

身在胃癌的发生、发展过程中也有促进作用。有研究表明，当血清 G-17 水平升高，可以提示存在胃癌发生风险[20, 21]。有研究认为，血清 G-17 联合 PG 检测可以提高对胃癌的诊断价值[22, 23]。

3. *H. pylori* 感染检测

*H. pylori* 已于 1994 年被 WHO 的国际癌症研究机构列为人类胃癌第 I 类致癌原[24]。目前认为 *H. pylori* 感染是肠型胃癌（绝大多数胃癌）发生的必要条件，但不是唯一条件[25, 26]。胃癌的发生是 *H. pylori* 感染、遗传因素和环境因素共同作用的结果，环境因素在胃癌发生中的作用次于 *H. pylori* 感染[27, 28]。因此，在胃癌的筛查流程中，*H. pylori* 感染的检测成为必要的筛查方法之一。

（1）血清 *H. pylori* 抗体检测：通常检测的 *H. pylori* 抗体是针对尿素酶的 IgG，可反映一段时间内的 *H. pylori* 感染情况，部分试剂盒可同时检测细胞毒素相关蛋白 A 和空泡细胞毒素 A 抗体（区分 *H. pylori* 毒力）[29]。*H. pylori* 的血清学检测主要适用于流行病学调查，胃黏膜严重萎缩的患者存在 *H. pylori* 检测干扰因素或胃黏膜 *H. pylori* 菌量少，此时用其他方法检测（如快速尿素酶、病理活组织检测染色等）可能会导致假阴性结果，而血清学检测则不受这些因素影响[30]。血清学检测 *H. pylori* 可与检测 PG、G-17 同时进行，避免了留取粪便（*H. pylori* 粪便抗原检测）、胃黏膜活组织检测等 *H. pylori* 检测方法带来的依从性下降情况，因而更适用于胃癌筛查。

（2）尿素呼气试验（urea breathing test，UBT）：UBT 包括 $^{13}$C-UBT 和 $^{14}$C-UBT，是临床最常应用的非侵入性试验，具有 *H. pylori* 检测准确性相对较高、操作方便和不受 *H. pylori* 在胃内灶性分布影响等优点[30]。对于部分 *H. pylori* 抗体阳性者又不能确定是否有 *H. pylori* 现症感染时，UBT 是有效的补充检测方法，适用于有条件的地区开展。

4. 血清肿瘤标志物检测

目前常用的肿瘤标志物包括癌胚抗原、CA19-9、癌抗原 72-4、CA125、癌抗原 242 等，但上述肿瘤标志物在进展期胃癌中的阳性率仅为 20%～30%，在早期胃癌中的阳性率低于 10%，对于早期胃癌的筛查价值有限，因此不建议作为胃癌筛查的主要指标。血清胃癌相关抗原（monoclonal gastric cancer 7 antigen，MG7-Ag）是我国自主发现的胃癌肿瘤标志物，MG7-Ag 表达在胃癌前疾病、胃癌前病变和胃癌的阳性率依次为 40.5%、61.0% 和 94.0%，且胃癌前病变 MG7-Ag 的假阳性率仅为 12.8%，可能提示胃癌的高风险[31]。MG7-Ag 作为单一生物标志物在胃癌诊断的敏感性与特异性均较高，需要进一步开展临床研究，评价其在早期胃癌筛查中的价值。

## （二）内镜筛查

### 1. 电子胃镜筛查

尽管胃镜和活组织检查是目前诊断胃癌的金标准，但是胃镜检查依赖设备和内镜医师资源，且内镜检查费用相对较高，具有一定痛苦，患者接受度较差，即便对于日本等发达国家而言，尚未实现用内镜进行大规模胃癌筛查[5]。普通内镜适用于发现进展期胃癌，对早期胃癌的检出率较低，早期胃癌的发现更依赖于检查者的内镜操作经验和电子、化学染色及放大内镜设备。因此，首先采用非侵入性诊断方法筛选出胃癌高风险人群，继而进行有目的的内镜下精查是更为可行的筛查策略。上消化道钡餐检查因其阳性率低，且 X 射线具有放射性而不推荐用于胃癌筛查。

2. 磁控胶囊胃镜（magnetically-controlled capsule endoscopy，MCE）筛查

由于胃腔较大，常规的被动式小肠胶囊内镜不适合胃部疾病的诊断，目前 MCE 应用较为成熟，是将胶囊内镜技术和磁控技术成功结合的新一代主动式胶囊内镜，其检查具有全程无痛苦、便捷、诊断准确度高的优点。目前，临床上广泛应用的是我国自主研发的安翰磁控胶囊胃镜系统（国械注准 20173223192）。

通过有效的胃准备和磁控操作技术，MCE 对胃病变的诊断可达到与常规电子胃镜高度一致的准确性[32]。近期多项研究表明，与传统电子胃镜相比，MCE 对胃疾病诊断的敏感度为 90%～92%，特异度为 90%～95%，与胃镜检查结果的一致性为 95%～98%[33-35]。MCE 诊断胃内病变（包括溃疡、息肉、黏膜下隆起等）的敏感度为 90.4%，特异度为 94.7%，准确度为 93.4%，且安全舒适，患者的接受度高达 96%[36]。针对无症状人群体检 MCE 的大样本研究发现，胃癌检出率达 2.2‰，而对 45 岁以上人群检出率可达 6.7‰，癌症检出率已达到日本、韩国等用电子胃镜筛查的水平，且人群接受度高，无严重并发症发生。因此，MCE 对于胃癌风险人群是一种可供选择的筛查方式，有助于发现胃癌前病变或状态，可用于自然人群的胃癌大规模筛查[37]。

3. 高清内镜精查

早期胃癌的内镜下精查应以普通白光内镜检查为基础，全面清晰地观察整个胃黏膜，熟悉早期胃癌的黏膜特征，发现局部黏膜颜色、表面结构改变等可疑病灶。可根据各医院设备状况和医师经验，灵活运用色素内镜、电子染色内镜、放大内镜、共聚焦激光显微内镜等特殊内镜检查技术，以强化早期胃癌的内镜下表现，不但可提高早期胃癌的检出率，而且还能提供病变深度、范围、组织病理学等信息。同时，充分的检查前准备［包括口服黏液祛除剂（如链霉蛋白酶）等、祛泡剂（如西甲硅油）等、局部麻醉或镇静］也是提高早期胃癌检出率的基础。详尽的内镜精查方法和早期胃癌分型可参考《中国早期胃癌筛查及内镜诊治共识意见（2014 年，长沙）》[8]。

## 三、胃癌筛查策略研究

既往将血清 PG 与 *H. pylori* 抗体联合法（即"ABC 法"）用于评估胃癌发生风险，

可筛查出胃癌高危人群。该法将"PG Ⅰ≤70 μg/L 且 PG Ⅰ/PG Ⅱ≤3"界定为 PG 阳性，血清 *H. pylori* 抗体效价≥30 U/mL 界定为 *H. pylori* 阳性。根据血清学检测结果，将筛查人群分为 A 组［*H. pylori*（－）PG（－）］、B 组［*H. pylori*（＋）PG（－）］、C 组［*H. pylori*（＋）PG（＋）］和 D 组［*H. pylori*（－）PG（＋）］，A、B、C、D 四组的胃癌发生风险依次逐渐升高，其中 C 组、D 组的胃癌发生率更高[38-40]。

近期国内一项联合 PG Ⅰ、PG Ⅱ、PG Ⅰ/PG Ⅱ、*H. pylori* 抗体和 G-17 共 5 项血清学指标作为胃癌筛查策略的研究表明，PG Ⅰ 和 PG Ⅰ/PG Ⅱ 降低与胃癌的高风险相关，而 G-17 水平<0.5 pmol/L 和>4.7 pmol/L 均与胃癌的高风险相关，提示联合多项血清学指标的筛查策略有助于区分胃癌的高风险人群[41]。

即使在 *H. pylori* 感染率较低的西方人群，采用 PG 为主的血清学筛查在提高胃癌筛查效果和降低医疗成本方面也具有明显优势。美国 50 岁以上人群采用血清学 PG 筛查策略可以减少约 26.4% 的胃癌发生风险，采用内镜筛查策略可减少 21.2% 的胃癌发生风险，同时血清联合内镜的筛查策略具有更好的费用 - 效果比[42]。

## 四、新型胃癌筛查评分系统

根据前述"年龄＋高危因素"定义所限定的胃癌"高危人群"，实际上胃癌 / 早期胃癌的检出率并不高，如何进一步提高筛查方法的检验效能是迫切需要解决的问题。既往采用的胃癌高危人群评分系统均停留于"定性"评分，如血清 ABC 方法均采用阳性 / 阴性判断。事实上，不同检测方法的结果意义即"权重"不同，如能对不同的检测项目赋予一定的分值，从而采用"定量"评分方法，则有助于"精准"筛选出真正意义上的胃癌高危人群。以前 PG、G-17 等项目的检测界值均参考国外标准，不完全适用于我国人群，需要制定一套适合我国国情的胃癌高危人群评分系统。

近期，国家消化病临床医学研究中心（上海）开展了一项全国 120 余家医院参加的大数据、多中心临床研究，对近 15 000 例的胃癌风险人群进行了血清 PG、G-17 和 *H. pylori* 抗体的检测，所有筛查对象都接受了内镜检查。结果表明，当 PG Ⅰ/PG Ⅱ<3.89，G-17>1.50 pmol/L 时，胃癌的发生风险显著增高，这为建立新的胃癌风险人群筛查评分系统奠定了基础。经过统计学分析，在胃癌风险人群中，年龄、性别、*H. pylori* 抗体、PG、G-17 是与胃癌发生最相关的 5 个因素，分别予以不同的分值，可反映胃癌的发生风险。

在上述研究的基础上，建立了新的胃癌筛查评分系统（表 D-1），该系统包含 5 个变量，总分为 0～23 分，根据分值可将胃癌筛查目标人群分为 3 个等级：胃癌高危人群（17～23 分），胃癌发生风险极高；胃癌中危人群（12～16 分），有一定的胃癌发生风险；胃癌低危人群（0～11 分），胃癌发生风险一般。通过 5000 余例的验证队列筛查结果证实，新型评分系统筛查胃癌的效能显著提高。

表 D-1　新型胃癌筛查评分系统

| 变量 | 分类 | 分值 |
|------|------|------|
| 年龄 / 岁 | 40～49 | 0 |
| | 50～59 | 5 |
| | 60～69 | 6 |
| | >69 | 10 |
| 性别 | 女性 | 0 |
| | 男性 | 4 |
| 幽门螺杆菌抗体 | 阴性 | 0 |
| | 阳性 | 1 |
| 血清胃蛋白酶原 I 与 II 比值 | ≥3.89 | 0 |
| | <3.89 | 3 |
| | <1.50 | 0 |
| 促胃液素 -17/（pmol/L） | 1.50～5.70 | 3 |
| | >5.70 | 5 |

在新型胃癌筛查评分系统中，年龄、性别、*H. pylori* 抗体、PG 和 G-17 5 项变量被赋予了不同的分值（权重），分值的来源基于近 15 000 例的胃癌风险人群的研究结果。因环境（饮食和烟酒）和遗传（胃癌家族史）两大风险因素已是胃癌筛查目标人群中癌前疾病患者群的危险因素[8]，所以对于胃癌和胃癌前疾病的区分能力有限，经统计分析后未能进入新型胃癌筛查评分系统。同样的原理也适用于 *H. pylori* 感染，该项也属于传统的胃癌筛查目标人群，但经统计其分值仅有轻微提升（列为 1 分）。而 PG I / PG II 较 PG I 的意义更大，与 G-17 一起作为新增加的定量评分项目，其分值充分反映胃癌的发生风险，与年龄和性别这两大因素一起，构成了新评分系统的基础，这也是有别于既往胃癌风险评分系统之处。

# 五、早期胃癌筛查的建议流程

采用新型胃癌筛查评分系统，可以显著提高筛查效率，对胃癌发生风险最高的人群采取内镜精查策略，从而提高早期胃癌诊断率，同时可针对相对低风险人群采取适合的随访策略，节约医疗资源。参考国内外的既往胃癌筛查方法，结合国内最新的临床证据，建议推荐的早期胃癌筛查流程如图 D-1 所示。

**参与本共识意见制定的专家：**李兆申，白书忠，王贵齐，张澍田，令狐恩强，袁媛，姒健敏，吕宾，于红刚，邹多武，党彤，孙明军，杨玉秀，刘思德，郭强，吕农华，张国新，陈卫昌，许建明，张开光，和水祥，李良平，何兴祥，王雯，徐卸古，曾强，陈刚，范竹萍，宋震亚，刘玉萍，洪海鸥，游苏宁，仇晓华，唐涌进，付晓霞，郭学刚，金震东，邹晓平，戈之铮，王邦茂，姜慧卿，任旭，周平红，李延青，刘俊，李汛，徐红，梅浙川，陈卫刚，任建林，柴宁莉，杜奕奇，廖专，王洛伟，蔡全才。

**主要起草者：**杜奕奇，蔡全才，廖专，方军，朱春平。

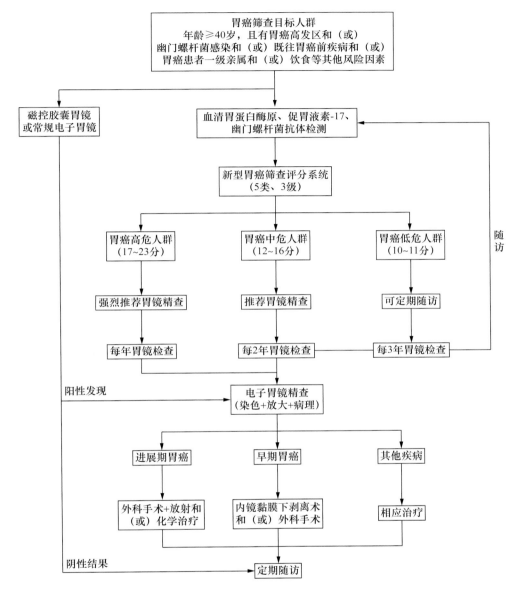

图 D-1　早期胃癌筛查的推荐流程

# 参 考 文 献

［1］　TORRE L A, BRAY F, SIEGEL R L, et al. Global cancer statistics, 2012 [J]. CA Cancer J Clin, 2015, 65 (2): 87-108.

［2］　FERLAY J, SOERJOMATARAM I, DIKSHIT R, et al. Cancer incidence and mortality worldwide: sources, methods and major patterns in GLOBOCAN 2012 [J]. Int J Cancer, 2015, 136 (5): 359-386.

［3］　CHEN W, ZHENG R, BAADE P D, et al. Cancer statistics in China, 2015 [J]. CA Cancer J Clin,

2016, 66 (2): 115-132.

［4］ KATAI H, ISHIKAWA T, AKAZAWA K, et al. Five-year survival analysis of surgically resected gastric cancer cases in Japan: a retrospective analysis of more than 100 000 patients from the nationwide registry of the Japanese Gastric Cancer Association (2001—2007) [J]. Gastric Cancer, 2018, 21 (1): 144-154.

［5］ SUMIYAMA K. Past and current trends in endoscopic diagnosis for early stage gastric cancer in Japan [J]. Gastric Cancer, 2017, 20 (Suppl 1): 20-27.

［6］ REN W, YU J, ZHANG Z M, et al. Missed diagnosis of early gastric cancer or highgrade intraepithelial neoplasia [J]. World J Gastroenterol, 2013, 19 (13): 2092-2096.

［7］ GOTO R, HAMASHIMA C, MUN S, et al. Why screening rates vary between Korea and Japan—differences between two national healthcare systems [J]. Asian Pac J Cancer Prev, 2015, 16 (2): 395-400.

［8］ 中华医学会消化内镜学分会, 中国抗癌协会肿瘤内镜专业委员会. 中国早期胃癌筛查及内镜诊治共识意见 (2014 年, 长沙) [J]. 中华消化杂志, 2014, 34 (7): 433-448.

［9］ 左婷婷, 郑荣寿, 曾红梅, 等. 中国胃癌流行病学现状 [J]. 中国肿瘤临床, 2017, 44 (1): 52-58.

［10］ HAMASHIMA C, GOTO R. Potential capacity of endoscopic screening for gastric cancer in Japan [J]. Cancer Sci, 2017, 108 (1): 101-107.

［11］ LEUNG W K, WU M S, KAKUGAWA Y, et al. Screening for gastric cancer in Asia: current evidence and practice [J]. Lancet Oncol, 2008, 9 (3): 279-287.

［12］ BAI Y, LI Z S, ZOU D W, et al. Alarm features and age for predicting upper gastrointestinal malignancy in Chinese patients with dyspepsia with high background prevalence of *Helicobacter pylori* infection and upper gastrointestinal malignancy: an endoscopic database review of 102 665 patients from 1996 to 2006 [J]. Gut, 2010, 59 (6): 722-728.

［13］ SAMLOFF I M, VARIS K, IHAMAKI T, et al. Relationships among serum pepsinogen I, serum pepsinogen II, and gastric mucosal histology. a study in relatives of patients with pernicious anemia [J]. Gastroenterology, 1982, 83 (1Pt2): 204-209.

［14］ SAMLOFF I M. Cellular localization of group I pepsinogens in human gastric mucosa by immunofluorescence [J]. Gastroenterology, 1971, 61 (2): 185-188.

［15］ MIKI K, ICHINOSE M, SHIMIZU A, et al. Serum pepsinogens as a screening test of extensive chronic gastritis [J]. Gastroenterol Jpn, 1987, 22 (2): 133-141.

［16］ KITAHARA F, KOBAYASHI K, SATO T, et al. Accuracy of screening for gastric cancer using serum pepsinogen concentrations [J]. Gut, 1999, 44 (5): 693-697.

［17］ MIKI K. Gastric cancer screening using the serum pepsinogen test method [J]. Gastric Cancer, 2006, 9 (4): 245-253.

［18］ SAWADA M, DICKINSON C J. The G cell [J]. Annu Rev Physiol, 1997, 59: 273-298.

［19］ WATSON S A, GRABOWSKA A M, EL-ZAATARI M, et al. Gastrin-active participant or bystander in gastric carcinogenesis? [J]. Nat Rev Cancer, 2006, 6 (12): 936-946.

［20］ SUN L, TU H, LIU J, et al. A comprehensive evaluation of fasting serum gastrin-17 as a predictor of diseased stomach in Chinese population [J]. Scand J Gastroenterol, 2014, 49 (10): 1164-1172.

［21］ KONTUREK S J, STARZYNSKA T, KONTUREK P C, et al. *Helicobacter pylori* and CagA status, serum gastrin, interleukin-8 and gastric acid secretion in gastric cancer [J]. Scand J Gastroenterol, 2002, 37 (8): 891-898.

［22］ SHIOTANI A, IISHI H, UEDO N, et al. Histologic and serum risk markers for noncardia early gastric cancer [J]. Int J Cancer, 2005, 115 (3): 463-469.

［23］ 朱春平, 赵建业, 申晓军, 等. 血清胃泌素 -17 联合胃蛋白酶原检测对胃癌诊断价值的多中心临床研究 [J]. 中华消化内镜杂志, 2017, 34 (1): 19-23.

［24］ INTERNATIONAL AGENCY FOR RESEARCH ON CANCER. Schistosomes, liver flukes and *Helicobacter pylori*. IARC Working Group on the evaluation of carcinogenic risks to humans. Lyon, 7-14 June 1994 [J]. IARC Monogr Eval Carcinog Risks Hum, 1994, 61: 1-241.

［25］ RUGGE M, GENTA RM, DIMARIO F, et al. Gastric cancer as preventable disease [J]. Clin Gastroenterol Hepatol, 2017, 15 (12): 1833-1843.

［26］ Graham D Y. *Helicobacter pylori* update: gastric cancer, reliable therapy, and possible benefits [J]. Gastroenterology, 2015, 148 (4): 719-731.

［27］ SUGANO K, TACK J, KUIPERS E J, et al. Kyoto global consensus report on *Helicobacter pylori* gastritis [J]. Gut, 2015, 64 (9): 1353-1367.

［28］ MALFERTHEINER P, MEGRAUD F, O'MORAIN C A, et al. Management of *Helicobacter pylori* infection—the Maastricht V/ Florence consensus report [J]. Gut, 2017, 66 (1): 6-30.

［29］ 中华医学会消化病学分会幽门螺杆菌学组 / 全国幽门螺杆菌研究协作组, 刘文忠, 谢勇, 等. 第四次全国幽门螺杆菌感染处理共识报告 [J]. 中华消化杂志, 2012, 32 (10): 655-661.

［30］ 中华医学会消化病学分会幽门螺杆菌和消化性溃疡学组, 全国幽门螺杆菌研究协作组, 刘文忠, 等. 第五次全国幽门螺杆菌感染处理共识报告 [J]. 中华消化杂志, 2017, 37 (6): 364-378.

［31］ 靳斌, 王新, 靳雁, 等. 一种灵敏简便的酶联免疫吸附测定法检测胃癌血清 MG7 抗原 [J]. 中华消化杂志, 2016, 36 (3): 188-191.

［32］ ZHU S G, QIAN Y Y, TANG X Y, et al. Gastric preparation for magnetically controlled capsule endoscopy: a prospective, randomized single-blinded controlled trial [J]. Dig Liver Dis, 2018, 50 (1): 42-47.

［33］ ZOU W B, HOU X H, XIN L, et al. Magnetic-controlled capsule endoscopy vs. gastroscopy for gastric diseases: a two-center self-controlled comparative trial [J]. Endoscopy, 2015, 47 (6): 525-528.

［34］ DENZER U W, RÖSCH T, HOYTAT B, et al. Magnetically guided capsule versus conventional gastroscopy for upper abdominal complaints: a prospective blinded study [J]. J Clin Gastroenterol, 2015, 49 (2): 101-107.

［35］ RAHMAN I, PIOCHE M, SHIM C S, et al. Magnetic-assisted capsule endoscopy in the upper GI tract by using a novel navigation system (with video) [J]. Gastrointest Endosc, 2016, 83 (5): 889-895.

［36］ LIAO Z, HOU X, LIN-HU E Q, et al. Accuracy of magnetically controlled capsule endoscopy, compared with conventional gastroscopy, in detection of gastric diseases [J]. Clin Gastroenterol Hepatol, 2016, 14 (9): 1266-1273.

［37］ 中国医师协会内镜医师分会消化内镜专业委员会, 中国医师协会内镜医师分会, 消化内镜健康管理与体检专业委员会, 等. 中国磁控胶囊胃镜临床应用专家共识精简版 (2017 年 , 上海) [J]. 中华消化杂志, 2017, 37 (12): 793-795.

［38］ YAMAJI Y, MITSUSHIMA T, IKUMA H, et al. Inverse background of *Helicobacter pylori* antibody and pepsinogen in reflux esophagitis compared with gastric cancer: analysis of 5 732 Japanese subjects [J]. Gut, 2001, 49 (3): 335-340.

［39］ MIZUNO S, MIKI I, ISHIDA T, et al. Prescreening of a high-risk group for gastric cancer by serologically determined *Helicobacter pylori* infection and atrophic gastritis [J]. Dig Dis Sci, 2010,

55 (11): 3132-3137.

[40] WATABE H, MITSUSHIMA T, YAMAJI Y, et al. Predicting the development of gastric cancer from combining *Helicobacter pylori* antibodies and serum pepsinogen status: a prospective endoscopic cohort study [J]. Gut, 2005, 54 (6): 764-768.

[41] TU H, SUN L, DONG X, et al. A serological biopsy using five stomach-specific circulating biomarkers for gastric cancer risk assessment: a multi-phase study [J]. Am J Gastroenterol, 2017, 112 (5): 704-715.

[42] YEH J M, HUR C, WARD Z, et al. Gastric adenocarcinoma screening and prevention in the era of new biomarker and endoscopic technologies: a cost-effectiveness analysis [J]. Gut, 2016, 65 (4): 563-574.

# 附录 E　中国幽门螺杆菌根除与胃癌防控的专家共识意见（2019 年，上海）

国家消化系统疾病临床医学研究中心（上海）　国家消化道早癌防治中心联盟（GECA）　中华医学会消化病学分会幽门螺杆菌学组　中华医学会外科学分会胃癌学组　中华医学会健康管理学分会　中国医师协会内镜医师分会消化内镜专业委员会　中国医师协会内镜医师分会消化内镜健康管理与体检专业委员会　中国抗癌协会肿瘤内镜专业委员会

　　胃癌是我国常见的消化道肿瘤之一，我国最新胃癌年发病率为 29/10 万（GLOBOCAN 2018），每年新发胃癌 41 万例[1]，其中我国男性胃癌发病率在恶性肿瘤中位列第 2 位，女性胃癌发病率位列第 5 位，我国男性胃癌病死率在恶性肿瘤中位列第 3 位，女性胃癌病死率位列第 2 位，严重威胁我国人民的生命健康。因此，降低我国胃癌的发病率和病死率是亟待解决的重大公共健康问题和社会问题，也符合我国人民日益增长的美好生活需求。

　　*H. pylori* 被认为是影响胃癌发生及环境中的重要可控因素之一，在《国际 *H. pylori* 京都共识（2015）》[2] 和《*H. pylori* Maastricht V 共识（2016）》[3] 中都将 *H. pylori* 感染定义为一种感染性疾病，并认为 *H. pylori* 感染和胃癌的发生密切相关，根除 *H. pylori* 是预防胃癌的有效措施。但是，我国 *H. pylori* 感染率较高，对于如何看待 *H. pylori* 感染和胃癌的关系、*H. pylori* 根除后是否会带来不良后果、是否符合卫生经济学效益等问题，还存在一些争议。为此，2019 年 4 月 12 日，由国家消化系疾病临床医学研究中心（上海）和国家消化道早癌防治中心联盟（GECA）牵头，组织消化病领域、*H. pylori* 研究领域、胃癌外科领域、流行病学领域、卫生经济学领域、健康管理领域的数十位专家，以及国际知名的胃癌和 *H. pylori* 研究领域专家学者，就 *H. pylori* 根除与胃癌防治的关系问题展开讨论，达成下列共识。

　　本共识采用 GRADE 系统（建议、评估、发展和评价的分级，Grading of Recommendations Assessment，Development and Evaluation）评估证据质量，以及 Delphi 方法达成相关陈述的共识。由参与讨论的专家逐条无记名投票表决，表决意见分成 6 级：①完全同意（100.0%）；②基本同意（80.0%）；③部分同意（60.0%）；④部分反对（40.0%）；⑤较多反对（20.0%）；⑥完全反对（0）。表决意见①＋②占所有表决意见的比例＞80.0% 的陈述条目属于达成共识，共识水平即①＋②占所有表决意见的比例。本共识内容分为 *H. pylori* 感染与胃癌的关系、*H. pylori* 根除与胃癌预防、*H. pylori* 筛查与根除策略 3 个部分，共 20 条陈述。

# 一、*H. pylori* 感染与胃癌的关系

**【陈述 1】我国是 *H. pylori* 高感染率国家。**

证据质量：高　　共识水平：100.0%

我国目前的 *H. pylori* 感染率为 40%～60%[4]。根据《中国幽门螺杆菌感染流行病学 Meta 分析》[5] 中相关数据，1990 年至 2002 年 66 项 *H. pylori* 流行病学感染率调查涉及 22 个省份，55 个地区，累计检测人数 25 209 人，*H. pylori* 感染率为 34.52%～80.55%，多数地区人群感染率在 50% 以上，平均感染率为 58.07%。2005 年至 2011 年中国的另外一项涵盖 24 个地区 51 025 名健康体检人群的 *H. pylori* 感染情况调查显示，*H. pylori* 总体感染率为 49.5%。不同年龄层次人群 *H. pylori* 感染率存在差异；值得注意的是，<20 岁人群 *H. pylori* 感染率仍高达 37.1%[6]。我国 *H. pylori* 感染的检测和治疗已有 30 余年的历史，随着 *H. pylori* 感染检测和治疗人数的不断增加，*H. pylori* 感染率有不同程度的下降趋势，但与发达国家相比，中国仍是 *H. pylori* 高感染率国家，尤其是青年人群仍有较高的 *H. pylori* 感染率[7]。

**【陈述 2】*H. pylori* 感染是一种感染性疾病。**

证据质量：高　　共识水平：100.0%

尽管 *H. pylori* 感染患者中仅 15%～20% 发生消化性溃疡[8]，5%～10% 发生 *H. pylori* 相关性消化不良[9]，1% 发生胃恶性肿瘤（胃癌、MALT 淋巴瘤）[10]，多数感染者并无症状或并发症，但所有感染者都存在慢性活动性胃炎，即 *H. pylori* 胃炎[11-12]。*H. pylori* 感染与慢性活动性胃炎之间的因果关系符合科赫法则（Koch's rule）[13, 14]。*H. pylori* 可以在人与人之间传播（主要是经口传播）[15]。因此，*H. pylori* 感染无论有无症状，伴或不伴有消化性溃疡和胃癌，都是一种感染性疾病[2]。

**【陈述 3】*H. pylori* 感染是我国胃癌的主要病因。**

证据质量：高　　共识水平：86.7%

*H. pylori* 感染是胃癌发生的环境因素中最重要的因素，根据 WHO 资料，2012 年我国胃癌新发病例和死亡病例约占全球的 42.6% 和 45.0%。根据国家癌症登记中心资料，2015 年胃癌发病率仅次于肺癌，居所有恶性肿瘤的第 2 位；新发病例 679 100 例，死亡 498 000 例[1,16]。研究显示，胃癌发病率随年龄增长显著上升，74 岁以上且感染 *H. pylori* 者发生胃癌的风险更高[17]。肠型胃癌（占胃癌大多数）发生模式为正常胃黏膜→浅表性胃炎→萎缩性胃炎→肠化生→异型增生→胃癌，已获得公认[18]。*H. pylori* 感染者均会引起慢性活动性胃炎，在胃黏膜萎缩和肠化生的发生和发展中也起重要作用[19]，因此 *H. pylori* 感染在肠型胃癌发生中起关键作用。

**【陈述 4】*H. pylori* 不是一种人体共生细菌，更不是一种益生菌。**

证据质量：中　　共识水平：84.6%

*H. pylori* 是一种古细菌，但不是一种共生菌[19, 20]。对于年幼儿童而言，其可能存在潜在的益处。但除此以外，该菌对人体而言是一种有害菌，随着人类的迁徙而呈现

全球分布[21-22]。*H. pylori* 感染所致的胃炎，作为一种感染性疾病，除非有抗衡因素，对所有的感染者均应予以根治[23]。

【陈述 5】除非采取主动干预措施，***H. pylori*** 感染不会自行消除。

证据质量：高　　　共识水平：100.0%

研究证实一旦感染 *H. pylori*，不经治疗难以自愈[24]，10%～15% 的 *H. pylori* 感染者发展为消化性溃疡[25]，约 5% 发生胃黏膜萎缩[26]，<1% 的感染者发展为胃癌或 MALT 淋巴瘤[27]。尽早根除 *H. pylori* 可有效预防此类疾病发生[3]。此外，*H. pylori* 胃炎作为一种有传染性的疾病，根除 *H. pylori* 可有效减少传染源[28]。尽管环境和饮水的改善也有助于降低 *H. pylori* 感染率，但除非采取主动干预措施，*H. pylori* 感染率不会自行下降。

## 二、*H. pylori* 根除与胃癌预防

【陈述 6】目前认为 ***H. pylori*** 感染是胃癌最重要的、可控的危险因素。

证据质量：高　　　共识水平：92.9%

早在 1994 年 WHO 下属的国际癌症研究机构（International Agency for Research on Cancer）就将 *H. pylori* 定义为 I 类致癌原。大量研究显示，肠型胃癌（占胃癌大多数）的发生是 *H. pylori* 感染、环境因素（包括饮食）和遗传因素共同作用的结果。*H. pylori* 感染高发地区并不意味着胃癌高发，例如非洲和部分亚洲国家（如印度和孟加拉）的 *H. pylori* 感染率很高，但是胃癌并不高发。然而，在韩国、日本和中国，*H. pylori* 感染率和胃癌发生率具有极强的相关性。这些信息说明，其他因素也影响着胃癌发生的风险，例如当地 *H. pylori* 菌株毒性、宿主遗传基因和其他环境因素（高盐饮食）等。无论如何，强有力的证据凸显出绝大部分胃癌患者是发生在 *H. pylori* 感染率最高的地区。

据估计，约 90% 非贲门部胃癌发生与 *H. pylori* 感染有关；环境因素在胃癌发生中的总体作用弱于 *H. pylori* 感染；遗传因素在 1%～3% 的遗传性弥漫性胃癌发生中起决定作用。众多证据表明，根除 *H. pylori* 可降低胃癌及其癌前病变发生的风险[29-31]。因此，*H. pylori* 感染是目前预防胃癌最重要的可控危险因素，根除 *H. pylori* 应成为胃癌的一级预防措施。

【陈述 7】根除 ***H. pylori*** 可降低我国的胃癌发生风险，有效预防胃癌。

证据质量：高　　　共识水平：100.0%

来自我国人群的队列研究一致认为 *H. pylori* 感染是胃癌最重要的危险因素，根除 *H. pylori* 可降低胃癌发生率，这主要基于 3 项随机对照研究的结果[32-34]，其中 2 项来自山东省临朐县，一项来自福建省长乐市。近期发表的一项 Meta 分析显示根除 *H. pylori* 后胃癌发病率下降为 0.53（95% CI 为 0.44～0.64），根除 *H. pylori* 对无症状患者和内镜下早癌切除术后患者尤其有益，根除 *H. pylori* 后胃癌风险降低 34%[35]。近期中国、英国、韩国正在进行相关研究，其中包括来自山东省临朐县一项大样本（$n=184\,786$）

前瞻性试验，可能会提供更可靠的数据来证明根除 *H. pylori* 在预防胃癌方面产生的任何益处或不良后果[36]。

**【陈述 8】根除 *H. pylori* 后可以减少早期胃癌内镜黏膜下剥离术（endoscopic submucosal dissection，ESD）术后的异时性胃癌（metachronous gastric cancer）发生。**

证据质量：中　　　共识水平：100.0%

胃癌的早期发现和治疗对于降低胃癌病死率具有重要意义。早期胃癌治疗以内镜下切除和外科手术为主。然而，临床研究发现在早期胃癌 ESD 切除后仍有部分患者在胃内其他部位发生新的胃癌，也称为异时性胃癌，其原因是胃癌患者胃黏膜多伴有癌前病变发生，因此在切除胃癌后其他部位的癌前病变仍有演变成胃癌的可能。根除 *H. pylori* 对异时性胃癌的预防具有积极作用。一项发表于《新英格兰杂志》的随机双盲安慰剂对照研究，纳入了 470 例内镜下切除的胃早癌或高级别上皮内瘤变患者，分为抗生素根治组和安慰剂组，经过平均 5.9 年的随访观察发现抗生素根治组 194 例患者中有 14 例发生了异时性胃癌（7.2%），显著低于安慰剂组的 13.4%（27/202），风险比（hazard ratio，HR）为 0.5（95% CI 为 0.26～0.94）；进一步对 *H. pylori* 根除者与未根除者和安慰剂组进行比较，HR 为 0.32（95% CI 为 0.15～0.66）；此外，抗生素根治组有 48.4% 的患者胃体小弯胃黏膜萎缩程度明显改善，显著高于安慰剂组的 15%（$p < 0.01$）[37]。该项研究基于随机、双盲的研究设计，较好地避免了偏倚和混杂因素，研究实行统一评价标准和质量控制标准，提高了结果的可信度。但因为该研究的结论具有肯定性，将来类似的随机安慰剂对照研究恐存在伦理问题。

**【陈述 9】根除 *H. pylori* 预防胃癌在胃癌高风险地区有成本 - 效益优势。**

证据质量：高　　　共识水平：100.0%

9 项基于经济学模型的研究评估了人群 *H. pylori* 筛查和治疗策略预防胃癌的成本 - 效益。他们运用了不同的设想和方法，推测出 *H. pylori* 筛查和治疗有成本 - 效益优势。最关键的假设是 *H. pylori* 的根除降低了胃癌的风险，当然这也被系统回顾研究所支持[38]。在胃癌高发地区，这种优势更高。在发达国家同样也更具成本 - 效益优势，因为随机试验也显示人群 *H. pylori* 筛查和治疗降低了治疗消化不良症状的费用[31, 39]。

**【陈述 10】在胃癌高风险地区开展根除 *H. pylori* 的基础上，应逐步推广 *H. pylori* 的广泛根除以预防胃癌。**

证据质量：中　　　共识水平：93.3%

一项回顾性研究纳入 38 984 名无症状的健康体检人群，将其分为 *H. pylori* 未感染组、*H. pylori* 根治组和 *H. pylori* 非根治组，采用 Cox 比例风险回归模型分析胃癌的发病率。结果显示 *H. pylori* 非根治组的累积胃癌发病率显著高于 *H. pylori* 未感染组和根治组，而 *H. pylori* 未感染组和根治组间累积胃癌发病率差异无统计学意义（$p > 0.05$）。因此，在胃癌高风险地区根治 *H. pylori* 的基础上，人群中广泛根除 *H. pylori* 可以预防胃癌[40]。

　　【陈述 11】应提高公众预防胃癌的意识，充分了解 *H. pylori* 感染的危害，有助于我国胃癌的防治。

　　证据质量：高　　　共识水平：100.0%

　　在一些国家开展了提高预防结直肠癌的公众认知水平活动，并产生了采用以结肠镜和（或）粪便隐血阳性为基础的国家筛查方案。他们针对的是 50～65 岁或 70 岁的高危人群。人们普遍认为，结肠癌筛查接受率与公众对这一主题的认识程度有关。提高公众意识的具体策略包括付费媒体、公共服务公告、公共关系、媒体宣传、政府关系和社区活动。交流策略可以从 3 个方面进行评估：① 短期效果（认知和态度转变）；②中间效果（只是态度或政策转变）；③长期效果（行为变化和患病率变化）。应鼓励公众提高对胃癌危险因素和高危地区疾病筛查的认识，让公众知晓胃癌及其预防的相关知识，这有助于推动胃癌预防事业。公众需知晓的是，我国是胃癌高发国家，且多数发现时即为进展期或晚期，预后差，早期发现并及时治疗预后好。早期胃癌无明显症状或症状缺乏特异性，内镜检查是筛查早癌的主要方法；根除 *H. pylori* 可降低胃癌发生率，尤其是早期根除；有胃癌家族史是胃癌发生的高风险因素；纠正不良因素（高盐、吸烟等）和增加新鲜蔬菜、水果摄入也很重要。

　　【陈述 12】开展 *H. pylori* 的规范根除不会带来不良后果。

　　证据质量：中　　　共识水平：93.3%

　　根除 *H. pylori* 的治疗方案中至少包含 2 种抗生素，疗程为 10～14 d，抗生素的使用会使肠道菌群在短期内发生改变。一项最新研究发现 *H. pylori* 根除治疗后，肠道菌群多样性及组成发生的变化可在 2 个月后恢复[41]。因此，开展 *H. pylori* 的规范根除不会带来不良后果（抗生素滥用、耐药菌播散、肥胖、GERD、IBD、过敏性哮喘等）。既往有研究认为 *H. pylori* 对于嗜酸细胞性食管炎有保护作用，近期研究发现这种保护作用并不存在[42]。

# 三、*H. pylori* 筛查与根除策略

　　【陈述 13】在胃癌高发区人群中，推荐 *H. pylori* "筛查和治疗" 策略。

　　证据质量：高　　　共识水平：100.0%

　　鉴于根除 *H. pylori* 预防胃癌在胃癌高发区人群中有成本 - 效益优势，因此推荐在胃癌高发区实施 *H. pylori* "筛查和治疗" 策略。结合内镜筛查策略，可提高早期胃癌检出率，发现需要随访的胃癌高风险个体[43, 44]。

　　【陈述 14】在普通社区人群中，推荐 *H. pylori* "检测和治疗" 策略。

　　证据质量：中　　　共识水平：100.0%

　　*H. pylori* "检测和治疗" 策略广泛用于未经调查消化不良的处理[45]。在胃癌低发区，实施 *H. pylori* "检测和治疗" 策略，排除有报警症状和胃癌家族史者，将年龄阈值降低至 35 岁可显著降低漏检上消化道肿瘤的风险[46]。但建议在实施 *H. pylori* "检测和治疗" 过程中，也应根据需要同时进行胃镜检查，避免漏诊严重胃病或肿瘤。

【陈述 15】*H. pylori* 的筛查方法可以采用呼气试验、血清学方法或粪便抗原检测。

证据质量：高共识水平：100.0%

*H. pylori* 的血清学检测主要适用于流行病学调查，可与胃蛋白酶原和促胃液素 -17 同时进行，更适用于胃癌筛查。胃黏膜严重萎缩的患者使用其他方法检测可能导致假阴性，血清学检测不受这些因素影响。呼气试验（$^{13}$C 或 $^{14}$C）是临床最常用的非侵入性试验，具有检测准确性较高、操作方便和不受胃内灶性分布影响等优点[47, 48]。对于部分 *H. pylori* 抗体阳性又不能确定是否有 *H. pylori* 现症感染时，呼气试验是有效的补充检测方法，适用于有条件的地区开展。粪便抗原检测对于 *H. pylori* 筛查也有积极意义。

【陈述 16】血清胃蛋白酶原、促胃液素 -17 和 *H. pylori* 抗体联合检测，可用于筛查有胃黏膜萎缩的胃癌高风险人群。

证据质量：高　　共识水平：92.3%

血清胃蛋白酶原（Ⅰ和Ⅱ）、*H. pylori* 抗体和促胃液素 -17 联合检测已被证实可用于筛查胃黏膜萎缩，包括胃窦或胃体黏膜萎缩[49]，被称为"血清学活组织检查"。胃黏膜萎缩特别是胃体黏膜萎缩者是胃癌高危人群，非侵入性血清学筛查与内镜检查结合，有助于提高胃癌筛查效果[50]。中国 14 929 例血清和内镜资料完整的样本表明，年龄、性别、胃蛋白酶原比值＜3.89、促胃液素 -17＞1.50 pmol/L、*H. pylori* 抗体阳性、腌制食物和油炸食物是胃癌发生的 7 种高危因素[51]，并在此基础上制订了胃癌风险评分量表，已用于我国胃癌高危人群的筛查，并被我国最新的胃癌诊疗规范采纳[52]。

【陈述 17】*H. pylori* 的细胞毒素相关基因 A（cytotoxin associated geneA，CagA）和空泡变性细胞毒素 A（vacuolation toxinA，VacA）血清抗体检测，亦可用于 *H. pylori* 筛查，对 *H. pylori* 毒力阳性的菌株更推荐根除。

证据质量：低　　共识水平：80.0%

*H. pylori* 毒力的主要标志是 Cag 致病岛，*H. pylori* 毒力因子和宿主的遗传背景可以影响感染个体所患疾病的转归，特别是对发生胃癌的风险产生影响。在 *H. pylori* 的毒力因子中，CagA 和 VacA 目前被认为是最重要的因子[53]。中国、韩国和日本人群携带同一种 *H. pylori* 菌株类型，都含有比西方国家菌型感染性更强的 CagA 毒力因子。我国 *H. pylori* 感染株的毒力阳性率较高，更建议根除以预防胃癌。但是，在非胃癌高发区，是否需要开展只针对 *H. pylori* 毒力菌株的"选择性根除"值得进一步研究。

【陈述 18】在胃黏膜萎缩和肠化生发生前，实施 *H. pylori* 根除治疗可更有效地降低胃癌发生风险。

证据质量：高　　共识水平：100.0%

根除 *H. pylori* 可改善胃黏膜炎症反应，阻止或延缓胃黏膜萎缩、肠化生，可逆转萎缩，但难以逆转肠化生[54]。在胃萎缩或肠化生前根除 *H. pylori*，阻断了 Correa 模式"肠型胃癌演变"进程，几乎可完全消除胃癌发生风险。已发生胃黏膜萎缩或肠化生者根除 *H. pylori*，可延缓胃黏膜萎缩和肠化生的进展，也可不同程度降低胃癌的发生风险。因此，根除 *H. pylori* 的最佳年龄为 18～40 岁。近期一项中国香港的回顾性研究显示，在 60 岁以上人群中开展 *H. pylori* 根除也可获益，但其降低胃癌发生率的效果要在根除 10 年后才能显现[55]。

**【陈述 19】*H. pylori* 根除建议采用标准的铋剂四联方案（10 d 或 14 d）。**

证据质量：高　　　共识水平：93.3%

国内共识推荐的 7 种经验性根除 *H. pylori* 治疗方案的临床试验均采用 10～14 d 疗程，根除率＞90%[56-59]。将疗程延长至 14 d 可一定程度上提高 *H. pylori* 根除率，但鉴于我国抗生素耐药率可能存在显著的地区差异，如果能够证实当地某些方案 10 d 疗程的根除率接近或超过 90%，则可选择 10 d 疗程。新型钾离子竞争性酸阻断剂（potassium-competitive acid blocker，P-CAB）有望进一步提高 *H. pylori* 根除率。

**【陈述 20】有效的 *H. pylori* 疫苗将是预防 *H. pylori* 感染的重要措施。**

证据质量：低　　　共识水平：100.0%

*H. pylori* 感染是胃癌发生的环境因素中最重要的因素，并且是慢性胃炎、消化道溃疡发生的主要病因，有针对性的特效疫苗用于预防和治疗 *H. pylori* 感染无疑是最佳选择[60]。鉴于 *H. pylori* 免疫原性较弱且生长于胃上皮细胞表面等特征，有效的 *H. pylori* 疫苗研制已取得一些进展[61]，但尚未开展大规模应用。

**利益冲突**　所有作者均声明不存在利益冲突。

**执笔者**　杜奕奇（上海长海医院消化科），刘炯（东部战区总医院消化科），李景南（北京协和医院消化科），常欣（上海长海医院消化科）。

**参与共识制定专家（以姓氏汉语拼音排序）：** 陈旻湖（中山大学附属第一医院消化科），陈卫昌（苏州大学附属第一医院消化科），陈烨（南方医科大学南方医院消化科），杜奕奇（上海长海医院消化科），房静远（上海交通大学医学院附属仁济医院消化科），何兴祥（广东药学院附属第一医院消化科），季家孚（北京大学肿瘤医院普外科），贾林（广州市第一人民医院南沙中心医院消化科），李景南（北京协和医院消化科），李汛（兰州大学第一医院普外科），李兆申（上海长海医院消化科），令狐恩强（解放军总医院消化科），刘炯（东部战区总医院消化科），陆红（上海交通大学医学院附属仁济医院消化科），吕宾（浙江中医药大学附属第一医院消化科），吕农华（南昌大学第一附属医院消化科），钱家鸣（北京协和医院消化科），沙卫红（广东省人民医院消化科），唐承薇（四川大学华西医院消化科），王贵齐（中国医学科学院肿瘤医院内镜科），王化虹（北京大学第一医院消化科），吴开春（空军军医大学西京医院消化科），夏华向（美捷登生物科技有限公司），袁耀宗（上海交通大学医学院附属瑞金医院消化科），袁媛（中国医科大学附属第一医院肿瘤病因与筛查研究室），曾志荣（中山大学附属第一医院消化科），张国新（南京医科大学第一附属医院消化科），张振玉（南京市第一医院消化科），周丽雅（北京大学第三医院消化科），祝荫（南昌大学第一附属医院消化科），左秀丽（山东大学齐鲁医院消化科）。

**参与共识投票专家（以姓氏汉语拼音排序）：** 陈旻湖（中山大学附属第一医院消化科），陈卫昌（苏州大学附属第一医院消化科），杜奕奇（上海长海医院消化科），何兴祥（广东药学院附属第一医院消化科），侯志波（深圳市鸿美生物医药科技有限公司），贾林（广州市第一人民医院南沙中心医院消化科），李汛（兰州大学第一医院普外科），李兆申（上海长海医院消化科），令狐恩强（解放军总医院消化科），刘炯（东部战区总医院消化科），吕宾（浙江中医药大学附属第一医院消化科），吕农华（南昌大学第一附属医院消化科），沙卫红（广东省人民医院消化科），袁媛（中国医科大学附属第一医院肿瘤病因与筛查研究室），曾志荣（中山大学附属第一医院消化科），张国新（南京医科大学第一附属医院消化科），张振玉（南京市第一医院消化科），祝荫（南昌大学第一附属医院消化科），左秀丽（山东大学齐鲁医院消化科）。

# 参 考 文 献

［1］ CHEN W, SUN K, ZHENG R, et al. Cancer incidence and mortality in China, 2014 [J]. Chin J Cancer Res, 2018, 30 (1): 1-12.

［2］ SUGANO K, TACK J, KUIPERS E J, et al. Kyoto global consensus report on *Helicobacter pylori* gastritis [J]. Gut, 2015, 64 (9): 1353-1367.

［3］ MALFERTHEINER P, MEGRAUD F, O'MORAIN C A, et al. Management of *Helicobacter pylori* infection—the Maastricht V/Florence consensus report [J]. Gut, 2017, 66 (1): 6-30.

［4］ 张万岱, 胡伏莲, 萧树东, 等. 中国自然人群幽门螺杆菌感染的流行病学调查 [J]. 现代消化及介入诊疗, 2010, 15 (5): 265-270.

［5］ 王凯娟, 王润田. 中国幽门螺杆菌感染流行病学 Meta 分析 [J]. 中华流行病学杂志, 2003, 24 (6): 443-446.

［6］ 郑延松, 陈志来, 赛晓勇, 等. 体检人群胃幽门螺杆菌感染的横断面分析 [J/CD]. 中华临床医师杂志 (电子版), 2013, 7 (22): 10044-10047.

［7］ XIE C, LU N H. Review: clinical management of *Helicobacter pylori* infection in China [J]. Helicobacter, 2015, 20 (1): 1-10.

［8］ SIPPONEN P. Natural history of gastritis and its relationship to peptic ulcer disease [J]. Digestion, 1992, 51 (Suppl 1): 70-75.

［9］ MOAYYEDI P, FORMAN D, BRAUNHOLTZ D, et al. The proportion of upper gastrointestinal symptoms in the community associated with *Helicobacter pylori*, lifestyle factors, and nonsteroidal anti-inflammatory drugs. Leeds HELP Study Group [J]. Am J Gastroenterol, 2000, 95 (6): 1448-1455.

［10］ SUGANO K. Screening of gastric cancer in Asia [J]. Best Pract Res Clin Gastroenterol, 2015, 29 (6): 895-905.

［11］ SONNENBERG A, LASH R H, GENTA R M. A national study of *Helicobactor pylori* infection in gastric biopsy specimens [J]. Gastroenterology, 2010, 139 (6): 1894-1901.

［12］ WARREN J R. Gastric pathology associated with *Helicobacter pylori* [J]. Gastroenterol Clin North Am, 2000, 29 (3): 705-751.

［13］ MARSHALL B J, ARMSTRONG J A, MCGECHIE D B, et al. Attempt to fulfill Koch's postulates for pyloric campylobacter [J]. Med J Aust, 1985, 142 (8): 436-439.

［14］ MORRIS A, NICHOLSON G. Ingestion of campylobacter pyloridis causes gastritis and raised fasting gastric pH [J]. Am J Gastroenterol, 1987, 82 (3): 192-199.

［15］ LEJA M, AXON A, BRENNER H. Epidemiology of *Helicobacter pylori* infection [J]. Helicobacter, 2016, 21 (Suppl 1): 3-7.

［16］ CHEN W, ZHENG R, BAADE P D, et al. Cancer statistics in China, 2015 [J]. CA Cancer J Clin, 2016, 66 (2): 115-132.

［17］ 中华医学会消化内镜学分会, 中国抗癌协会肿瘤内镜专业委员会. 中国早期胃癌筛查及内镜诊治共识意见 (2014 年, 长沙) [J]. 中华消化杂志, 2014, 34 (7): 433-448.

［18］ RUGGE M, GENTA R M, DI MARIO F, et al. Gastric cancer as preventable disease [J]. Clin Gastroenterol Hepatol, 2017, 15 (12): 1833-1843.

［19］ GRAHAM D Y. *Helicobacter pylori* update: gastric cancer, reliable therapy, and possible benefits [J]. Gastroenterology, 2015, 148 (4): 719-731.

［20］ 张澍田, 程芮. 换个角度看幽门螺杆菌 [J]. 中华内科杂志, 2017, 56 (5): 331-334.

［21］ 冯跃, 张川, 张澍田. 重新审视幽门螺杆菌的诊治 [J]. 中华消化杂志, 2017, 37 (7): 488-491.

［22］ FALUSH D, WIRTH T, LINZ B, et al. Traces of human migrations in *Helicobacter pylori* populations [J]. Science, 2003, 299 (5612): 1582-1585.

［23］ 中华医学会消化病学分会幽门螺杆菌学组. 幽门螺杆菌胃炎京都全球共识研讨会纪要 [J]. 中华消化杂志, 2016, 36 (1): 53-57.

［24］ 叶剑芳, 洪军波, 胡奕, 等. 幽门螺杆菌感染的复发及其影响因素 [J]. 中华内科杂志, 2018, 57 (3): 223-225.

［25］ PIAZUELO M B, EPPLEIN M, CORREA P. Gastric cancer: an infectious disease [J]. Infect Dis Clin North Am, 2010, 24 (4): 853-869.

［26］ SACHS G, SCOTT D R. *Helicobactor pylori*: eradication or preservation [J]. Med Rep, 2012, 4: 7.

［27］ SUGANO K. Strategies for prevention of gastric cancer: progress from mass eradication trials [J]. Dig Dis, 2016, 34 (5): 500-504.

［28］ KAO J H. Hepatitis B vaccination and prevention of hepatocellular carcinoma [J]. Best Pract Res Clin Gastroenterol, 2015, 29 (6): 907-917.

［29］ MALFERTHEINER P. *Helicobactor pylori* treatment for gastric cancer prevention [J]. N Engl J Med, 2018, 378 (12): 1154-1156.

［30］ SUZUKI H, MATSUZAKI J. Gastric cancer: evidence boosts *Helicobactor pylori* eradication [J]. Nat Rev Gastroenterol Hepatol, 2018, 15 (8): 458-460.

［31］ BAE S E, CHOI K D, CHOE J, et al. The effect of eradication of *Helicobacter pylori* on gastric cancer prevention in healthy asymptomatic populations [J]. Helicobacter, 2018, 23 (2): 12464.

［32］ MA J L, ZHANG L, BROWN L M, et al. Fifteen-year effects of *Helicobactor pylori*, garlic, and vitamin treatments on gastric cancer incidence and mortality [J]. J Natl Cancer Inst, 2012, 104 (6): 488-492.

［33］ LI W Q, MA J L, ZHANG L, et al. Effects of *Helicobactor pylori* treatment on gastric cancer incidence and mortality in subgroups [J]. J Natl Cancer Inst, 2014, 106 (7): 116.

［34］ WONG B C, LAM S K, WONG W M, et al. *Helicobactor pylori* eradication to prevent gastric cancer in a high-risk region of China: a randomized controlled trial [J]. JAMA, 2004, 291 (2): 187-194.

［35］ LEE Y C, CHIANG T H, CHOU C K, et al. Association between *Helicobactor pylori* eradication and gastric cancer incidence: a systematic review and meta-analysis [J]. Gastroenterology, 2016, 150 (5): 1113-1124.

［36］ PAN K F, ZHANG L, GERHARD M, et al. A large randomised controlled intervention trial to prevent gastric cancer by eradication of *Helicobactor pylori* in Linqu County, China: baseline results and factors affecting the eradication [J]. Gut, 2016, 65 (1): 9-18.

［37］ CHOI I J, KOOK M C, KIM Y I, et al. *Helicobactor pylori* therapy for the prevention of metachronous gastric cancer [J]. N Engl J Med, 2018, 378 (12): 1085-1095.

［38］ FORD A C, FORMAN D, HUNT R H, et al. *Helicobactor pylori* eradication therapy to prevent gastric cancer in healthy asymptomatic infected individuals: systematic review and meta-analysis of randomised controlled trials [J]. BMJ, 2014, 348: 3174.

［39］ LANSDORP-VOGELAAR I, SHARP L. Cost-effectiveness of screening and treating *Helicobactor pylori* for gastric cancer prevention [J]. Best Pract Res Clin Gastroenterol, 2013, 27 (6): 933-947.

［40］ LEE Y C, CHEN T H, CHIU H M, et al. The benefit of mass eradication of *Helicobactor pylori* infection: a community-based study of gastric cancer prevention [J]. Gut, 2013, 62 (5): 676-682.

［41］ GOTODA T, TAKANO C, KUSANO C, et al. Gut microbiome can be restored without adverse events after *Helicobactor pylori* eradication therapy in teenagers [J]. Helicobacter, 2018, 23 (6): 12541.

［42］ MOLINA-INFANTE J, GUTIERREZ-JUNQUERA C, SAVARINO E, et al. *Helicobactor pylori* infection does not protect against eosinophilic esophagitis: results from a large multicenter case-control study [J]. Am J Gastroenterol, 2018, 113 (7): 972-979.

［43］ YAMAGUCHI Y, NAGATA Y, HIRATSUKA R, et al. Gastric cancer screening by combined assay for serum anti-*Helicobactor pylori* IgG antibody and serum pepsinogen levels—the ABC method [J]. Digestion, 2016, 93 (1): 13-18.

［44］ FORD A C, FORMAN D, HUNT R, et al. *Helicobacter pylori* eradication for the prevention of gastric neoplasia [J/OL]. Cochrane Database Syst Rev, 2015 (7): 5583.

［45］ GISBERT J P, CALVET X. *Helicobactor pylori* "test-and-treat" strategy for management of dyspepsia: a comprehensive review [J/OL]. Clin Transl Gastroenterol, 2013, 4: 32.

［46］ CHEN S L, GWEE K A, LEE J S, et al. Systematic review with meta-analysis: prompt endoscopy as the initial management strategy for uninvestigated dyspepsia in Asia [J]. Aliment Pharmacol Ther, 2015, 41 (3): 239-252.

［47］ FERWANA M, ABDULMAJEED I, ALHAJIAHMED A, et al. Accuracy of urea breath test in *Helicobactor pylori* infection: meta-analysis [J]. World J Gastroenterol, 2015, 21 (4): 1305-1314.

［48］ WANG Y K, KUO F C, LIU C J, et al. Diagnosis of *Helicobactor pylori* infection: current options and developments [J]. World J Gastroenterol, 2015, 21 (40): 11221-11235.

［49］ AGRÉUS L, KUIPERS E J, KUPCINSKAS L, et al. Rationale in diagnosis and screening of atrophic gastritis with stomach-specific plasma biomarkers [J]. Scand J Gastroenterol, 2012, 47 (2): 136-147.

［50］ TU H, SUN L, DONG X, et al. A serological biopsy using five stomach-specific circulating biomarkers for gastric cancer risk assessment: a multi-phase study [J]. Am J Gastroenterol, 2017, 112 (5): 704-715.

［51］ CAI Q, ZHU C, YUAN Y, et al. Development and validation of a prediction rule for estimating gastric cancer risk in the Chinese high-risk population: a nationwide multicenter study [J]. Gut, 2019, 68: 1576-1587.

［52］ 中华人民共和国国家卫生健康委员会. 胃癌诊疗规范 (2018 年版)［EB/OL］.［2018-12-21］. http://www.nhfpc.gov.cn/zwgk/wenji/list. shtml.

［53］ MUHSEN K, SINNREICH R, BEER-DAVIDSON G, et al. Sero-prevalence of *Helicobactor pylori* CagA immunoglobulin G antibody, serum pepsinogens and haemoglobin levels in adults [J]. Sci Rep, 2018, 8 (1): 17616.

［54］ HOJO M, MIWA H, OHKUSA T, et al. Alteration of histological gastritis after cure of *Helicobactor pylori* infection [J]. Aliment Pharmacol Ther, 2002, 16 (11): 1923-1932.

［55］ LEUNG W K, WONG I O L, CHEUNG K S, et al. Effects of *Helicobacter pylori* treatment on incidence of gastric cancer in older individuals [J]. Gastroenterology, 2018, 155 (1): 67-75.

[ 56 ] CHEN Q, ZHANG W, FU Q, et al. Rescue therapy for *Helicobacter pylori* eradication: a randomized non-inferiority trial of amoxicillin or tetracycline in bismuth quadruple therapy [J]. Am J Gastroenterol, 2016, 111 (12): 1736-1742.

[ 57 ] LIANG X, XU X, ZHENG Q, et al. Efficacy of bismuth-containing quadruple therapies for clarithromycin-, metronidazole-, and fluoroquinolone-resistant *Helicobacter pylori* infections in a prospective study [J]. Clin Gastroenterol Hepatol, 2013, 11 (7): 802-807.

[ 58 ] LIAO J, ZHENG Q, LIANG X, et al. Effect of fluoroquinolone resistance on 14-day levofloxacin triple and triple plus bismuth quadruple therapy [J]. Helicobacter, 2013, 18 (5): 373-377.

[ 59 ] ZHANG W, CHEN Q, LIANG X, et al. Bismuth, lansoprazole, amoxicillin and metronidazole or clarithromycin as first-line *Helicobactor pylori* therapy [J]. Gut, 2015, 64 (11): 1715-1720.

[ 60 ] FALLONE C A, CHIBA N, VAN ZANTEN S V, et al. The Toronto consensus for the treatment of *Helicobactor pylori* infection in adults [J]. Gastroenterology, 2016, 151 (1): 51-69.

[ 61 ] ZENG M, MAO X H, LI J X, et al. Efficacy, safety, and immunogenicity of an oral recombinant *Helicobactor pylori* vaccine in children in China: a randomised, double-blind, placebo-controlled, phase 3 trial [J]. Lancet, 2015, 386 (10002): 1457-1464.

# 附录 F  中国早期结直肠癌筛查流程专家共识意见（2019 年，上海）

国家消化系统疾病临床医学研究中心（上海）  国家消化道早癌防治中心联盟
中华医学会消化内镜学分会  中华医学会健康管理学分会
中国医师协会内镜医师分会  消化内镜专业委员会
中国医师协会内镜医师分会内镜健康管理与体检专业委员会  中国医师协会内镜医师分会内镜诊疗质量管理与控制专业委员会  中国健康促进基金会
国家消化内镜质控中心  中国抗癌协会肿瘤内镜学专业委员会

## 一、前　　言

　　结直肠癌是最常见的恶性肿瘤之一，其发病率在全球居于恶性肿瘤第 3 位，死亡率高居第 2 位，是占全球发病率和死亡率首位的消化系统恶性肿瘤[1]，严重威胁人民群众的生命健康。近来随着我国生活方式及饮食结构的西化，结直肠癌发病率总体呈现上升趋势[2-4]，已成为我国消化系统发病率第 2 位、患病率第 1 位的恶性肿瘤[5, 6]。2018 年我国结直肠癌新发病例超过 52.1 万，死亡病例约 24.8 万，新发和死亡病例均接近全世界同期结直肠癌病例的 30%[7]，疾病负担沉重。因此，降低我国结直肠癌的死亡率和发病率既是刻不容缓的重大临床关键问题，也是实现党的十九大报告中"健康中国"这一宏伟战略的具体措施。

　　目前我国结直肠癌 5 年生存率远低于美国及日本、韩国[8]，85% 以上的结直肠癌发现即已属晚期，即使经过手术、放化疗、靶向治疗等综合治疗，患者的 5 年生存率仍明显低于 40%；相反，早期结直肠癌治疗后 5 年生存率可超过 95%，甚至可以完全治愈。现阶段我国早期结直肠癌的诊断率低于 10%，明显落后于日本（1991 年早期诊断率已达到 20%）和韩国（2009 年已超过 20%）[8-9]。因此，为改变我国结直肠癌高发病率、高死亡率和低早期诊断率的现状，亟待在国内推广早期结直肠癌筛查措施。

　　欧美等发达国家已建立起较为完善的国家结直肠癌筛查体系，我国结直肠癌筛查始于 20 世纪 70 年代[10]，目前在部分省市或地区有区域性结直肠癌筛查项目开展[11-13]。为进一步推进我国的结直肠癌筛查计划，2019 年 4 月 13 日，由国家消化系统疾病临床医学研究中心（上海）牵头，依托国家消化道早癌防治中心联盟，联合中华医学会消化内镜学分会、中华医学会健康管理学分会、中国医师协会内镜医师分会消化内镜 / 内镜健康管理与体检 / 内镜诊疗质量管理与控制专业委员会、中国健康促进基金会、国家消化内镜质控中心和中国抗癌协会肿瘤内镜学专业委员会，组织我国消化、内镜、肿瘤、健康管理和内镜质控等多学科专家，以《中国早期结直肠癌筛查及内镜诊治指南（2014 年，北京）》[14]为基础，进一步细化并确立适合我国实际情况的早期结直肠癌筛查流程，联合制定本共识意见。

# 二、相 关 概 念

1. 人群筛查（mass screening）：也称自然人群筛查（natural population screening）或无症状人群筛查（asymptomatic population screening），是采用标准化设计的筛查方案，进行以人群为基础的筛查。多由国家或地区相关部门统一组织，统一投入，以各种手段督促符合筛查条件的全体人群，在规定的、相对集中的时期内参与筛查。其各阶段实施遵循严格的规范，每项流程均可跟踪审查，需要占用较多资源，常需医疗保险系统支持。在检出早期癌的同时发现并干预癌前病变，目的在于降低该人群或地区的结直肠癌死亡率和发病率。

2. 伺机筛查（opportunistic screening）：也称机会性筛查或个体筛查（individual screening），是一种基于临床，针对就诊者或体检个体的筛查。依托现有医院、体检中心、社区门诊实施，不需要额外资源支持，根据个体情况灵活选择筛查方式，旨在早期检出结直肠肿瘤（包括部分癌前病变），优化治疗效果，但无法判断是否可降低某一人群或地区的结直肠癌发病率。结构化的伺机筛查（structured opportunistic screening），指由官方政策支撑、医疗保险系统支持，广泛覆盖目标人群，通过各种手段推动完成并关注质量，监测结果的伺机筛查。结构化的伺机筛查以美国的广泛结肠镜筛查为典型代表，在我国尚未开展。

# 三、筛 查 目 标

早期结直肠癌筛查的长期目标是降低人群结直肠癌死亡率和发病率。以美国为代表的少数发达国家，在全国范围内持续广泛推动早期结直肠癌筛查后，已观察到结直肠癌死亡率和发病率的显著下降[15]。在我国结直肠癌危险因素增多、人口结构老龄化加快、发病率逐步上升的大背景下，从开展筛查到遏制上升趋势，进而观察到实际死亡率和发病率的下降，将是一个相当漫长的过程。考虑到我国大部分地区尚未建立完善的死亡和肿瘤登记系统，有效监控长期目标存在诸多困难。早期结直肠癌筛查的中期目标是提高早期癌在结直肠癌总体中所占的比例，降低筛查间期结直肠癌的发病率。国际上有研究将结肠镜质控指标与筛查的中期指标（如间期癌）联系起来[16, 17]但间期癌的定义、规范及识别在我国尚未达成广泛共识[18, 19]，可操作性较弱。筛查的短期目标着眼于提高人群筛查率，提高早期结直肠癌及重要癌前病变（进展期腺瘤、广基锯齿状病变及其他伴有高级别上皮内瘤变的病变）检出率和结肠镜检查质量。短期指标可即时观察早期结直肠癌筛查项目的成效，便于审查及持续质量改进[20]，在我国现阶段可操作性较强。《亚太结直肠癌筛查共识》曾明确提出：结直肠癌筛查项目的各个环节都应进行审查和质量控制[21]，主要通过监测多个短期指标实现。

筛查的长期目标：降低人群结直肠癌死亡率和发病率。筛查的中期目标：提高早期癌在结直肠癌总体中所占的比例，降低筛查间期结直肠癌的发病率。筛查的短期目标：提高人群筛查率，提高早期结直肠癌及重要癌前病变检出率，提高结肠镜检查质量。

推荐评估短期指标促进筛查项目质量持续改进，并酌情兼顾中、长期指标。

# 四、筛查模式和对象

《亚太结直肠癌筛查共识》建议在发病率大于 30.0/10 万的国家或者地区开展人群筛查。目前，结直肠癌发病率≥30.0/10 万的 30 个国家几乎都开展了基于人群结直肠癌筛查或结构化的伺机筛查，36 个发病率≥25.0/10 万的国家均进行了人群筛查试点[22]。随着社会经济的发展，我国结直肠癌发病率持续上升，据 GLOBOCAN2018 数据估计，我国结直肠癌年龄标化发病率（世界标准人口）已达 23.7/10 万，其中男性发病率为 28.1/10 万，女性为 19.4/10 万[7]，人群筛查的必要性和紧迫性逐渐增加。但我国人口众多，城乡、地域、经济社会发展程度差异巨大，目前尚无简易而高效的筛查手段进行全民结直肠癌普查。依据现有经验，我国结直肠癌预防知识知晓率低，人群筛查依从性不高，严重降低了筛查的效率[11]。在各级医疗机构（医院、卫生院、社区门诊）和体检中心面向就诊者及体检个体进行的伺机筛查，简便、实用、依从性较好，能明显缩小筛查人群，节省卫生资源，是我国结直肠癌筛查的重要组成部分和有效措施，特别是在资源有限的情况下，建议集中力量开展伺机筛查。加强结直肠癌预防宣传和健康科普教育，结合当地实际情况，将人群筛查与伺机筛查有机结合，是符合我国国情的筛查模式。

结直肠癌的发病率随年龄的增长而上升，在 50 岁之前发病率较低，而在 50 岁以后呈现快速上升的趋势。大多数欧美国家把 50～75 岁作为结直肠癌筛查的目标年龄段。76～85 岁人群根据个人健康状况和预期寿命选择是否参与筛查，85 岁以上则不再建议筛查。新近，美国癌症协会（ACS）根据流行病学数据和数学模型研究，建议从 45 岁开始结直肠癌筛查[23]。我国结直肠癌人群发病率从 40 岁开始上升速度加快，50 岁以上加快更为明显[24]。而我国人口基数巨大，依据 2010 年第 6 次人口普查数据，我国 50～75 岁人群总数为 2.94 亿人，40～44 岁和 45～49 岁人数分别达 1.25 亿人和 1.06 亿人。据 2012 年全国消化内镜医师执业情况普查数据显示，2012 年全国仅开展结肠镜 583.24 万例[25]，人均结肠镜资源极其匮乏。根据我国国情及结直肠癌临床流行病学资料，人群筛查建议将 50～75 岁作为目标年龄段。同时应密切关注 40～49 岁甚至更年轻人群的结直肠癌流行病学趋势[26, 27]，并纳入卫生经济学评估[28]，结合当地社会经济发展水平、可获得的医疗资源、民众的接受程度等因素综合考虑是否将其纳入目标人群。需要注意的是，结直肠癌患者中约 40% 无明显报警症状，因此不应因无报警症状而排除筛查对象[29]。进行伺机筛查时，无症状一般个体参照人群筛查年龄范围，可酌情放宽，作为人群筛查未覆盖的年轻和高龄个体的补充。对于有相关症状和体征的个体，特别是便血、黏液血便、排便习惯改变、不明原因贫血、体重下降等报警症状的个体，则不作年龄限制。

筛查模式：人群筛查与伺机筛查有机结合。

推荐筛查对象：（1）人群筛查：50～75 岁人群，无论是否存在报警症状。（2）伺机筛查：无症状一般个体，参照人群筛查年龄范围，可酌情放宽；有症状特别是有结直肠肿瘤报警症状的个体，不作年龄限制。

# 五、结直肠癌风险评估

根据危险因素进行风险分层可简便快速筛选出高危受检者，具有重要临床意义。国内的结直肠癌筛查高危因素量化问卷（附表 F-1）凝聚了我国结直肠癌高发现场筛查工作的宝贵经验，尤其适合筛选出有症状、有家族史和高危病史的人群，在我国使用范围广，顺应性良好，是社区筛查的常用风险分层系统[30]，但尚有简化优化的空间[31, 32]。伺机筛查风险问卷适合于到医院就诊个体的早诊筛查，一般由专业医务人员使用（附表 F-2）。亚太结直肠筛查评分[33] 及其修订版[34]（年龄、男性、结直肠癌家族史、吸烟和肥胖）作为筛选结直肠癌和进展期腺瘤高风险人群的工具更为简洁易用，适用于我国无症状人群，已得到较为广泛的验证[21, 35]。基于我国无症状人群年龄、性别、吸烟、结直肠癌家族史、体重指数（BMI）和自诉糖尿病的评分系统可预测结直肠腺瘤、进展期腺瘤和结直肠癌的总体风险，有助于后续筛查方案的选择[36]（附表 F- 3）。

推荐选用结直肠癌筛查评分 / 问卷进行结直肠癌风险评估，提高筛查参与率，浓缩高危人群，指导筛查方法选择。

# 六、筛 查 方 法

## （一）粪便隐血试验（fecal occult blood test，FOBT）

FOBT 是结直肠癌无创筛查的最重要手段，包括化学法和免疫化学法。

1. 化学法粪便隐血试验：愈创木脂粪便隐血试验（gFOBT）是目前最常用的化学法粪便隐血试验，具有价格低廉、检测便捷等优点，人群筛查参与率相对较高，研究证实其能降低结直肠癌的死亡率[37]。但 gFOBT 检出结直肠癌及其癌前病变的敏感性较低[38]，故无法显著降低结直肠癌的发病率。此外，其检测结果易受食物、药物等多种因素干扰，假阳性率相对较高。近年来已逐步被免疫化学法粪便隐血试验所取代。

2. 免疫化学法粪便隐血试验（fecal immunochemical test，FIT）：FIT 利用人血红蛋白抗原抗体反应的原理进行检测，克服了化学法产品的不足，特异性、敏感性及阳性预测值明显提升，检测结果不受食物或药物的影响，更适用于人群筛查。FIT 有多种检测方法，主要包括胶体金法、乳胶凝集比浊法以及酶联免疫法等，其中以定性的胶体金试纸在我国结直肠癌筛查中的应用最为广泛[12]，且以连续两个粪便样本的 FIT 检测成本效益更佳[39, 40]，改善采样装置及检测模式有助于提升受检率[41]。乳胶凝集比浊法可量化测定粪便中低浓度的血红蛋白，具有自动化分析、通量高、判读客观、阳性界值可灵活调整等优点，在西方发达国家使用较多，我国亦有小范围开展。目前推荐每年进行 1 次 FIT 检测[42]。荟萃分析结果提示 FIT 筛检出结直肠癌的敏感性和特异性分别为 79% 和 94%[43]。在无症状风险升高人群中，FIT 诊断结直肠癌的敏感性和特异性分别为 93% 和 91%[44]。FIT 的主要不足是检出进展期腺瘤的敏感性偏低，一般仅20%～30%，在高危人群中亦不足 50%[44, 45]。

### （二）粪便 DNA 检测

粪便 DNA 检测主要针对结直肠脱落细胞的基因突变和（或）甲基化等特征，有单靶点和多靶点方案，也可与 FIT 联合检测，具有不需要特殊设备、不需要限制饮食、无创等优点，有望应用于人群普查，近年来成为研究的热点之一。

近期一项大规模临床研究发现，对于结直肠癌的诊断，多靶点 FIT-DNA 联合检测（包括 FIT 与 KRAS 突变、NDRG4 甲基化和 BMP3 甲基化）比 FIT 敏感性更高（92.3%比 73.8%），特异性略低（86.6% 比 94.9%），可检出更多的进展期腺瘤及有意义的锯齿状病变[45]，美国多个权威组织推荐将其应用于无症状人群结直肠肿瘤早期筛查，推荐周期为 3 年 1 次或 1 年 1 次。与国外相比，该技术在国内虽然起步较晚，但一直在不断探索中。如人类肠癌 SDC2 粪便基因检测试剂盒目前已获国家药品监督管理局批准用于肠癌检测，临床试验数据显示，该试剂盒可以检测出 84.2%（315/374）的结直肠癌，特异性达 97.9%（821/839），其中对于可根治的 Ⅰ-Ⅱ 期肠癌检出率达 86.7%（137/158）[46]。国内另一项多中心临床研究（共纳入 500 例患者，其中 132 例结直肠癌患者）显示，采用人类 SFRP2 和 SDC2 基因甲基化联合检测试剂盒（荧光 PCR 法）联合检测粪便中人源 SFRP2 和 SDC2 基因甲基化，诊断结肠癌和进展期腺瘤的敏感性分别达 97.7% 和 57.9%，显著高于 FIT 法（69.7% 和 21.1%，$p < 0.05$），区分良性息肉、其他肿瘤或非癌性结肠病变的特异性也显著高于 FIT（90.5% 比 73.0%）[47]。

粪便 DNA 检测用于人群早期结直肠癌筛查的主要缺点在于价格相对偏高，筛查间期尚不确定。目前国内尚无粪便 DNA 检测的大样本人群筛查数据，也缺乏多轮粪便DNA 检测筛查的长期随访研究结果。今后应该在国内开展大样本人群筛查研究以明确粪便 DNA 检测在结直肠癌筛查中的确切价值，验证最适合国人的分子靶点，并推荐最适宜的筛查间期。

### （三）结肠镜检查

结肠镜检查在结直肠癌筛查中占据独特而不可替代的地位，是整个结直肠癌筛查流程的核心环节。以美国为代表的少数发达国家采用结肠镜检查进行一步法筛查，大多数采用两步法的国家将其作为所有初筛阳性者的后续确证检查。结肠镜下活检或切除标本的病理检查是结直肠癌确诊的金标准，镜下切除癌前病变可降低结直肠癌的发病率和死亡率[48, 49]。

结肠镜可直接观察到结直肠腔内壁，是发现肠道肿瘤最敏感的方法，但结肠镜检查仍有一定漏诊率，主要发生在近端结肠，以锯齿状息肉和平坦腺瘤为主[50]。获得良好的肠道准备，进行规范的结肠镜操作和精细耐心地镜下观察是降低病变漏诊率的重要措施。所以，结肠镜检查对受检者和内镜医师都有较高要求。由于结肠镜检查前需要进行饮食限制和严格的肠道清洁准备，未接受镇静 / 麻醉结肠镜检查的部分受检者需承受较大痛苦，导致其依从性不佳。另外，结肠镜检查的直接与间接费用也会影响人群参与筛查的意愿；而且结肠镜检查属于侵入性检查，有一定的并发症发生率，目标人群常由于畏惧而拒绝结肠镜检查。国内外研究数据显示，即使是 FOBT 阳性者，随后进行结肠镜检查的比例也仅有 30%～40%[51]。

即使在美国等发达国家也远未实现适龄人群的结肠镜普查[52, 53]，考虑到我国结肠镜资源匮乏且分布不均，直接结肠镜筛查可作为个体化筛查的重要手段予以宣传推广，但不适宜应用于大规模人群普查。将适龄人群进行有效分层和精准初筛，在充分浓缩的高危人群中进行结肠镜检查并不断提高受检依从性，是更符合中国国情的人群筛查策略。

### （四）其他筛查方法

#### 1.　乙状结肠镜筛查

乙状结肠镜可检查降结肠、乙状结肠及直肠，对肠道准备要求低，在部分欧美国家用于结直肠癌筛查，而在我国应用较少。近期一项纳入 170 432 例受检者的大样本量随机对照研究显示：乙状结肠镜筛查可显著降低人群结直肠癌的发病率和死亡率，其中发病率下降 35%，死亡率下降 41%[54]。但由于乙状结肠镜自身的局限性，其对近端结肠肿瘤的发病率无明显降低作用。我国一项研究显示：中国患者中 38% 的结肠腺瘤和 42% 的结直肠癌位于近端结肠，提示乙状结肠镜检查会遗漏大量结肠病变[55]。因此目前不推荐使用乙状结肠镜进行结直肠癌筛查。

#### 2.　结肠 CT 成像技术

结肠 CT 成像又称 CT 模拟全结肠镜，是指在肠道清洁后，通过腹部高精度 CT 检查模拟成像，获得结直肠的三维图像，从而诊断肠道肿瘤的方法。该方法需进行肠道准备，操作相对复杂，检查费用昂贵，同时存在假阳性、放射线危害、人群接受度低等诸多问题，目前暂不建议应用于人群筛查，仅适用于部分无法完成全结肠镜检查的病例[56]。

#### 3.　结肠胶囊内镜筛查

胶囊内镜检查具有无痛苦、方便快捷等优点。目前有少数研究尝试将结肠胶囊内镜用于结直肠癌筛查。一项早期研究表明，胶囊内镜对大于 1 cm 结肠息肉的诊断敏感性为 60%，对结直肠癌的诊断敏感性仅 74%，约 2% 的结肠胶囊内镜操作失败，8% 的受检者出现不良事件[57]。虽然近期的研究提示其新一代产品诊断效能有所改善[58, 59]，但由于发现病变后无法取活检的局限性，仍需结肠镜确证，综合成本效益考虑，目前国内暂不推荐用于结直肠癌人群筛查。

### 4. 血浆 Septin9（SEPT9）基因甲基化检测

甲基化 SEPT9（mSEPT9）基因是结直肠癌早期发生、发展过程中的特异性分子标志物。最近我国一项大规模临床试验发现其诊断结直肠癌的敏感性和特异性分别为 74.8% 和 87.4%，均高于 FIT 检测[60]。但 mSEPT9 对于癌前病变（结直肠腺瘤、息肉及进展期腺瘤）的诊断敏感性和特异性不足，不推荐用于人群筛查，可作为个体化诊断的选择与补充。

### 5. 粪便丙酮酸激酶（M2-PK）检测

肿瘤细胞中 M2-PK 的过表达可促进大分子的生物合成，进而影响肿瘤增殖和转移。对 17 项研究 12 116 例受检者的荟萃分析表明，结直肠癌患者粪便中 M2-PK 的水平显著高于健康人群，其敏感性为 80.3%，特异性为 95.2%，均明显高于 FOBT，目前尚待国内临床研究验证其筛查效果[61]。

各种筛查方法的特点见表 F-1。

表 F-1　我国早期结直肠癌各筛查方法的特点

| 筛选检查 | 降低发病率 | 降低死亡率 | 获益-危害比 | 我国普及程度 | 费用 | 适合我国伺机筛查 | 适合我国人群筛查 |
|---|---|---|---|---|---|---|---|
| 每年 1 次 FIT 检测 | + | +++ | +++ | +++ | + | +++ | +++ |
| 每 5～10 年 1 次高质量结肠镜检查 | +++ | +++ | +++ | +++ | ++ | +++ | ++ |
| 每 1～3 年 1 次粪便 DNA 检测 | / | / | / | + | ++ | ++ | ++ |
| 乙状结肠镜检查 | +++ | +++ | ++ | + | ++ | + | / |
| 结肠 CT 成像技术 | ++ | ++ | + | + | +++ | + | / |
| 结肠胶囊内镜检查 | / | / | / | + | +++ | + | / |
| 血浆 Septin9 基因甲基化检测 | / | / | / | + | ++ | +/- | / |
| 粪便 M2-PK 检测 | / | / | / | + | + | +/- | / |

注：FIT 为免疫化学法粪便隐血试验；M2-PK 为丙酮酸激酶；+～+++ 依次表示降低发病率效果（弱～强）、降低死亡率效果（弱～强）、获益-危害比（低～高）、我国普及程度（低～高）、费用（便宜～较贵）、用于我国伺机筛查推荐等级（低～高）、用于我国人群筛查推荐等级（低～高）；"/"为缺乏国内数据和在国内暂不推荐；"+/-"表示其筛查效能尚待进一步确证，一般仅用于个体化诊断。

推荐的筛查方法：

（1）FIT，推荐筛查周期为每年 1 次；

（2）粪便 DNA 检测，建议筛查周期为每 1～3 年 1 次；

（3）结肠镜检查，推荐筛查周期为每 5～10 年 1 次高质量结肠镜检查。人群筛查主要选用上述推荐方法；伺机筛查时，为提高筛查参与率，应结合各方法特点，充分考虑个人意愿，灵活、综合选用筛查方法。

# 七、结直肠癌筛查的质量控制

初筛环节的质量控制，因人群、方法差异较大，横向对比较为困难，目前建议依托筛查短期指标进行项目的纵向持续质量改进[20]。

高质量的结肠镜检查是保证结直肠癌筛查项目成功的关键。近期一项大规模荟萃分析发现，结肠镜对腺瘤的漏诊率为 26%，进展期腺瘤漏诊率达 9%[50]。建议在结直肠癌筛查时严格执行结肠镜检查的质控标准。

1. 合格的肠道准备比例应≥90%。研究表明，肠道准备不充分时腺瘤检出率显著降低，漏诊率显著上升[62]。目前已有多种肠道准备评分量表，其中波士顿肠道评分量表（BBPS）具有稳定性较高、不同肠段的评分与该肠段息肉检出率相关且方便学习、推广等优点，BBPS 评分≥6 分时可认为肠道准备充分，在国内已有多项研究验证其有效性[63, 64]。

2. 盲肠插镜率≥95%。研究表明，盲肠插镜率高于 95% 的内镜医师，其所诊治患者的结肠间期癌发病率显著低于盲肠插镜率小于 80% 的内镜医师所对应的患者[65]。因此，在排除结肠梗阻性病变、活动性炎症性肠病、肠道准备极差等因素后，回盲部插镜率应≥95%。

3. 退镜时间≥6 min：与平均退镜时间<6 min 的内镜医师相比，退镜时间≥6 min 的内镜医师腺瘤检出率显著提高（28.3% 比 11.8%）[66]；中位退镜时间为 9 min 的内镜医师其腺瘤、锯齿状息肉的检出率最高[67]。因此推荐退镜观察时间应至少保证 6 min，适当延长退镜时间能进一步提高腺瘤检出率。

4. 腺瘤检出率（adenoma detection rate，ADR）：ADR 被认为是与结肠镜质量最相关、最重要的指标：ADR 每增加 1%，结直肠间期癌发病风险则降低 3%，致命性间期癌风险降低 5%[17]。欧美国家的经验表明：在 50 岁以上的无症状平均风险人群中 ADR 应≥25%，男性≥30%，女性≥20%[68]。近期研究显示，中国人群的 ADR 为 14%～15%[63, 69]，建议我国适龄一般人群的 ADR 目标值≥15%，其中男性应≥20%，女性应≥10%。FIT 或粪便 DNA 阳性人群的 ADR 应高于此标准。

5. 阳性结肠镜平均腺瘤数（adenomas per positive index colonoscopy，APPC）：荟萃分析发现，APPC 与腺瘤漏诊率和进展期腺瘤漏诊率均独立相关，APPC 低于和高于 1.8 时，腺瘤漏诊率分别为 31% 和 15%；APPC 低于和高于 1.7 时，进展期腺瘤漏诊率分别为 35% 和 2%，可能是潜在的结肠镜质控指标[50]。因我国结直肠息肉切除术后病理送检情况差异较大，尚需后续研究证实。

# 八、早期结直肠癌筛查的建议流程

绝大多数开展结直肠癌筛查的国家或地区采用两步法筛查，我国人群筛查也推荐采用两步法。通过结直肠癌筛查评分、问卷和（或）常用初筛试验可筛选出高危人群。评分、问卷评定为高风险或 FIT、粪便 DNA 检测阳性者归为高危人群，其结直肠癌及癌前病变的发生风险明显升高，需接受结肠镜检查；无任一项者为非高危人群（包括部分评分系统的低风险和中等风险人群），风险相对较低，建议采取多轮非侵入筛查和定期随访策略，可优化资源配置，提高筛查效率。参考国内外的结直肠癌筛查策略，结合最新的高质量临床研究证据，建议我国早期结直肠癌人群筛查流程如图F-1 所示。对于伺机筛查，则筛查方法更加灵活，流程更体现个体化。此外，随着认识的深入，对于部分较为特殊的人群，已有细致的专题讨论：典型的结直肠癌遗传家系发生癌变的风险很高，其诊治和管理流程依照相应共识进行[70]；炎症性肠病相关肿瘤的筛查和监测不同于一般人群，参照相关共识推荐执行[71]。结直肠癌治疗后[72]或结直肠腺瘤切除后[14]的个体，以往在筛查中有所涉及，应逐步纳入规范的肿瘤监测管理。

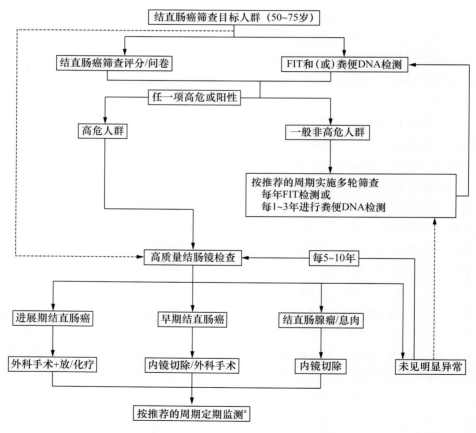

注：FIT 为免疫化学法粪便隐血试验；[a] 结直肠癌治疗后依据《中国结直肠癌诊疗规范（2017 年版）》定期监测[72]；结直肠腺瘤／息肉切除术后监测间隔参考《中国早期结直肠癌和水样筛查及内镜诊治指南（2014 年，北京）》[14]（广东药科大学附属第一医院）内镜诊治部分，应尽力完成高质量结肠镜检查，若结肠镜检查质量不满意，可适当缩短监测间隔（西安交通大学医学院第一附属医院）

**图 F-1　早期结直肠癌筛查的建议流程**

参与本共识意见制定的专家（按姓氏汉语拼音排序）：白书忠（中国健康促进基金会）；柏愚（海军军医大学长海医院）；蔡全才（海军军医大学长海医院）；柴宁莉（解放军总医院）；陈刚（中国健康促进基金会健康管理研究所）；陈卫昌（苏州大学第一附属医院）；陈卫刚（石河子大学医学院第一附属医院）；陈幼祥（南昌大学第一附属医院）；党彤（包头医学院第二附属医院）；杜奕奇（海军军医大学长海医院）；范竹萍（上海交通大学医学院附属仁济医院）；戈之铮（上海交通大学医学院附属仁济医院）；郭强（云南省第一人民医院）；郭学刚（空军军医大学西京医院）；何兴祥（广东药科大学附属第一医院）；和水祥（西安交通大学医学院第一附属医院）；洪海鸥（安徽省立医院）；胡兵（四川大学华西医院）；黄永辉（北京大学第三医院）；姜慧卿（河北医科大学第二医院）；金震东（海军军医大学长海医院）；李良平（四川省人民医院）；李汛（兰州大学第一医院）；李延青（山东大学齐鲁医院）；李兆申（海军军医大学长海医院）；廖专（海军军医大学长海医院）；令狐恩强（解放军总医院）；刘俊（华中科技大学同济医学院附属协和医院）；刘思德（南方医科大学南方医院）；刘玉萍（四川省人民医院）；吕宾（浙江省中医院）；吕农华（南昌大学第一附属医院）；梅浙川（重庆医科大学附属第二医院）；任建林（厦门大学中山医院）；任旭（黑龙江省医院）；盛剑秋（解放军总医院第七医学中心）；姒健敏（浙江大学医学院附属邵逸夫医院）；宋震亚（浙江大学医学院附属第二医院）；孙明军（中国医科大学附属第一医院）；王邦茂（天津医科大学总医院）；王贵齐（中国医学科学院肿瘤医院）；王洛伟（海军军医大学长海医院）；王雯（解放军联勤保障部队第九〇〇医院）；王新（空军军医大学西京医院）；吴建胜（温州医科大学附属第一医院）；徐红（吉林大学白求恩第一医院）；徐卸古（中国健康促进基金会）；许建明（安徽医科大学第一附属医院）；杨玉秀（河南省人民医院）；游苏宁（中华医学会继续教育部）；于红刚（武汉大学人民医院）；袁媛（中国医科大学第一临床学院）；曾强（解放军总医院健康管理研究院）；张国新（江苏省人民医院）；张开光（安徽省立医院）；张澍田（首都医科大学附属北京友谊医院）；赵秋（武汉大学中南医院）；赵晓晏（陆军军医大学新桥医院）；郑树（浙江大学）；智发朝（南方医科大学南方医院）；钟良（复旦大学华山医院）；周平红（复旦大学中山医院）；邹多武（上海交通大学医学院附属瑞金医院）；邹晓平（南京大学医学院附属鼓楼医院）。

主要执笔者：柏愚（海军军医大学长海医院）；杨帆（海军军医大学长海医院）；赵胜兵（海军军医大学长海医院）；潘鹏（海军军医大学长海医院）。

利益冲突　专家组所有成员均声明不存在利益冲突。

# 参 考 文 献

［1］ BRAY F, FERLAY J, SOERJOMATARAM I, et al. Global cancer statistics 2018: GLOBOCAN estimates of incidence and mortality worldwide for 36 cancers in 185 countries [J]. CA Cancer J Clin, 2018, 68 (6): 394-424.

［2］ CHEN W, ZHENG R, BAADE P D, et al. Cancer statistics in China, 2015 [J]. CA Cancer J Clin, 2016, 66 (2): 115-132.

［3］ 郭天安, 谢丽, 赵江, 等. 中国结直肠癌 1988—2009 年发病率和死亡率趋势分析 [J]. 中华胃肠外科杂志, 2018, 21 (1): 33-40.

［4］ ZHANG L, CAO F, ZHANG G, et al. Trends in and predictions of colorectal cancer incidence and mortality in China from 1990 to 2025 [J]. Front Oncol, 2019, 9: 98.

［5］ ZHENG R, ZENG H, ZHANG S, et al. National estimates of cancer prevalence in China, 2011 [J]. Cancer Lett, 2016, 370 (1): 33-38.

［6］ 郑荣寿, 孙可欣, 张思维, 等. 2015 年中国恶性肿瘤流行情况分析 [J]. 中华肿瘤杂志, 2019, 41 (1): 19-28.

［7］ INTERNATIONAL AGENCY FOR RESEARCH ON CANCER. China source: Globocan 2018 [R/OL]. [2019-08-01]. http://gco. iarc. fr/ today/data/factsheets/populations/160-china-fact-sheets. pdf.

［8］ ALLEMANI C, MATSUDA T, DI CARLO V, et al. Global surveillance of trends in cancer survival 2000-14 (CONCORD-3): analysis of individual records for 37 513 025 patients diagnosed with one of 18 cancers from 322 population-based registries in 71countries [J]. Lancet, 2018, 391 (10125): 1023-1075.

［9］ SANKARANARAYANAN R, SWAMINATHAN R, BRENNER H, et al. Cancer survival in Africa, Asia, and Central America: a population-based study [J]. Lancet Oncol, 2010, 11 (2): 165-173.

［10］ YANG G, ZHENG W, SUN Q R, et al. Pathologic features of initial adenomas as predictors for metachronous adenomas of the rectum [J]. J Natl Cancer Inst, 1998, 90 (21): 1661-1665.

［11］ CHEN H, LI N, REN J, et al. Participation and yield of a population-based colorectal cancer screening programme in China [J]. Gut, 2019, 68 (8): 1450-1457.

［12］ GONG Y, PENG P, BAO P, et al. The implementation and first-round results of a community-based colorectal cancer screening program in Shanghai, China [J]. Oncologist, 2018, 23 (8): 928-935.

［13］ ZHIQIANG F, JIE C, YUQIANG N, et al. Analysis of population-based colorectal cancer screening in Guangzhou, 2011—2015 [J]. Cancer Med, 2019, 8 (5): 2496-2502.

［14］ 中华医学会消化内镜学分会, 中国抗癌协会肿瘤内镜学专业委员会. 中国早期结直肠癌筛查及内镜诊治指南 (2014 年, 北京) [J]. 中华消化内镜杂志, 2015, 32 (6): 341-360.

［15］ ARNOLD M, SIERRA M S, LAVERSANNE M, et al. Global patterns and trends in colorectal cancer incidence and mortality [J]. Gut, 2017, 66 (4): 683-691.

［16］ KAMINSKI M F, REGULA J, KRASZEWSKA E, et al. Quality indicators for colonoscopy and the risk of interval cancer [J]. N Engl J Med, 2010, 362 (19): 1795-1803.

［17］ CORLEY D A, JENSEN C D, MARKS A R, et al. Adenoma detection rate and risk of colorectal cancer and death [J]. N Engl J Med, 2014, 370 (14): 1298-1306.

［18］ SANDULEANU S, LE CLERCQ C M, DEKKER E, et al. Definition and taxonomy of interval colorectal cancers: a proposal for standardising nomenclature [J]. Gut, 2015, 64 (8): 1257-1267.

［19］ RUTTER M D, BEINTARIS I, VALORI R, et al. World Endoscopy Organization consensus statements on post-colonoscopy and post-imaging colorectal cancer [J]. Gastroenterology, 2018, 155 (3): 909-925.

［20］ LI X, QIAN M, ZHAO G, et al. The performance of a community-based colorectal cancer screening program: evidence from Shanghai Pudong New Area, China [J]. Prev Med, 2019, 118: 243-250.

［21］ SUNG J J, NG S C, CHAN F K, et al. An updated Asia Pacific consensus recommendations on colorectal cancer screening [J]. Gut, 2015, 64 (1): 121-132.

［22］ YOUNG G P, RABENECK L, WINAWER S J. The global paradigm shift in screening for colorectal cancer [J]. Gastroenterology, 2019, 156 (4): 843-851.

［23］ WOLF A, FONTHAM E, CHURCH T R, et al. Colorectal cancer screening for average-risk adults: 2018 guideline update from the American Cancer Society [J]. CA Cancer J Clin, 2018, 68 (4): 250-281.

［24］ 杜灵彬, 李辉章, 王悠清, 等. 2013 年中国结直肠癌发病与死亡分析 [J]. 中华肿瘤杂志, 2017, 39 (9): 701-706.

［25］ 王洛伟, 辛磊, 林寒, 等. 中国消化内镜技术发展现状 [J]. 中华消化内镜杂志, 2015, 32 (8): 501-515.

［26］ LUI R N, TSOI K, HO J, et al. Global increasing incidence of young-onset colorectal cancer across 5 continents: a join point regression analysis of 1, 922, 167 cases [J]. Cancer Epidemiol Biomarkers Prev, 2019, 28 (8): 1275-1282.

［27］ SUNG J, CHIU H M, JUNG K W, et al. Increasing trend in young-onset colorectal cancer in Asia: more cancers in men and more rectal cancers [J]. Am J Gastroenterol, 2019, 114 (2): 322-329.

［28］ 黄秋驰, 叶丁, 蒋曦依, 等. 人群结直肠癌筛检项目成本效果分析与评价 [J]. 中华流行病学杂志, 2017, 38 (1): 65-68.

［29］ BAI Y, XU C, ZOU D W, et al. Diagnostic accuracy of features predicting lower gastrointestinal malignancy: a colonoscopy data base review of 10 603 Chinese patients [J]. Colorectal Dis, 2011, 13 (6): 658-662.

［30］ CAI S R, ZHANG S Z, ZHU H H, et al. Performance of a colorectal cancer screening protocol in an economically and medically underserved population [J]. Cancer Prev Res (Phila), 2011, 4 (10): 1572-1579.

［31］ CAI S R, HUANG Y Q, ZHANG S Z, et al. Effects of subitems in the colorectal cancer screening protocol on the Chinese colorectal cancer screening program: an analysis based on natural community screening results [J]. BMC Cancer, 2019, 19 (1): 47.

［32］ WU W M, WANG Y, JIANG H R, et al. Colorectal cancer screening modalities in Chinese population: practice and lessons in Pudong New Area of Shanghai, China [J]. Front Oncol, 2019, 9: 399.

［33］ YEOH K G, HO K Y, CHIU H M, et al. The Asia-Pacific colorectal screening score: a validated tool that stratifies risk for colorectal advanced neoplasia in asymptomatic Asian subjects [J]. Gut, 2011, 60 (9): 1236-1241.

［34］ WONG M C, CHING J Y, NG S, et al. The discriminatory capability of existing scores to predict advanced colorectal neoplasia: a prospective colonoscopy study of 5 899 screening participants [J]. Sci Rep, 2016, 6: 20080.

［35］ LI W, ZHANG L, HAO J, et al. Validity of APCS score as a risk prediction score for advanced colorectal neoplasia in Chinese asymptomatic subjects: a prospective colonoscopy study [J]. Medicine (Baltimore), 2016, 95 (41): 5123.

［36］ WONG M C, LAM T Y, TSOI K K, et al. A validated tool to predict colorectal neoplasia and inform screening choice for asymptomatic subjects [J]. Gut, 2014, 63 (7): 1130-1136.

［37］ SHAUKAT A, MONGIN S J, GEISSER M S, et al. Long-term mortality after screening for colorectal cancer [J]. N Engl J Med, 2013, 369 (12): 1106-1114.

［38］ BRENNER H, TAO S. Superior diagnostic performance of faecal immunochemical tests for haemoglobin in a head-to-head comparison with guaiac based faecal occult blood test among 2235 participants of screening colonoscopy [J]. Eur J Cancer, 2013, 49 (14): 3049-3054.

［39］ LI S, WANG H, HU J, et al. New immunochemical fecal occultblood test with two-consecutive stool sample testing is a cost-effective approach for colon cancer screening: results of aprospective multicenter study in Chinese patients [J]. Int J Cancer, 2006, 118 (12): 3078-3083.

［40］ CAI S R, ZHU H H, HUANG Y Q, et al. Cost-effectiveness between double and single fecal immunochemical test (s) in a masscolorectal cancer screening [J]. Biomed Res Int, 2016: 6830713.

［41］ HUANG Y, LI Q, GE W, et al. Optimizing sampling device for the fecal immunochemical test increases colonoscopy yields incolorectal cancer screening [J]. Eur J Cancer Prev, 2016, 25 (2): 115-122.

［42］ ALLISON J E, FRASER C G, HALLORAN S P, et al. Population screening for colorectal cancer means getting FIT: the past, present, and future of colorectal cancer screening using the fecal immunochemical test for hemoglobin (FIT) [J]. Gut Liver, 2014, 8 (2): 117-130.

［43］ LEE J K, LILES E G, BENT S, et al. Accuracy of fecal immunochemical tests for colorectal cancer: systematic review and meta-analysis [J]. Ann Intern Med, 2014, 160 (3): 171.

［44］ KATSOULA A, PASCHOS P, HAIDICH A B, et al. Diagnostic accuracy of fecal immunochemical test in patients at increased risk for colorectal cancer: a meta-analysis [J]. JAMA Intern Med, 2017, 177 (8): 1110-1118.

［45］ IMPERIALE T F, RANSOHOFF D F, ITZKOWITZ S H, et al. Multitargetstool DNA testing for colorectal-cancer screening [J]. N Engl J Med, 2014, 370 (14): 1287-1297.

［46］ 国家食品药品监督管理总局医疗器械技术评审中心. 体外诊断试剂产品注册技术评审报告: 人类 SDC2 基因甲基化检测试剂盒 ( 荧光 PCR 法) (CSZ1800035)［R/OL］.［2019-08-01］. https://www.cmde.org.cn/CL0116/8094.html.

［47］ 柏愚, 刘晶, 康倩, 等. 联合检测 SDC2 和 SFRP2 甲基化在结直肠癌筛查中的价值 [J]. 中华消化内镜杂志, 2019, 36 (6): 427-432.

［48］ WINAWER S J, ZAUBER A G, HO M N, et al. Prevention of colorectal cancer by colonoscopic polypectomy. The National Polyp Study Workgroup [J]. N Engl J Med, 1993, 329 (27): 1977-1981.

［49］ ZAUBER A G, WINAWER S J, O'BRIEN M J, et al. Colonoscopicpolypectomy and long-term prevention of colorectal-cancer deaths [J]. N Engl J Med, 2012, 366 (8): 687-696.

［50］ ZHAO S, WANG S, PAN P, et al. Magnitude, risk factors, and factors associated with adenoma miss rate of tandem colonoscopy: a systematic review and meta-analysis [J]. Gastroenterology, 2019, 156 (6): 1661-1674.

［51］ D SANTARE, I KOJALO, T HUTTUNEN, et al. Improving uptake of colorectal cancer screening [J]. Lancet Gastroenterol Hepatol, 2017, 2 (11): 767.

［52］ MCCARTHY M. US colorectal cancer screening rates are "far toolow," says CDC [J]. BMJ, 2013, 347: 6729.

［53］ SEEFF L C, MANNINEN D L, DONG F B, et al. Is there endoscopic capacity to provide colorectal cancer screening to the unscreened population in the United States? [J]. Gastroenterology, 2004, 127 (6): 1661-1669.

［54］ ATKIN W, WOOLDRAGE K, PARKIN D M, et al. Long term effects of once-only flexible sigmoidoscopy screening after 17 years of follow-up: the UK flexible sigmoidoscopy screening randomised controlled trial [J]. Lancet, 2017, 389 (10076): 1299-1311.

［55］ BAI Y, GAO J, ZOU D W, et al. Distribution trends of colorectal adenoma and cancer: a colonoscopy database analysis of 11 025 Chinese patients [J]. J Gastroenterol Hepatol, 2010, 25 (10): 1668-1673.

［56］ SPADA C, STOKER J, ALARCON O, et al. Clinical indications for computed tomographic colonography: European Society of Gastrointestinal Endoscopy (ESGE) and European Society of Gastrointestinal and Abdominal Radiology (ESGAR) guideline [J]. Endoscopy, 2014, 46 (10): 897-915.

［57］ VAN GOSSUM A, MUNOZ-NAVAS M, FERNANDEZ-URIEN I, et al. Capsule endoscopy versus colonoscopy for the detection of polyps and cancer [J]. N Engl J Med, 2009, 361 (3): 264-270.

［58］ REX D K, ADLER S N, AISENBERG J, et al. Accuracy of capsule colonoscopy in detecting colorectal polyps in a screening population [J]. Gastroenterology, 2015, 148 (5): 948-957.

［59］ SPADA C, PASHA S F, GROSS S A, et al. Accuracy of first-and second-generation colon capsules in endoscopic detection of colorectal polyps: a systematic review and meta-analysis [J]. Clin Gastroenterol Hepatol, 2016, 14 (11): 1533-1543.

［60］ JIN P, KANG Q, WANG X, et al. Performance of a second-generation methylated SEPT9 test in detecting colorectal neoplasm [J]. J Gastroenterol Hepatol, 2015, 30 (5): 830-833.

［61］ TONUS C, SELLINGER M, KOSS K, et al. Fecal pyruvate kinase isoenzyme type M2 for colorectal cancer screening: a meta-analysis [J]. World J Gastroenterol, 2012, 18 (30): 4004-4011.

［62］ CHOKSHI R V, HOVIS C E, HOLLANDER T, et al. Prevalence of missed adenomas in patients with inadequate bowel preparation on screening colonoscopy [J]. Gastrointest Endosc, 2012, 75 (6): 1197-1203.

［63］ BAI Y, FANG J, ZHAO S B, et al. Impact of preprocedure simethicone on adenoma detection rate during colonoscopy: a multicenter, endoscopist-blinded randomized controlled trial [J]. Endoscopy, 2018, 50 (2): 128-136.

［64］ FANG J, WANG S L, FU H Y, et al. Impact of gum chewing on the quality of bowel preparation for colonoscopy: an endoscopist-blinded, randomized controlled trial [J]. Gastrointest Endosc, 2017, 86 (1): 187-191.

［65］ BAXTER N N, SUTRADHAR R, FORBES S S, et al. Analysis of administrative data finds endoscopist quality measures associated with postcolonoscopy colorectal cancer [J]. Gastroenterology, 2011, 140 (1): 65-72.

［66］ BARCLAY R L, VICARI J J, DOUGHTY A S, et al. Colonoscopic withdrawal times and adenoma detection during screening colonoscopy [J]. N Engl J Med, 2006, 355 (24): 2533-2541.

［67］ BUTTERLY L, ROBINSON C M, ANDERSON J C, et al. Serrated and adenomatous polyp detection increases with longer withdrawal time: results from the New Hampshire Colonoscopy Registry [J]. Am J Gastroenterol, 2014, 109 (3): 417-426.

［68］ REX D K, SCHOENFELD P S, COHEN J, et al. Quality indicators for colonoscopy [J]. Am J Gastroenterol, 2015, 110 (1): 72-90.

［69］ ZHANG S, ZHENG D, WANG J, et al. Simethicone improves bowel cleansing with low-volume polyethylene glycol: a multicenter randomized trial [J]. Endoscopy, 2018, 50 (4): 412-422.

［70］ 中国抗癌协会大肠癌专业委员会遗传学组. 遗传性结直肠癌临床诊治和家系管理中国专家共识 [J]. 中华肿瘤杂志, 2018, 40 (1): 64-77.

［71］ 中华医学会消化病学分会炎症性肠病学组. 炎症性肠病诊断与治疗的共识意见 (2018 年, 北京) [J]. 中华消化杂志, 2018, 38 (5): 292-311.

［72］ 中华人民共和国卫生和计划生育委员会医政医管局, 中华医学会肿瘤学分会. 中国结直肠癌诊疗规范 (2017 年版) [J]. 中华外科杂志, 2018, 56 (4): 241-258.

## 附表 F-1　结直肠癌筛查高危因素量化问卷

**符合以下任何 1 项或 1 项以上者，列为高风险人群**

一、一级亲属有结直肠癌史

二、本人有癌症史（任何恶性肿瘤病史）

三、本人有肠道息肉史

四、同时具有以下 2 项及 2 项以上者

　　1. 慢性便秘（近 2 年来每年便秘在 2 个月以上）

　　2. 慢性腹泻（近 2 年来腹泻累计持续超过 3 个月，每次发作持续时间在 1 周以上）

　　3. 黏液血便

　　4. 不良生活事件史（发生在近 20 年内，并在事件发生后对调查对象造成较大精神创伤或痛苦）

　　5. 慢性阑尾炎或阑尾切除史

　　6. 慢性胆道疾病史或胆囊切除史

## 附表 F-2　伺机筛查风险问卷

**有以下 6 种情况之一者，可作为高危个体**

一、有消化道症状，如便血、黏液便及腹痛者；不明原因贫血或体重下降

二、曾有结直肠癌病史者

三、曾有结直肠癌癌前疾病者（如结直肠腺瘤、溃疡性结肠炎、克罗恩病、血吸虫病等）

四、结直肠癌家族史的直系亲属

五、有结直肠息肉家族史的直系亲属

六、有盆腔放疗史者

## 附表 F-3　无症状人群结直肠筛查评分

| 项目 | APCS 评分 | | APCS 评分（修订版） | | 结直肠肿瘤预测评分 | |
| --- | --- | --- | --- | --- | --- | --- |
| | 标准 | 分值 | 标准 | 分值 | 标准 | 分值 |
| 风险因素 | | | | | | |
| 年龄 | <50 岁 | 0 | 40～49 岁 | 0 | 50～55 岁 | 0 |
| | 50～69 岁 | 2 | 50～59 岁 | 1 | 56～70 岁 | 1 |
| | ≥70 岁 | 3 | ≥60 岁 | 2 | | |
| 性别 | 女 | 0 | 女 | 0 | 女 | 0 |
| | 男 | 1 | 男 | 1 | 男 | 1 |
| 家族史 | 无 | 0 | 无 | 0 | 无 | 0 |
| | 一级亲属患 CRC | 2 | 一级亲属患 CRC | 1 | 一级亲属患 CRC | 1 |
| 吸烟 | 不吸烟 | 0 | 不吸烟 | 0 | 不吸烟 | 0 |
| | 当前或过去吸烟 | 1 | 当前或过去吸烟 | 1 | 当前或过去吸烟 | 1 |
| 体重指数 | / | / | <23 kg/m² | 0 | <25 kg/m² | 0 |
| | | | ≥23 kg/m² | 1 | ≥25 kg/m² | 1 |
| 自诉糖尿病 | / | / | / | / | 无自诉糖尿病 | 0 |
| | | | | | 自诉糖尿病 | 1 |
| 风险分层 | 低风险 | 0～1 | 低风险 [a] | 0 | 低风险 [a] | 0～2 |
| | 中等风险 | 2～3 | 中等风险 | 1～3 | 高风险 | 3～6 |
| | 高风险 | 4～7 | 高风险 | 4～6 | | |

续表

| 项目 | APCS 评分 | | APCS 评分（修订版） | | 结直肠肿瘤预测评分 | |
|------|-----------|------|-------------------|------|-------------------|------|
| | 标准 | 分值 | 标准 | 分值 | 标准 | 分值 |
| 风险预测 | 结直肠癌和进展期腺瘤风险 | | 结直肠癌和进展期腺瘤风险 | | 结直肠腺瘤、进展期腺瘤和结直肠癌的总体风险 | |

注：APCS 为亚太结直肠筛查评分；CRC 为结直肠癌；"/"代表该评分中无此条目；a 原文中表达为 "average risk"，此处译为"低风险"。